看護師国試
2025

ここだけ覚える!

[編集] 看護師国家試験対策プロジェクト

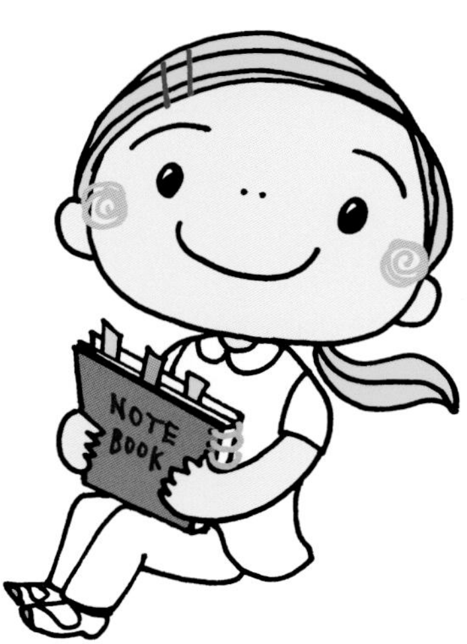

照林社

【編集協力】
大塚真弓　看護師国家試験対策アドバイザー

はじめに

看護師国家試験を受験するみなさんのなかには、直前まで実習があったり、しっかりと勉強する時間を確保したいのに、なかなかうまくいかない人もいることでしょう。できれば効率的に勉強していきたいというのが、本音だと思います。

また、多くの受験生が過去問から始めるように、国家試験で過去問対策は欠かせません。看護師国家試験は年々変化していきますが、看護師として重要な知識は形を変えて何度も問われるからです。

そこで、本書では第113回を含む過去27年分の看護師国家試験の内容を総点検し、何度も問われている内容を、「ここだけ覚える！」という形でまとめました。ムダのない、実際に問われたところを中心としたエッセンスなので、この内容は最低限おさえておきたいものとして、そのまま覚えたり、自分の知識の確認として使いましょう。

しかし、過去問だけでは太刀打ちできないのも、国家試験です。

令和4（2022）年3月に「令和5年版 看護師国家試験出題基準」が発表になり、第112回看護師国家試験から適用になりました。本書では、その出題基準の内容と最新の出題傾向から「次ねらわれる項目」として、今後、問われそうな内容の解説を充実させました。これまでの国家試験の最頻出の内容と、今後問われる可能性のある内容が両方詰まった本書は、膨大になりがちな国家試験対策をスリムにさせ、効率よく学ぶための手助けになると信じています。

桜咲くころ、みなさんが国試に合格し、それぞれの進路を歩まれることを、心よりお祈り申し上げます。

2024年6月
看護師国家試験対策プロジェクト

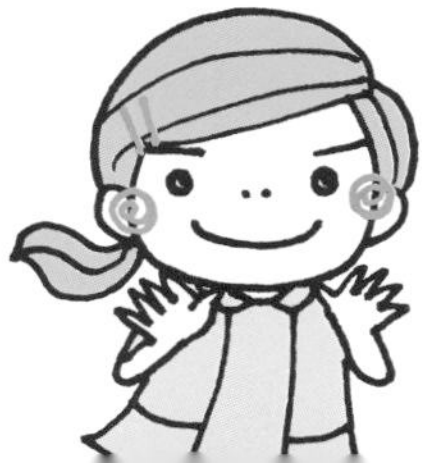

この本の6つの国試合格ポイント

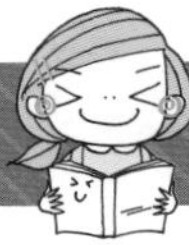

社会保障制度の基本

ここだけ覚える！

【社会保障の理念】 ノーマライゼーション P.81

★□日本国憲法第25条：

❶すべて国民は、健康で文化的な最低限度の生活[illegible]
[illegible])。
[illegible]すべての生活部面について、社会福祉、[illegible]
[illegible]・増進に努めなければならない。

【[illegible]給付費】

[illegible]20）年度の社会保障給付費：約132.2兆[illegible]
[illegible])
[illegible]給付費の内訳：❶年金（42.[illegible]%）、❷医[illegible]
その他（25.6%）

□日本の社会保障給付費は増加傾向にある。

【社会保険制度の種類】

必□医療保険には皆保険制度、[illegible]金保険には皆年金制度が適用されている。

★必□社会保険制度と根拠法：

医療保[illegible]	P.2[illegible]
年金保[illegible]	国[illegible] 厚[illegible]
雇用保[illegible] [illegible]付、教育訓練給付、育児休業給付など）	雇[illegible]
労働者災害補[illegible]保険 [illegible]の事由や通勤によ[illegible]傷病等に対する療[illegible] [illegible]休業給付、介護[illegible]付、障害給付、遺[illegible] [illegible]ど）	労[illegible]
介護保[illegible]	介護保険法

[illegible]険適用者の約2割が[illegible]国民健康保険に加入して[illegible]

□健康保険の種類が違って[illegible]、1つのサービスに対[illegible]
は同じである。

□公的年金制度は、これまで[illegible]職域部分は「厚生年金」[illegible]
れていたが、平成27（2015[illegible]

❶過去27年分の出たところがわかる！

第113回までの過去27年間で出題された内容をもとに、合格を左右する重要項目をまとめているから、覚えるところにムダがない！

❷赤色シートで隠せて暗記に使える！

実際に問われた内容は、お手持ちの赤色シートで隠せるようになっているので、暗記に便利！

❸超頻出ポイントがわかる！

3回以上出題されている内容は、★マークつき。重要内容がわかる！

❹必修で問われる内容がわかる！

必修問題で問われた内容は 必 マークで、必修対策もカンペキ！

❺一緒に問われやすい内容がわかる！

一緒に問われやすい内容はリンクページが入っているので、関連して覚えやすい！

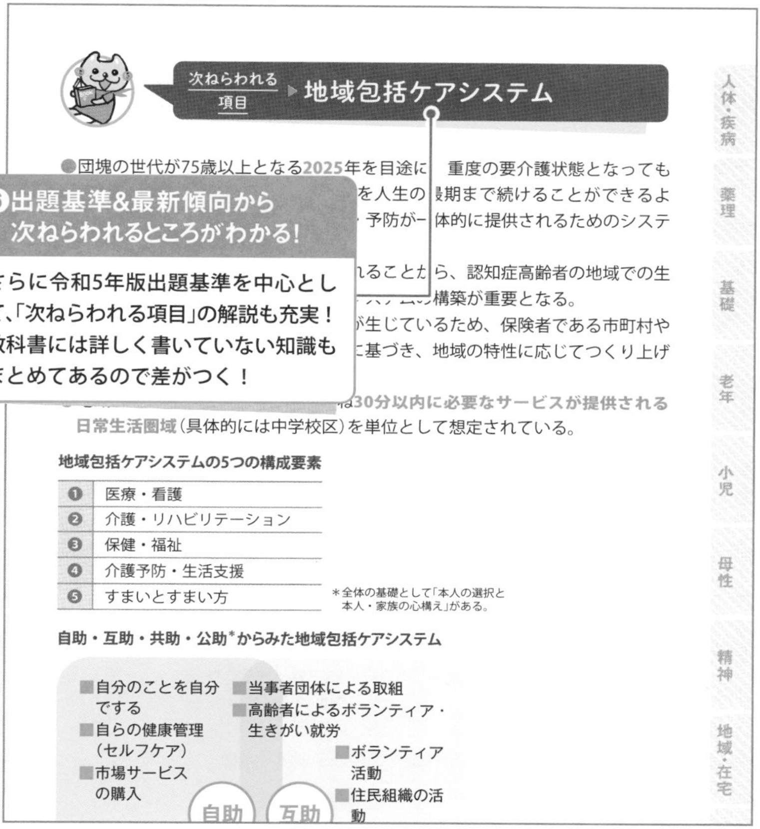

次ねらわれる項目 ▶ 地域包括ケアシステム

●団塊の世代が75歳以上となる**2025**年を目途に　重度の要介護状態となっても
を人生の　期まで続けることができるよ
予防が一体的に提供されるためのシステ

れることから、認知症高齢者の地域での生
構築が重要となる。
が生じているため、保険者である市町村や
に基づき、地域の特性に応じてつくり上げ

は**30分以内に必要なサービスが提供される日常生活圏域**（具体的には中学校区）を単位として想定されている。

❻出題基準&最新傾向から次ねらわれるところがわかる！

さらに令和5年版出題基準を中心として、「次ねらわれる項目」の解説も充実！教科書には詳しく書いていない知識もまとめてあるので差がつく！

地域包括ケアシステムの5つの構成要素

❶	医療・看護
❷	介護・リハビリテーション
❸	保健・福祉
❹	介護予防・生活支援
❺	すまいとすまい方

＊全体の基礎として「本人の選択と本人・家族の心構え」がある。

自助・互助・共助・公助*からみた地域包括ケアシステム

この本を使った国試対策法

1. 「**ここだけ覚える！**」は何度も問われている重要な内容なので、**全部覚えるつもりで読みましょう**。覚えたら、☑して、自信をつけていきましょう。

2. 「**次ねらわれる項目**」を読んでおくことで、目新しい内容にも動揺せずに済みます。**国試で問われる可能性のある内容**なので、頭に入れておくだけで、差がつきます。

3. **本書は国試直前まで役立ちます**。「自分の知識の確認（覚えているかどうか）」のために、ぜひ試験会場まで持っていってください。
プチナース国試スクールの「ここだけ覚える講座」を受講すると、さらなる実力アップにつながります。

CONTENTS

覚えたら「□」欄にどんどんチェックしていこう!

人体のしくみ・はたらきと疾病

※「人体の構造と機能」「疾病の成り立ちと回復の促進」「成人看護学」の内容を含みます。

薬理学

基礎看護学

老年看護学

小児看護学

母性看護学

精神看護学

在宅看護論／地域・在宅看護論

看護の統合と実践

統計

☑	ページ	内容	
☐	196	**人口**	総人口／年齢別人口
☐	197	**世帯数**	世帯数／高齢者のいる世帯
☐	198	**家族**	婚姻／介護／育児休業取得率／所得の種類／最期を迎える場所／高齢者の虐待
☐	199	**出生、平均寿命、母子保健**	出生／平均寿命／健康寿命／母子保健
☐	200	**死亡、死因**	死亡／死因
☐	201	**健康状態と受療状況**	肥満・やせ／食事／運動／喫煙／職業／有訴者／通院者／受療率ほか／性感染症（STD）／看護師の就業状況 次ねらわれる項目 **家族に関する主な統計／高齢者の住宅と生活環境に関する調査（平成30年度）**

関係法規

☑	ページ	内容	
☐	206	**社会保障制度の基本**	社会保障の理念／社会保障給付費／社会保険制度の種類 次ねらわれる項目 **地域包括ケアシステム／社会保障・税番号制度（マイナンバー制度）**
☐	209	**医療保険制度**	医療保険の種類／医療保険の内容／国民健康保険／後期高齢者医療制度（高齢者の医療の確保に関する法律）／国民医療費
☐	210	**介護保険制度**	保険者、被保険者／要介護・要支援の認定／保険給付と利用者負担／認知症対応型共同生活介護（グループホーム）／地域包括支援センター／介護サービス／介護保険施設 次ねらわれる項目 **地域支援事業**
☐	213	**生活保護法**	扶助の種類と内容／福祉事務所
☐	214	**障害者（児）に関する法や施策**	障害者基本法／身体障害者福祉法／精神保健及び精神障害者福祉に関する法律（精神保健福祉法）／発達障害者支援法／こころのバリアフリー宣言／自殺対策基本法 次ねらわれる項目 **障害者総合支援法／障害者雇用促進法／障害者差別解消法／精神保健福祉法（令和4年改正）**
☐	217	**児童に関する法や施策**	児童福祉法／養育支援訪問事業／児童相談所 次ねらわれる項目 **母子及び父子並びに寡婦福祉法／小児慢性特定疾病対策**
☐	218	**高齢者に関する法や施策**	老人福祉法
☐	219	**虐待や暴力に関する法や施策**	配偶者からの暴力の防止及び被害者の保護等に関する法律（DV防止法）／虐待に関する法律／犯罪被害者等基本法／心神喪失等の状態で重大な他害行為を行った者の医療及び観察等に関する法律（医療観察法）

※本書の統計数値は主に『国民衛生の動向2023／2024』より引用しています。概数は確定数に変更しています。
※本文中の製品の商標登録マークは省略しています。

［装丁・本文デザイン］	ビーワークス
［本文DTP］	すずきひろし
［カバー・表紙・本文イラスト］	ウマカケバクミコ
［本文イラスト］	まつむらあきひろ、日の友太、村上寛人、今崎和広、中村知史、山口マナビ

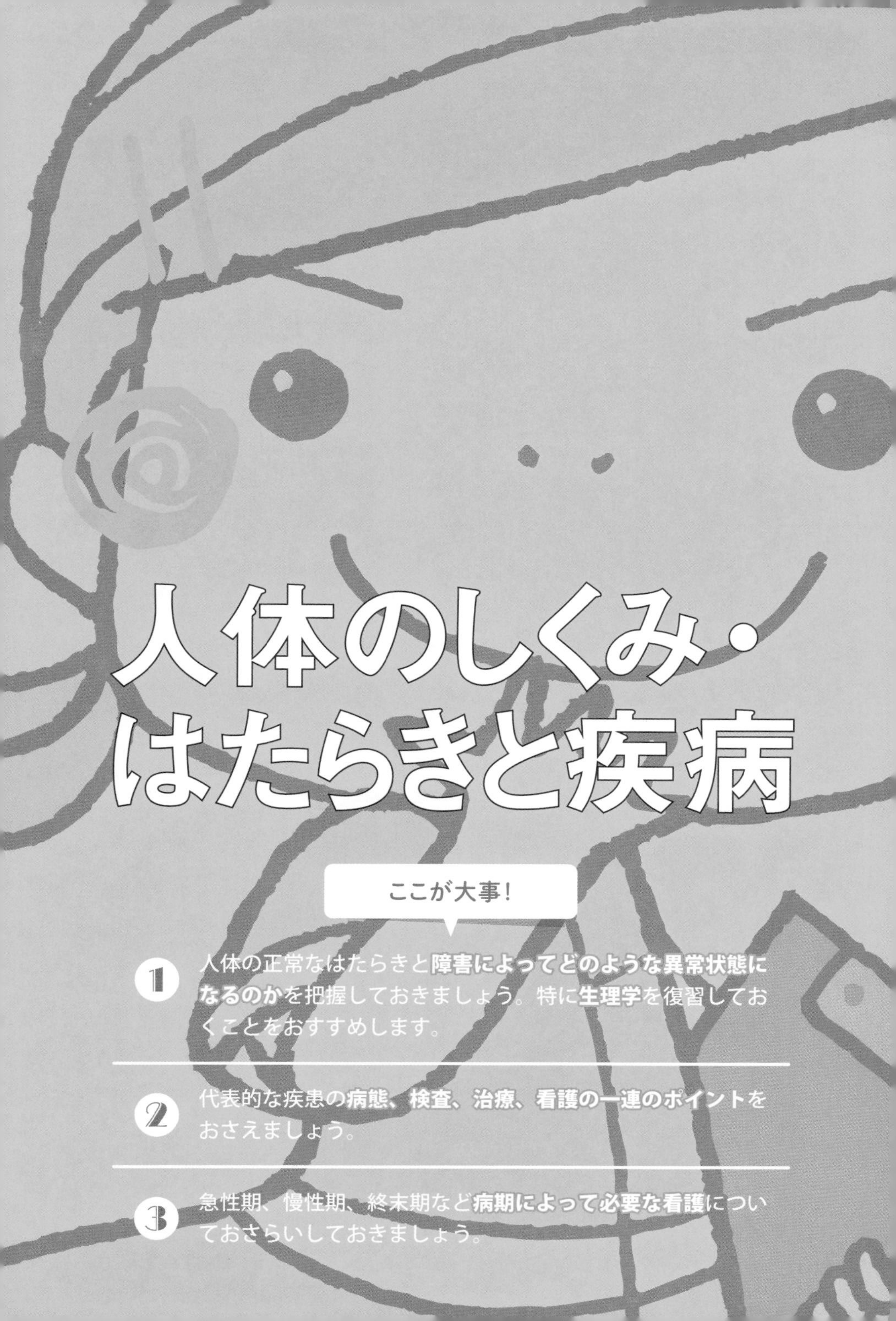

人体のしくみ・はたらきと疾病

ここが大事!

1 人体の正常なはたらきと**障害によってどのような異常状態になるのか**を把握しておきましょう。特に**生理学**を復習しておくことをおすすめします。

---

2 代表的な疾患の**病態、検査、治療、看護の一連のポイント**をおさえましょう。

---

3 急性期、慢性期、終末期など**病期によって必要な看護**についておさらいしておきましょう。

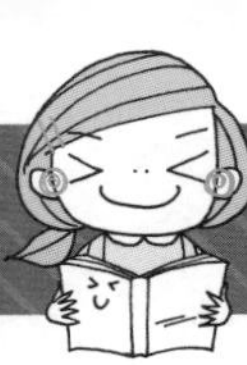

細胞と組織

ここだけ覚える!

【細胞の構造と機能】

★□細胞の主なはたらき：

部位		はたらき
細胞核		遺伝情報の管理・複製、タンパク質合成の指令
細胞質	ミトコンドリア	細胞内の**エネルギー産生**や**呼吸**に関与
	リボソーム	**タンパク質合成**
細胞膜		刺激の受容、物質の輸送

【遺伝子と遺伝情報】

□DNAは**体細胞分裂**の前に複製され、**遺伝子の発現を調節する部分**がある。

□遺伝子には**DNAの傷害を修復する機構**がある。

□DNAの塩基：アデニン、グアニン、シトシン、**チミン**。RNAの塩基：アデニン、グアニン、シトシン、**ウラシル**。mRNAの塩基配列は連続した**3つの塩基**で1種類のアミノ酸をコードしてタンパク質を合成する。

★□DNAは**2重らせん構造**をとる。**2**本の**ヌクレオチド**鎖である糖とリン酸が鎖をつくり、2本の鎖の内側に塩基がはしごのように結合している。

★□mRNAがDNAの塩基配列を写しとって核の外に出ることを**転写**という。

□**tRNA**（**運搬RNA**）がアミノ酸をリボソームへ運び、mRNAからタンパク質が合成されることを**翻訳**という。

【細胞分裂】

□多くの細胞では有糸分裂が行われる。有糸分裂（分裂時に原形質に糸が現れ紡錘体《ぼうすいたい》をつくる）には、体細胞分裂と減数分裂がある。

□生殖細胞（精子や卵子）は体細胞（2n）の半分のnの染色体をもっている。生殖細胞が形成されるプロセスで染色体数の半減が生じるためである（減数分裂）。

□生殖細胞である精子と卵子は**減数分裂**によって半減した染色体をもつ。精子は1個の精祖細胞から4個の精子細胞ができる。卵子は1個の卵祖細胞から卵子1個と極体3個が生じる。極体は生殖に関与せず捨てられる。

□精子は常染色体**22**本と、**X**染色体か**Y**染色体のどちらか1本の計**23**本の染色体をもつ。卵子は常染色体**22**本と、**X**染色体1本の計**23**本をもつ。

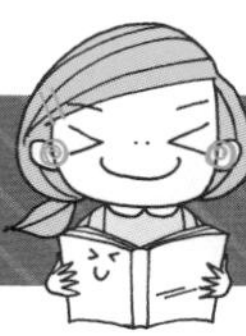

細胞・生体の障害

ここだけ覚える！

【細胞の障害】

□主な病理学的変化：

壊死《えし》（ネクローシス）	**不可逆的な細胞障害**
アポトーシス	**プログラムされた細胞死**（細胞の自発的な死）
化生《かせい》	**異所性組織変化**
過形成	細胞の増殖

【遺伝子異常】 デュシェンヌ型筋ジストロフィー P.51　先天異常 P.143

□**伴性潜性*（劣性）遺伝**は遺伝性疾患において、男児に発症頻度の高い遺伝形式である。

★必□主な染色体異常：

種類			症状
常染色体異常	ダウン症候群	**21トリソミー**（21番目が3本）	**筋緊張低下**
性染色体異常	ターナー症候群	X染色体の欠如	低身長
	クラインフェルター症候群	XXY	高身長

□主な単一遺伝子異常：

種類			症状
伴性潜性（劣性）遺伝病（X連鎖潜性［劣性］遺伝病）	**血友病**	血友病A：第Ⅷ因子の不足 血友病B：第Ⅸ因子の不足	出血傾向
	デュシェンヌ型筋ジストロフィー		仮性肥大、ガワーズ徴候
常染色体潜性（劣性）遺伝病	**フェニルケトン尿症**	アミノ酸代謝異常	**知的能力障害**

＊日本医学会は、「優性遺伝」「劣性遺伝」に代わる推奨用語として、それぞれ「顕性遺伝」「潜性遺伝」を示している。

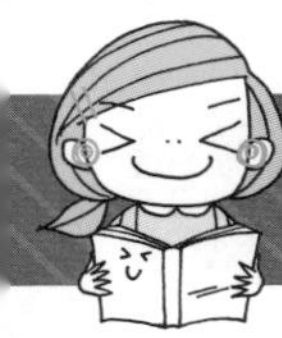

感染

ここだけ覚える！

【感染性因子】

★□主な感染性因子の特徴：

分類		核酸	細胞壁	主な感染症
真核生物	寄生虫	DNAおよびRNA	×	マラリア
	真菌		○	カンジダ症
原核生物	細菌		○	MRSA、**梅毒**
ウイルス		DNAまたはRNA	×	**帯状疱疹**、**感冒**
プリオン		×	×	クロイツフェルト・ヤコブ病

【感染経路】 肺結核 P.11

★必□主な感染経路：

感染経路			主な感染症（潜伏期間）
外因性感染	水平感染	接触感染	流行性角結膜炎、水痘《すいとう》（14～21日）、**梅毒**、ノロウイルス性胃腸炎（1～2日）
		飛沫感染	**インフルエンザ**（1～3日）、風疹《ふうしん》（14～21日）、流行性耳下腺炎（14～21日）、**マイコプラズマ肺炎**
		空気感染（**飛沫核**感染）	**結核**（1、2か月～長くて数十年）、水痘、麻疹（8～12日）
		媒介物感染	食中毒、血液感染
	垂直感染（**母体**から**児**への感染）	経胎盤感染	風疹
		経産道感染	クラミジア
		母乳感染	**成人T細胞白血病**
内因性感染（常在している菌が原因となる）		菌交代現象	カンジダ腟炎
		異所性感染*	腎盂腎炎
		日和見感染	**ニューモシスチス肺炎**

*体内のあるところにいても病原性を発揮しないが、別のところに侵入すると病原性を発揮する（例：大腸菌が大腸から尿路に侵入する）。

□飛沫感染は、咳・痰などによる水分を含む重い飛沫粒子（直径**5**μm以上）が**粘膜**に付着して起こる。

□飛沫粒子は通常**1m**以内に落下する。そのため、ケアを行う際はサージカルマスクの着用など、飛沫感染対策が必要となる。

□空気感染は、飛沫核（飛沫が気化したあとの小粒子で直径**5**μm以下）を媒体とし、気流により広範に伝播しうる。

□空気感染対策：**陰圧室管理**や、**医療従事者のN95マスク着用**など。

【日和見感染症】 HIV感染症 P.39

□起炎菌：**メチシリン耐性黄色ブドウ球菌**（**MRSA**）、**緑膿菌**（**院内感染**の原因となりやすい）

【寄生虫による感染症】

病原	疾患	特徴
赤痢アメーバ	アメーバ赤痢	経口感染
腟トリコモナス	**トリコモナス腟炎**、膀胱炎、尿道炎	性行為感染
トキソプラズマ	先天性トキソプラズマ症	食肉などの経口感染が主
マラリア原虫	**マラリア**	**ハマダラカ**が媒介

★□マラリア：**発熱と解熱を繰り返す**、特有の熱発作がみられる4類感染症。**アフリカ大陸**や東南アジアからの帰国者が発熱を訴えた場合に疑う。

□世界の三大感染症：結核、**マラリア**、HIV／エイズ

★**【ウイルスによる感染症】**

感染症・症候群	原因となるウイルス
手足口病	コクサッキーウイルス、エンテロウイルス、エコーウイルス
咽頭結膜熱〈プール熱〉	アデノウイルス
突発性発疹	ヒトヘルペスウイルス（6、7型）
伝染性単核球症	**エプスタイン・バー〈EB〉ウイルス**
ヘルパンギーナ	コクサッキーウイルス、エンテロウイルス、エコーウイルス
ラムゼイ・ハント症候群	**水痘帯状疱疹ウイルス**
性器ヘルペス 皮膚ヘルペス	ヒトヘルペスウイルス（1、2型）〈単純ヘルペスウイルス〉

次ねらわれる項目 ▶ 新興感染症（コロナウイルス）

●コロナウイルスはRNAウイルスであり、多くは上気道感染を引き起こし、風邪や肺炎の原因となる。

●2002年に中国広東省で発生した**重症急性呼吸器症候群**（**SARS**）は、キクガシラコウモリを自然宿主とするコロナウイルス（SARS-CoV）によるもので、**2**類感染症に指定されている。また、2012年にアラビア半島とその周辺地域で発生した**中東呼吸器症候群**（**MERS**）は、ヒトコブラクダを宿主とするコロナウイルス（MERS-CoV）によるもので、**2**類感染症に指定されている。

●2019年から世界で流行している新型コロナウイルス感染症（COVID-19）は、新型のコロナウイルス（SARS-CoV-2）によるものである。**5**類感染症に指定されている。

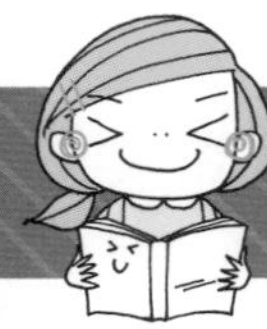

体液のしくみとはたらき、体液調節の障害

ここだけ覚える!

【体液の組成】

必 □健康な成人の体重に占める水分の割合：**60%**

必 □高齢者の体重に占める水分の割合：**55%**

□体液の区分と主な電解質（　　内は多いもの）：

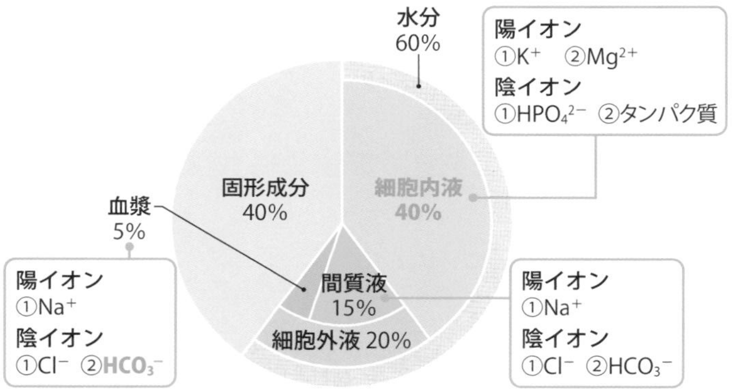

正（＋）の電気を帯びた原子を陽イオン、
負（－）の電気を帯びた原子を陰イオンというよ

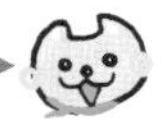

必 □**カリウム**は細胞外液に比べて細胞内液で濃度が高い。

□体液の電解質組成：

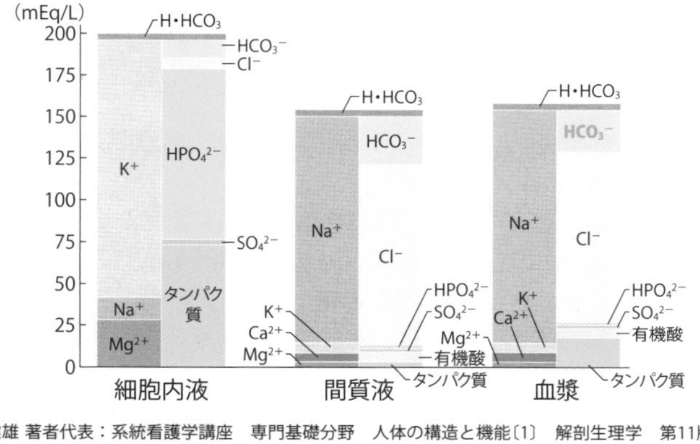

坂井建雄 著者代表：系統看護学講座　専門基礎分野　人体の構造と機能〔1〕　解剖生理学　第11版．医学書院，東京，2022：39より引用

【水・電解質の異常】 脱水 P.64 浮腫 P.65

□高齢者に起こりやすい電解質異常：**低カリウム血症**、低ナトリウム血症

□圧挫症候群で圧迫が解除される際は、壊れた細胞から出るカリウムイオンによる**高カリウム血症**に注意する。

必 □下痢が持続すると、**カリウム**イオンを中心に、マグネシウムイオン、ナトリウムイオン、重炭酸イオンを喪失する。

【酸塩基平衡の異常】

□血液のpHの調節（酸塩基平衡）は、主に**肺**と**腎臓**によって行われている。

★必 □酸塩基平衡の異常：

分類		HCO_3^-	$PaCO_2$	原因
アシドーシス pH＜7.35	呼吸性アシドーシス	—	↑	**CO_2ナルコーシス**
	代謝性アシドーシス	↓	—	**慢性腎不全**、**下痢**、糖尿病、飢《き》餓《が》
アルカローシス pH＞7.45	呼吸性アルカローシス	—	↓	**過換気症候群**
	代謝性アルカローシス	↑	—	**繰り返す嘔吐**

□過換気では$PaCO_2$の低下により、**体循環系の血管の収縮**がみられる。

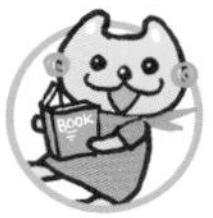

次ねらわれる項目 ▶ 低ナトリウム血症

● 血清ナトリウム濃度が135mEq/L以下のものを低ナトリウム血症という。

● ナトリウム欠乏性脱水、ネフローゼ症候群、腎不全、アジソン病などで生じる。

● 高齢者に起こりやすく、低値になるほど消化器症状➡傾眠などの軽い意識障害➡精神不穏やけいれんなどが起こるため、転倒防止などに注意する。

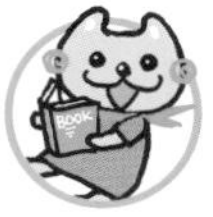

次ねらわれる項目 ▶ 高カリウム血症

● 血清カリウム濃度が5.0mEq/L以上のものを高カリウム血症という。

● 腎不全、代謝性アシドーシス、アジソン病、溶血性疾患、熱傷、降圧薬の内服などで生じる。高齢者では、尿量の減少が原因となることもある。

● 自覚症状は少ないが、心電図上で**T波増高**、P波消失・QRS拡大などの心電図異常がみられ、致死性不整脈（心室細動・心室頻拍）から心停止を起こすおそれもある。

呼吸器系のしくみとはたらき

ここだけ覚える！

【呼吸器の構造】

★□気道の構造：

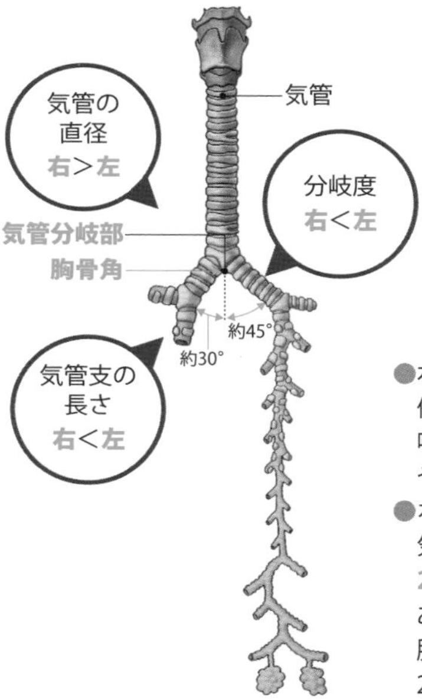

●右気管支のほうが傾斜が急なので誤嚥すると右に入りやすい。

●右葉には3本の葉気管支、左葉には2本の葉気管支がある（そのため右肺は3葉、左肺は2葉となる）。

□気管の背側には**食道**が位置する。

□縦隔《じゅうかく》（両肺の間のスペース）に含まれるもの：**胸腺**、心臓、気管、食道など

□胸膜腔には少量の**漿液**が存在する。

【呼吸】 中枢神経系：脳の構造と機能 P.41

★□吸息時に収縮する筋：**横隔膜《おうかくまく》**、**外肋間筋《がいろっかんきん》**

□酸素飽和度は**肺動脈**の血液よりも**肺静脈**の血液のほうが高い。

□**肺胞表面積**は肺拡散能に影響を与える。

□**水素イオン**の血中濃度が上昇したときに呼吸が促進され、二酸化炭素をより多く排出する。

□自然呼吸では胸腔内圧《きょうくうないあつ》は常に**陰圧**である（外界との空気の出し入れが行われる気道内圧や肺胞内圧は、吸息時には陰圧、呼息時には陽圧になる）。

呼吸機能の障害

ここだけ覚える！

【換気機能検査】

□**スパイロメトリー**で、肺に出入りする空気の量が測定できる。それをグラフにしたものをスパイログラムという。

□肺気量分画＊：

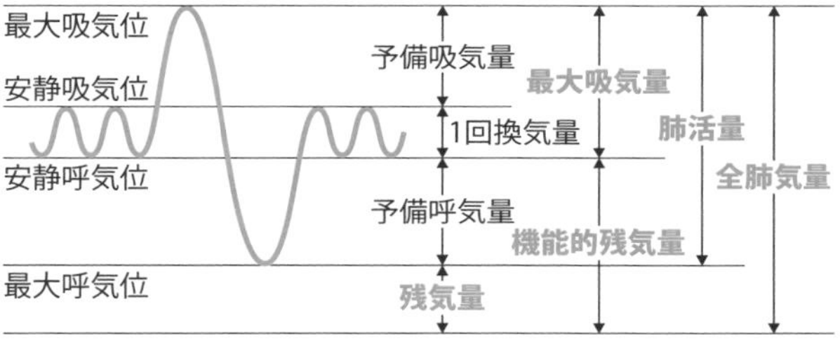

＊スパイログラムに加えて、機能的残気量を測定することで肺気量分画が得られる。

□健康な成人の1回換気量は約**500**mLである（参考：肺活量男性3,500～4,500mL、女性2,500～4,000mL）。

□過呼吸では1回換気量が**増加**する。

□**肺活量**（**VC**）：最大限に息を吸ってから完全に吐ききるまでの呼気容量のこと。年齢・性別・身長から計算した予測肺活量との比を**%肺活量**（**%VC**）という。

□**1秒量**（**FEV_1**）：最大限に息を吸い込んでから、できるだけ早く吐き出したときの最初の1秒間の呼気容量のこと。これを努力肺活量（FVC）で割ったものを**1秒率**（**FEV_1/FVC**）という。

【換気障害】

★□換気障害の分類：

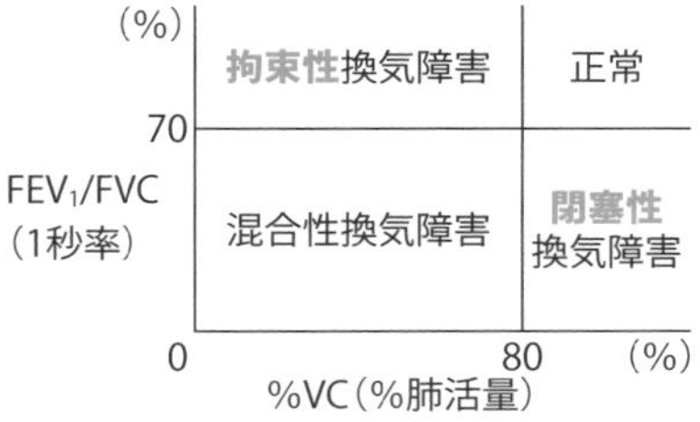

●拘束性換気障害（%肺活量が80％未満）：**肺線維症**、**間質性肺炎**

●閉塞性換気障害（1秒率が70％未満）：**COPD**、気管支喘息

【呼吸不全】 呼吸困難 P.65

必 □呼吸不全の分類：

<table>
<tr><th>種類</th><th>動脈血酸素分圧（PaO_2）</th><th>動脈血二酸化炭素分圧（$PaCO_2$）</th></tr>
<tr><td>Ⅰ型呼吸不全</td><td rowspan="2">60Torr以下</td><td>45Torr以下</td></tr>
<tr><td>Ⅱ型呼吸不全</td><td>45Torr超</td></tr>
</table>

【気管支喘息】

□**肺活量**の低下は著しくないが、**1秒率**が低下する。

□喘息の重積発作によって**急性呼吸不全**になる。

□気管支喘息発作では**パルスオキシメーター**の測定が有用である。

□自己管理として定期的にピークフローメーターでモニタリングを行う。

必 □**テオフィリン**投与時は血中濃度を確認する。

□副腎皮質ステロイド薬の吸入後は**含嗽**を行う。

【慢性閉塞性肺疾患（COPD）】 在宅酸素療法 P.185

□COPDのフローボリューム曲線：

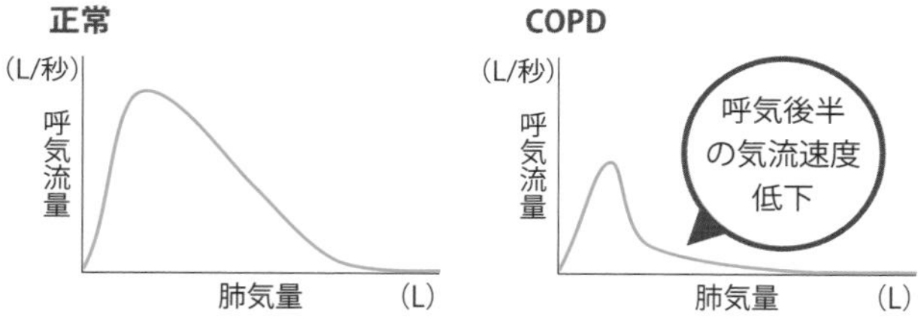

□肺コンプライアンス（肺がもつ弾力性）は**上昇**する。

□残気量は**増加**するが、%肺活量は**変化しない**。

□**非可逆性**の気流閉塞が特徴的である。気管支拡張薬吸入後でも1秒率が70%未満となる。

□**在宅酸素療法**は生命予後を改善する（運動耐容能の改善、肺性心の進行予防、精神状態の安定）。

□生活指導：**感染予防**（**インフルエンザワクチン**の接種）、**禁煙**、**便秘予防**、筋力トレーニング等の運動療法

□特に肺気腫は、肺胞が縮まりにくくなっているため、進行すると**動脈血二酸化炭素分圧（$PaCO_2$）**が上昇し、CO_2ナルコーシスの危険が高まる。

必 □CO_2ナルコーシスでは、頭痛、呼吸促迫、**意識障害**などが生じる。

【肺高血圧】

□心室中隔欠損などで肺高血圧が長期に持続し、肺血管抵抗が上昇することにより、短絡血流が主に左右短絡から右左短絡になった状態：**アイゼンメンジャー症候群**

【肺結核】 感染経路 P.4　感染症法 P.232

□治療の実施方法として**DOTS（直接服薬確認療法）**が推進されている。患者が処方された薬剤を服用することを医療関係者が直接確認し、患者が治癒するまで保健サービスの経過をモニターすることをいう。

□二次性の発症は**過去の感染の再活性化**による。

★□結核には感染症法による**医療費の公費負担制度**がある。

【気胸】 中心静脈栄養法 P.101

□**外傷**は原因の1つである（外傷性気胸）。

□自然気胸のうち、原発性自然気胸はやせ型長身の**若年男性**に多く、突然の胸痛と呼吸困難、咳で発症する。胸郭の呼吸運動は低下する。

□原因となるブラは**肺尖**部に多い。

□症状がある場合は胸腔ドレーンで**脱気**する。

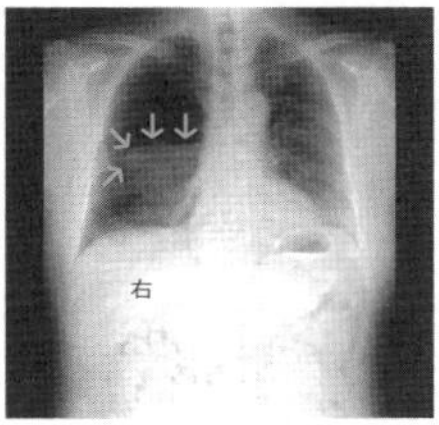

（第110回看護師国家試験午前問題41）

【その他の呼吸器系の疾患】

□国試に出た呼吸の異常と疾患：

呼気延長	気管支喘息、慢性閉塞性肺疾患（COPD）など
呼吸音の増強	過換気症候群など
呼吸音の減弱・消失	**無気肺**、気胸、慢性閉塞性肺疾患（COPD）など
肺野での気管支呼吸音	**肺炎**（本来肺胞呼吸音が聴取できる）など

□肺の間質に病変を生じるのが間質性肺炎であり、**拘束性換気障害**に分類される。

□間質性肺炎には薬剤性のものもあり、関節リウマチで長期にわたり**メトトレキサート**を服用している患者の副作用としても起こりうる。

□**無気肺**は術後の合併症として起こりやすい。痛みで咳嗽や排痰、深呼吸がしにくくなることが原因で、スクイージングを行ったり、鎮痛薬を使用して**離床**を進めたりすることが予防につながる。

次ねらわれる項目 ▶ 縦隔

●縦隔は、左右の肺の間（前後は胸骨と脊椎があり、下方は横隔膜がある）の空間をいう。

●縦隔に含まれるのは心臓、心臓を出入りする血管（大動脈・肺動脈・肺静脈・上大静脈・下大静脈）、気管、食道、**胸腺**、胸管、神経などである。

●縦隔炎は**感染**によって引き起こされ、強い胸痛と呼吸困難が現れる。

呼吸機能障害の検査・治療

ここだけ覚える！

【気管支鏡検査】

★□**検査前日の就寝時**から禁食、**検査2〜3時間前**からは飲水禁止とする。
□あらかじめ**抗凝固薬**の内服の有無を確認しておく。
□検査前に**義歯**や眼鏡は外しておく。
□苦痛緩和などのために**鎮静薬**が使用される。
□局所麻酔のため、咽頭に**麻酔薬**を噴霧する。
□合併症：呼吸不全、不整脈など
★□検査中は会話できないため、**苦痛時の合図**を決めておく。
□検査後、麻酔の影響が残るため、**2**時間程度は絶飲食とする。

【胸腔ドレナージ】

★□胸腔ドレナージの管理のポイント：

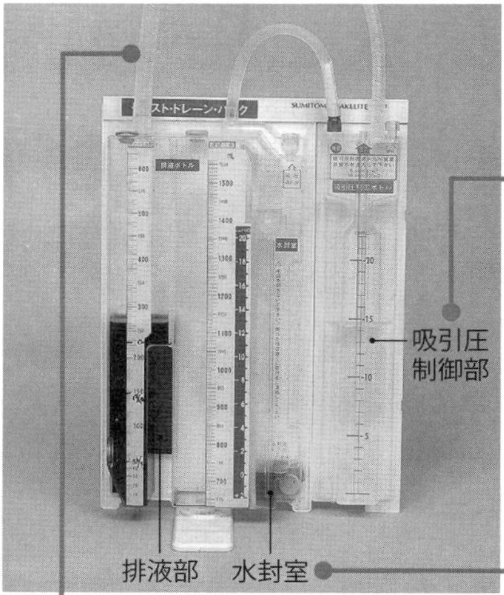

●吸引圧は、吸引圧制御部の滅菌蒸留水の量で調整し、胸腔内が常に陰圧になるようにする（一般的に−5〜−15cmH_2O程度、吸引圧をかけない場合もある）
●持続吸引中、吸引圧制御部では連続的気泡が観察される

●水封室には滅菌蒸留水を入れ、**水封**にして管理する（外気と交通させない）
●水封室の水面は**呼吸に伴って上下に**動く（**呼吸性変動**）
●水封室に気泡が連続してみられる場合は**エアリーク**を疑い、**皮下気腫**に注意する

歩行時は、逆流防止弁がついていない場合は**クランプ**する

ドレナージバッグは**胸腔（挿入部）よりも低い**位置に置く

●必要時ミルキングを行う
●ドレーンチューブに触れたあとは**手指衛生**を行う

□自発呼吸時の胸腔内圧のグラフ：

- 吸息相と呼息相が同じ長さの場合、このようなグラフとなる。
- 胸腔内圧は常に陰圧であることがポイント。吸息相のほうが陰圧(−)が大きい。

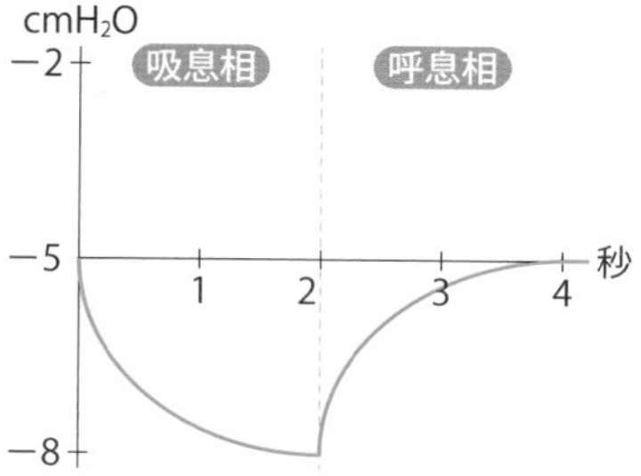

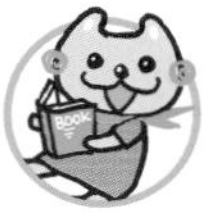

次ねらわれる項目 ▶ 非侵襲的陽圧換気、侵襲的陽圧換気

- 人工呼吸療法を侵襲度で分類すると、気管挿管・気管切開チューブなどの人工気道を介した侵襲的方法と、気管挿管を行わずマスクなどを介した非侵襲的な方法に分けられる。また、人工呼吸器は気道に陽圧をかけて肺を膨らませる陽圧式が一般的である。

侵襲的陽圧換気と非侵襲的陽圧換気

侵襲的陽圧換気	NPPV（非侵襲的陽圧換気）
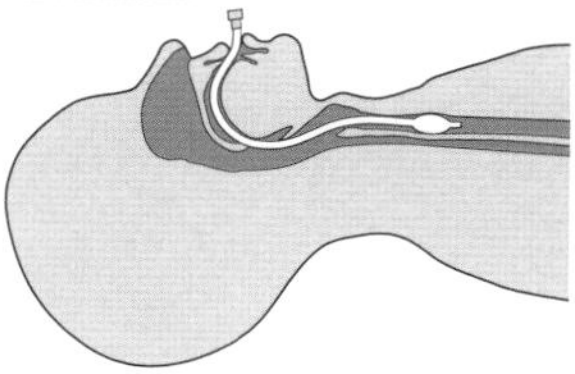	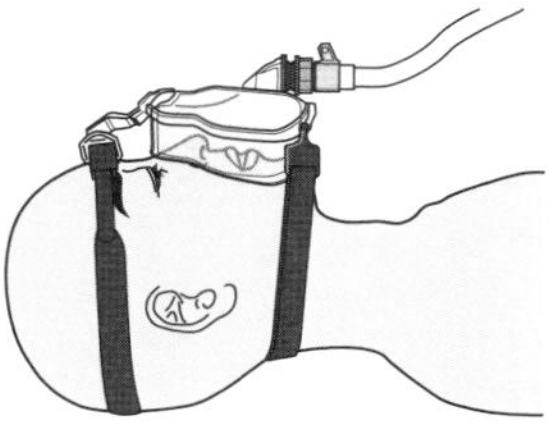

NPPVの利点と欠点

利点	欠点
●挿管手技に伴う危険・合併症を回避できる ●会話が可能 ●食事が可能 ●鎮静薬の量を減らすことができる ●陽圧換気開始、または中断が容易 ●感染の機会を減らすことができる	●気道と食道が分離されていない ●高い気道内圧がかけられない ●マスクの顔面圧迫による発赤、潰瘍の形成 ●患者の協力が必要

横山俊樹 著，濱本実也 編，長谷川隆一 医学監修：誰でもわかるNPPV．照林社，東京，2014：3より引用

循環器系のしくみとはたらき

ここだけ覚える！

【心臓】

□右心室と左心室の比較：

	右心室	左心室
拡張時の内圧	右心室＜左心室	
収縮時の内圧		
心室壁の厚さ	右心室壁＜左心室壁	
単位時間当たりの収縮の回数	等しい	
1回拍出量	等しい	

必 □全身に動脈血を送り出す部位：**左心室**

必 □全身から静脈血が戻る部位：**右心房**

【刺激伝導系】 心電図 P.90

★ □刺激伝導系（特殊心筋）のしくみ：

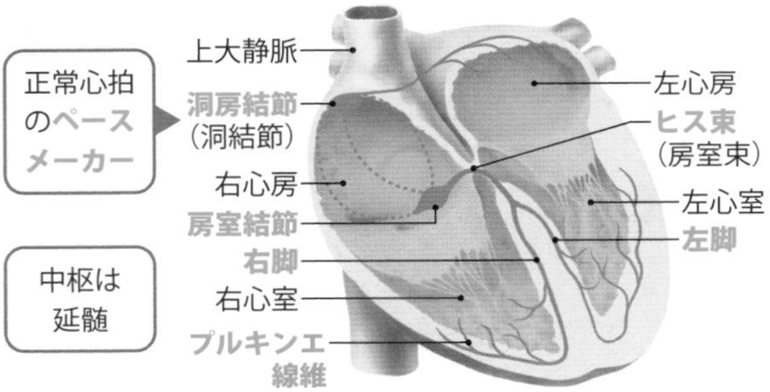

刺激伝導系の流れ

洞房結節
↓
房室結節
↓
ヒス束
↓
左脚・右脚
↓
プルキンエ線維

【固有心筋】

□**横紋筋**である。

□刺激伝導系の刺激で興奮し、**心収縮**が起こる。

□心臓の主ポンプは**左心室**なので、右心室よりも左心室の筋層のほうが厚い。

□固有心筋は不応期（グラフでは**プラトー相**が該当する）が骨格筋に比較して長く、強縮を生じない性質をもつ。

心室筋活動電位のグラフ

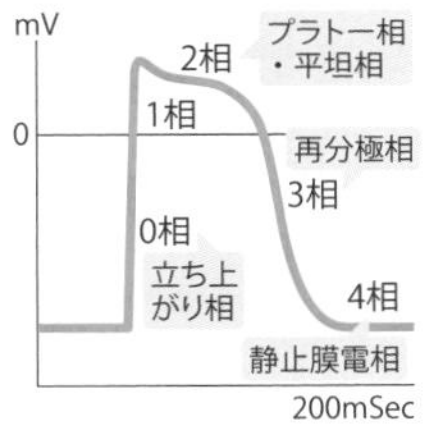

【血管】

★必 □左心室から全身に血液を送り出す血管：**大動脈**

必 □上行大動脈からは**冠状動脈**が分枝する。

□**肺動脈系**では塞栓症が起こりやすい。

□**腕頭**動脈は人体の右側のみにある。

□門脈は**無対**の静脈である。

□体循環：左心室→大動脈→組織→大静脈→右心房

□肺循環：右心室→肺動脈→肺組織→肺静脈→左心房

【血圧と心拍出量】

□収縮期血圧の上昇をきたす要因：**末梢血管抵抗の増大**

□正常な心臓では、**大動脈圧**が上昇すると一時的に心拍出量が減少する。

【リンパ系の構造と機能】

★ □リンパ系は吸収された**脂肪**を輸送する。

□**過剰な組織液**はリンパ管に流入する。

□リンパの流れは**静**脈と同方向である。

★ □リンパ管には**弁**がある。

★ □胸管は**静脈角**に合流する（➡上大静脈へ）。

□健常成人のリンパ流量：**3～4L/日**

□筋運動を行うとリンパ流量は**増加**する。

【胎児循環・新生児循環】

必 □胎児の卵円孔の位置：**右心房と左心房の間**

必 □胎児循環で酸素を最も多く含む血液が流れている血管：**臍静脈**

必 □胎児から胎盤（母体側）に血液（静脈血）を送るのは**臍動脈**、胎盤から胎児へ血液（動脈血）を送るのは臍静脈である。

□正常新生児の卵円孔の機能的閉鎖は、**肺血流の増加**によって起こる。

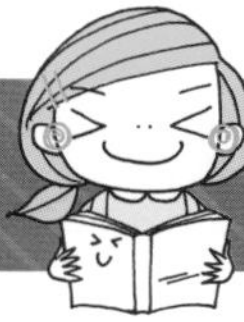

循環機能の障害

ここだけ覚える！

【先天性心疾患】 ファロー四徴症 P.144

必 □先天性心疾患：**心房中隔欠損症**、**ファロー四徴症**など

【虚血性心疾患】 ニトログリセリン P.75

□虚血性心疾患の危険因子：**喫煙**、**糖尿病**、**脂質異常症**、高血圧

□虚血性心疾患の分類：労作性狭心症、冠攣縮性狭心症、急性冠症候群（不安定狭心症、急性心筋梗塞）

【狭心症】 心電図 P.19

□狭心症の治療に用いる薬：**抗血小板薬**、**硝酸薬**

□生活指導のポイント：**動いたら休む習慣をつける**、塩分やコレステロールを減らした食事をとる、入浴はぬるま湯とするなど

【急性心筋梗塞】

□**関連痛**（左肩や背中の痛み）が生じることがある。

□急性心筋梗塞患者の合併症を早期発見する徴候の例：**頻脈の出現**

★□急性心筋梗塞の特徴的な検査結果：

<table>
<tr><td>心電図</td><td>ST上昇、異常Q波、冠性T波
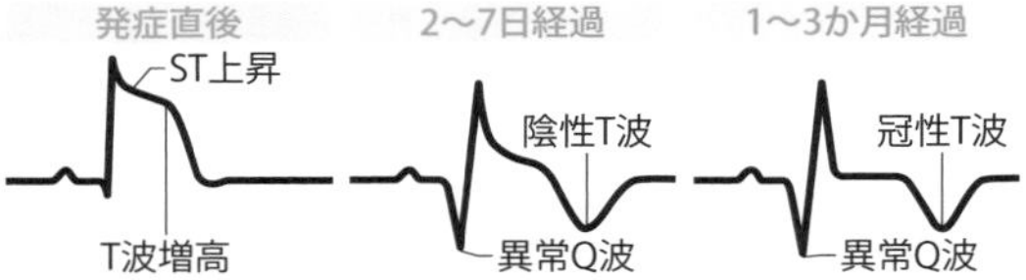
</td></tr>
<tr><td>心筋マーカー</td><td>cTnT→CK-MB→AST→LDH
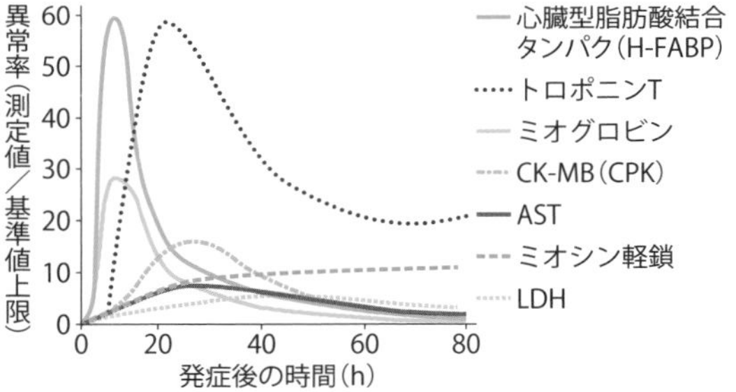
</td></tr>
</table>

□**廃用症候群の予防**などを目的に心臓リハビリテーションを行う。運動強度はMETs《メッツ》で表す。

【心不全】

★必□左心不全と右心不全の特徴：

種類	血行動態	症状
左心不全（**肺うっ血**による症状）	心拍出量⬇ 左心房圧⬆	軽症では労作時の息切れ、重症では安静時の**呼吸困難**（呼吸困難時に心臓への血液還流を減少させようと起座位になることを**起座呼吸**という）、**咳嗽**、血痰
右心不全	右心房圧・ 中心静脈圧⬆	下腿浮腫、頸静脈怒張、肝腫大、腹水

□急性心不全患者の心臓の負担を減らす体位：**起座位**、**ファウラー位**
□慢性心不全の患者に**喘息様症状**があれば急性増悪を疑う。
□心臓への負担を少なくする慢性心不全患者への生活指導：**排泄後の休息**
□うっ血性心不全が疑われる場合、12誘導心電図検査、胸部エックス線検査、**心臓超音波検査**を優先して行う。

【心タンポナーデ】

★□徴候：頸静脈怒張、**低血圧**、心音減弱（ベックの3徴）、奇脈、クスマウル徴候
□開心術後は心タンポナーデの予防のため、**心嚢ドレーン**を入れる。
□開心術後の心タンポナーデの徴候の例：**中心静脈圧の上昇**、**心音減弱**

【大動脈解離】

□大動脈壁の**内膜に亀裂が生じ**、そこから血液が**中膜**の間層に進入して**偽腔**を形成する。広範囲に亀裂が生じた場合、有効な循環血液量が減少した状態になる。
□**マルファン症候群**でみられることが多い。
□確定診断では**造影剤を用いたCT検査**を行う。
□スタンフォード分類：

	A型	B型
上行大動脈の解離	あり 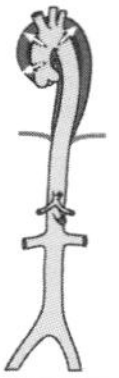	なし 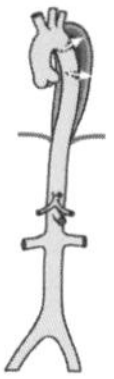
予後	きわめて不良	比較的良好

□スタンフォード分類**A**型では、心タンポナーデ、心筋梗塞、大動脈弁閉鎖不全を合併しやすいため、**緊急手術**の適応となる。
□**血圧の変動**を防ぐため、安静を保つ。

【閉塞性動脈硬化症】

□原因：動脈の**粥状《じゅくじょう》硬化**
□症状：**間欠性跛行《はこう》**、末梢動脈の触知不良

【動脈硬化症】

必□動脈硬化の危険因子：**脂質異常症**
□動脈硬化を直視して評価できる血管：**眼底動脈**

【高血圧】 降圧薬 P.75

必□Ⅰ度高血圧：**140〜159**mmHgかつ／または**90〜99**mmHg
□二次性高血圧症：疾患によって高血圧をきたす。原因には、**原発性アルドステロン症**、褐色細胞腫、腎臓の実質や血管の障害などがある。

【心筋症】

□肥大型心筋症は心室が肥厚するため、心室の**拡張**が障害される。拡張型心筋症は、心筋の収縮が弱くなり、心室の**収縮**が障害される。

□拡張型心筋症では、血液が心臓にうっ滞するため心不全から**肺水腫**が起こしやすい。

【ショック】 アナフィラキシーショック P.39

必 □**血圧が維持されない**状態である。

□ショックの5P：蒼白、虚脱、脈拍触知不能、冷汗、呼吸不全

★必 □国試に出たショックのポイント：

心原性ショック	**脈拍数の増加**がただちに現れる **胸部不快感**が生じることがある
出血性ショック	**骨盤骨折**で生じる危険性が高い
敗血症性ショック	**細菌による感染症**で起こる 細菌によってはエンドトキシンショックを引き起こす。最重症の状態は**多臓器不全**である

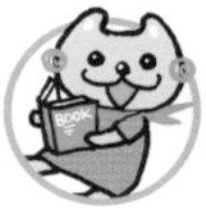

次ねらわれる項目 ▶ 感染性心内膜炎

●感染性心内膜炎は、先天性疾患などによって弁膜や奇形部位に細菌が付着することで感染が生じる。原因不明の発熱が続き、貧血や心雑音、肝腫大、脾腫がみられる場合、疑われる。入院治療となり、抗菌薬の大量投与が行われる。

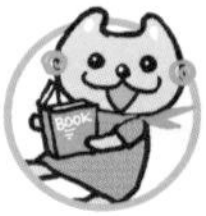

次ねらわれる項目 ▶ 心筋炎

●心筋炎では、ウイルスや放射線、薬品、毒物などによって心筋に炎症が生じる。感染7～10日後に発症し、頻脈、発熱、筋肉痛、頭痛などの全身症状が出現する。原因がウイルスの場合には治療が困難となりやすい。

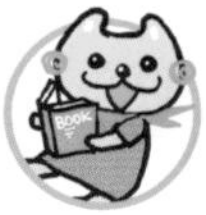

次ねらわれる項目 ▶ 収縮性心膜炎

●心膜炎が治る過程などにおいて、心膜に石灰化・線維性肥厚と癒着をきたし、心臓の拡張が障害される異常である。

●症状は、全身倦怠感、息切れ、下腿浮腫、胸水・腹水、奇脈、表在静脈の怒張、肝腫大などがみられる。

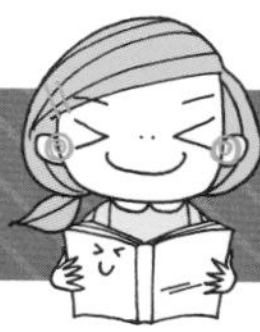

循環機能障害の検査・治療

ここだけ覚える!

【心電図】

□**高カリウム血症**はT波の上昇の原因となる。

□ホルター心電図は24時間心電図を記録することで、**不整脈発作**などを発見する。装着中は基本的には**入浴できない**。

□ペースメーカー装着患者における右心室ペーシング波形の心電図で計測した心拍数（下図）：**70/分以上、90/分未満**

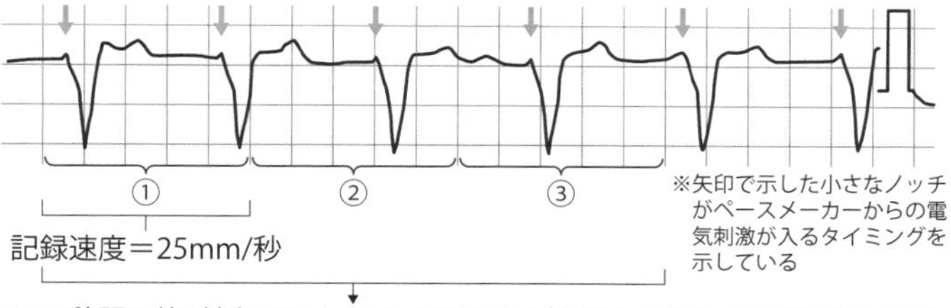

この3秒間で約4拍あることから、1分間の心拍数は4×20＝80で計算できる。

□心房細動（AF）の心電図波形の特徴：**R-R間隔**の不整、**細動波**の出現

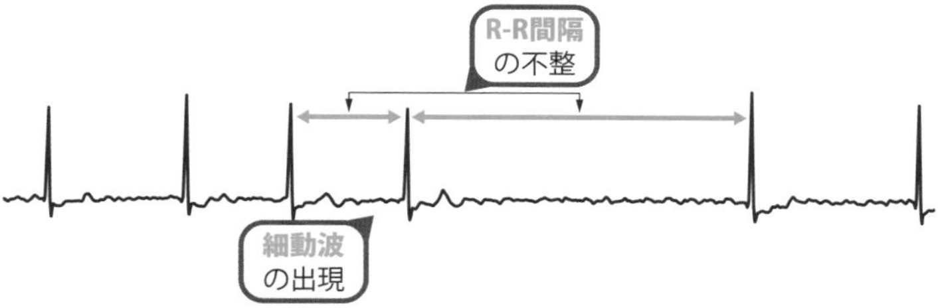

□労作性狭心症発作時の心電図波形の特徴：

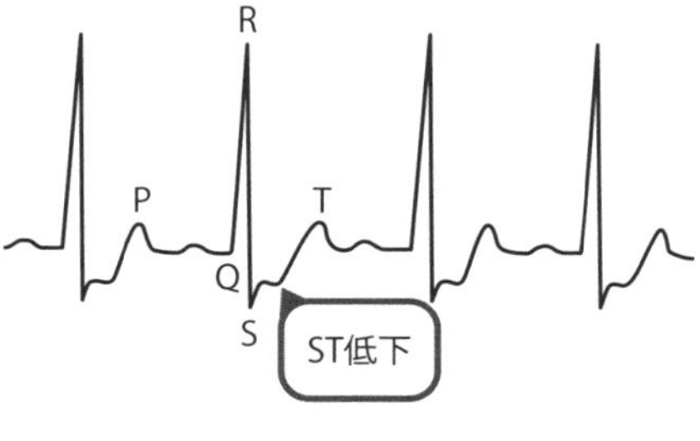

冠攣縮性狭心症では、ST上昇を認める場合もある

【心臓カテーテル】

□カテーテル挿入部位：

●右心カテーテル➡**鎖骨下**静脈、**大腿**静脈など

●左心カテーテル➡**大腿**動脈、**橈骨**動脈など

□検査中に起こりやすいもの：**不整脈**、**血管内膜剥離**、**造影剤過敏症**

□終了後、止血のため**数時間は体動を制限**する（食事は制限されない）。

□一度止血しても**出血**の危険性がある。

【血管造影】

□脳血管造影の看護のポイント：**カテーテル穿刺部位**の剃毛を行う、検査当日は**2時間前から絶飲食**とする、検査中は**患者に話しかけながら**観察する、**穿刺部より末梢側の動脈の拍動**を確認する。

□冠状動脈造影検査の穿刺には**橈骨**動脈が用いられることが多い。

□冠状動脈の血管造影の画像：

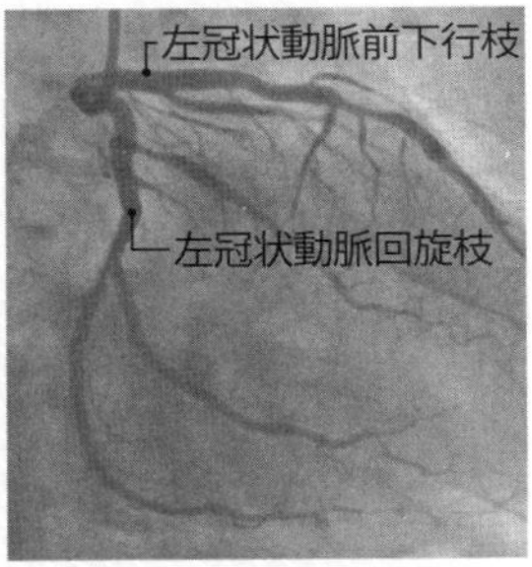

（第104回看護師国家試験午前問題79）

【経皮的冠動脈形成術（PCI）】

□虚血性心疾患の治療法で、冠状動脈の狭窄部位にカテーテルを進め、**先端部のバルーンを拡張させることで血管を拡張**させる方法が代表的。

【ペースメーカー】

□恒久的ペースメーカー装着中の患者では、**電磁障害**に注意する（**MRI**や**電磁調理器**の使用は基本的には行わない）。

次ねらわれる項目 ▶ 弁膜症

●弁膜の変形によって弁の作用が障害され、血流に異常をきたしたものを弁膜症という。

●炎症、加齢などによる心臓弁の変性や石灰化が弁膜症の原因となる。

●弁膜症の治療として弁置換術と弁形成術がある。

●弁置換術に用いる人工弁には、生体弁と機械弁がある。人工材料を用いた機械弁では抗凝固療法が生涯必要となる。

●弁形成術は、自分の弁を修復し温存する方法である。

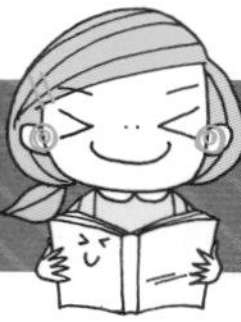

消化器系のしくみとはたらき

ここだけ覚える！

【腹膜】

必 □漿膜（腹膜）によって覆われた空間を腹膜腔といい、それより背側にある臓器を**後腹膜臓器**という（**腎臓**、膵臓、上・下行結腸など）。

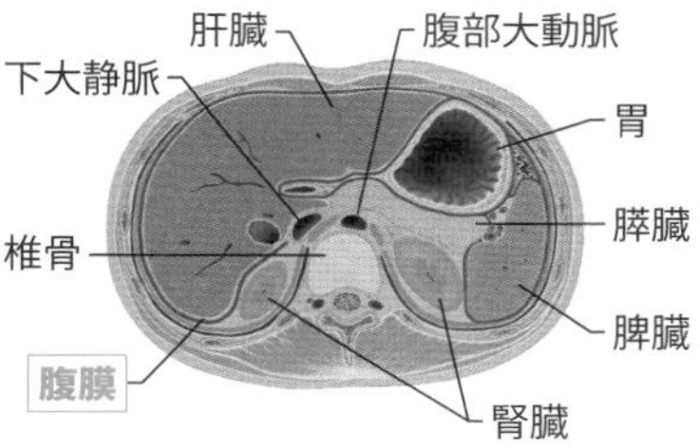

【嚥下運動】

□嚥下運動の3段階：

第1期（口腔期）	第2期（**咽頭**期）	第3期（食道期）
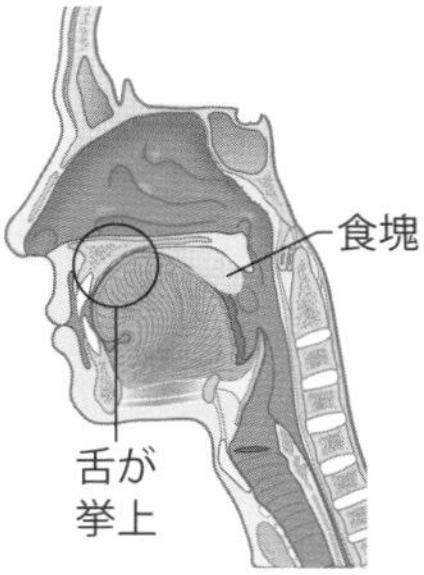	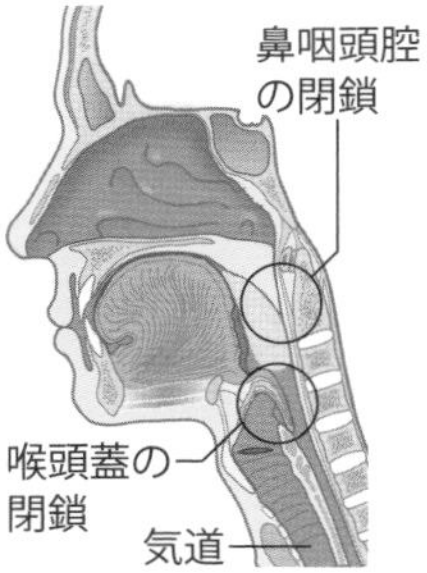	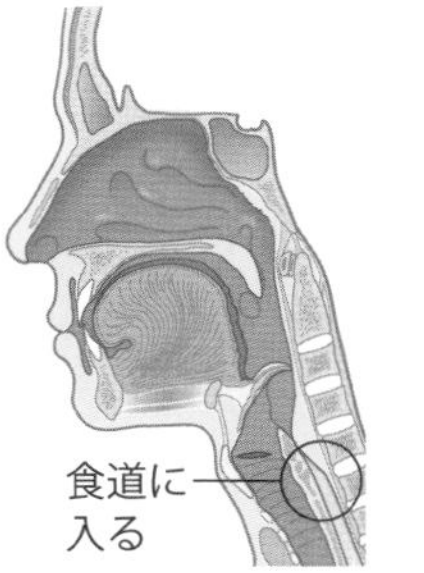
●随意運動によって口腔から咽頭部に食塊が送られる	●食塊が咽頭に達すると神経を介して喉頭蓋が閉じ、気道内への流入を阻止して食塊を食道へ送る	●下咽頭から食道に運ばれた食塊は、食物の蠕動運動によって胃に向かう

【食道の構造】

□食道の全長は約**25**cmである。胸部では心臓の**背**側を通る。

□食道には、❶**食道入口部**、❷**気管・大動脈交叉部**、❸**横隔膜貫通部**という3つの生理的狭窄がある。

□食道の粘膜は**重層扁平上皮**《じゅうそうへんぺいじょうひ》である。

□食道の外膜は**薄い**。

【胃の構造と機能】

□**ペプシノゲン**は胃の主細胞で分泌される。

□胃粘膜から分泌される**塩酸**はペプシノゲンを活性化し、ペプシンに換える。

【肝臓・胆道の構造と機能】

★必□肝臓の機能：**タンパク質**・糖質・**脂質**・ビタミン・**ホルモン**の代謝、胆汁の**生成**(貯蔵は胆嚢)、**解毒**作用、ビリルビン代謝など

□**アルブミン**、**フィブリノゲン**、**コレステロール**は肝細胞で合成され、血漿タンパク質の大部分を産生する。

□胆汁には**コレステロール**、胆汁酸塩、リン脂質、ビリルビンなどが含まれる。

□胆汁は体外に出て酸化すると**黄褐色**となる。

□**血中遊離脂肪酸の上昇**は食欲を増進する。

□肝臓はタンパク質代謝で生じた**アンモニア**を尿素に変換し無毒化する。

□高度な肝機能障害ではアンモニアを無毒化できず**肝性脳症**になる。

【3大栄養素の消化と吸収】

★必□3大栄養素の消化と吸収の流れとかかわる主な酵素：

	唾液(pH6〜7)	胃液(pH1〜2)	膵液(pH8.5、弱アルカリ性)	空腸	小腸粘膜での吸収
糖質	**アミラーゼ**	→	**膵アミラーゼ**	マルターゼ スクラーゼ ラクターゼ	単糖
タンパク質	→	**ペプシン**	**トリプシン**など	アミノペプチターゼ	**アミノ酸**
脂質(トリグリセリド)	→		**膵リパーゼ**	→	脂肪酸など

□**ドコサヘキサエン酸**〈DHA〉は魚油に多く含まれる脂肪酸である。

□タンパク質は生体を構成する成分で**2番目**の重量を占める(約**10**%)。

□**カイロミクロン**は食事由来のトリグリセリドを運搬する。

必□脂質1gが体内で代謝されたときに生じるエネルギー量：**9**kcal

□**中性脂肪**は小腸で吸収されたあと、胸管を経て輸送される。

□**胆汁酸塩**は脂肪を乳化する。

必□大腸は**水分**と電解質を吸収する。

【消化管ホルモン】 膵ホルモン P.29

★必□主な消化管ホルモン：

種類	分泌臓器	主な作用
ガストリン	**胃幽門部**のG細胞	●胃酸の分泌**促進**
セクレチン	**十二指腸**のS細胞	●胃酸の分泌**抑制** ●膵液の分泌**促進**
コレシストキニン	**十二指腸**のI細胞	●胆嚢収縮など
ソマトスタチン	**胃腸**と**膵島**D細胞	●胃液の分泌抑制

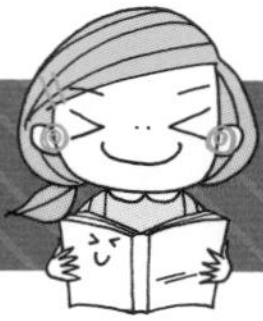

消化機能の障害

ここだけ覚える！

【炎症性疾患】

★必□潰瘍性大腸炎とクローン病の主な特徴：

	潰瘍性大腸炎	クローン病
原因	**不明**	不明
好発年齢	幅広い年齢	**若年者**
好発部位	**直腸、S状結腸**	口から肛門まで
症状	**滲出性下痢**	**腹痛、滲出性下痢**（**瘻孔**を併発しやすい）
検査画像	多発性のびらん	縦走潰瘍
大腸癌との関連	**危険因子**となる	危険因子とならない（**悪性化**の頻度は低い）
遺伝	**不明**	**家族内発症**あり

□クローン病患者への食事指導：**タンパク質の多い食事**

【肝炎】

★必□主な肝炎の特徴：

	A型肝炎	B型肝炎	C型肝炎
感染経路	**経口**感染	**血液**感染、**性行為**	血液感染、母子感染
劇症化	**あり**	D型と併発すると劇症化	**無症状のまま慢性化しやすい**
肝癌との関連	なし	**キャリアの一部があり**	発症率が高い
治療	安静、栄養、肝庇護薬	安静、栄養、抗ウイルス療法、抗炎症療法	抗ウイルス療法、安静、栄養、抗炎症療法
ワクチン	**あり**	**あり**	**なし**

＊B型のみDNAウイルス、その他の型はRNAウイルスが起炎ウイルスである。

【膵炎】

□急性膵炎では**強い心窩部痛**（上腹部痛）を起こす。

□主な原因はアルコールの多飲と胆石であるが、**アルコール性**が多い。

□血液検査では**アミラーゼ**、リパーゼなどが高くなる。

□超音波検査、MRI、CT（重症度判定は**造影**して行う）で精査する。

★□慢性膵炎の食事療法では**脂質**と**アルコール**を制限する。

【腸閉塞】

□腸閉塞の症状には、**排ガス**・排便の停止、腹部膨満などがあり、腹部の聴診では金属音を聴取する。

□単純性（閉塞性）腸閉塞は腸管の血行障害がなく、**閉塞部位より口側の腸管内**にガスの貯留を認める。主な原因は開腹術後の癒着である。

★□腸閉塞で生じる単純X線撮影の特徴（右図）：**ニボー像**（**鏡面像**）

□腸閉塞は一般的に、内科的治療（**小腸**にイレウス管を留置しての減圧、輸液管理、感染予防）が行われる。

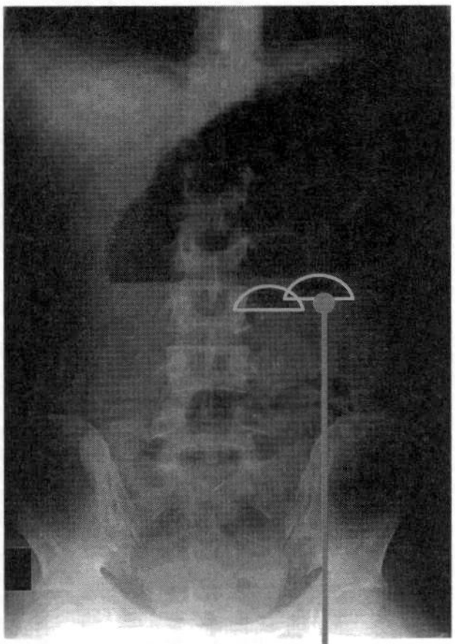

液体と空気が共存することで水平な液面（鏡面像）を形成する

（第103回看護師国家試験午前問題40）

【肝硬変】

★□検査所見：血清アルブミン値**低下**（**腹水貯留**に関連）、血中アンモニア値**上昇**、血小板**減少**

□門脈圧亢進による症状：**腹壁静脈怒張**

□非代償期の浮腫・腹水への治療：**塩分**制限など

□肝硬変の重症度（Child-Pugh《チャイルドピュー》分類）：

	1点	2点	3点
肝性脳症	なし	軽度（Ⅰ・Ⅱ）	昏睡（Ⅲ以上）
腹水	なし	軽度	中等度以上
血清アルブミン値（Alb）（g/dL）	＞3.5	2.8〜3.5	＜2.8
血清総ビリルビン値（Bil）（mg/dL）	＜2.0	2.0〜3.0	＞3.0
プロトロンビン時間活性値（%）	＞70	40〜70	＜40

※5項目の合計点で判定：5〜6点→グレードA、7〜9点→グレードB、10〜15点→グレードC

【胆石症】

□日本の胆石症では約70%が**コレステロール**胆石である。

□**女性**に多くみられる。

□合併症：胆嚢炎、胆管炎、急性膵炎（胆石が膵管・胆管を閉塞させて起こる）

□胆嚢摘出術の合併症：**胆汁漏**

【胆嚢炎】

□急性胆嚢炎で胆石が胆嚢の出入口に嵌頓《かんとん》している検査所見：

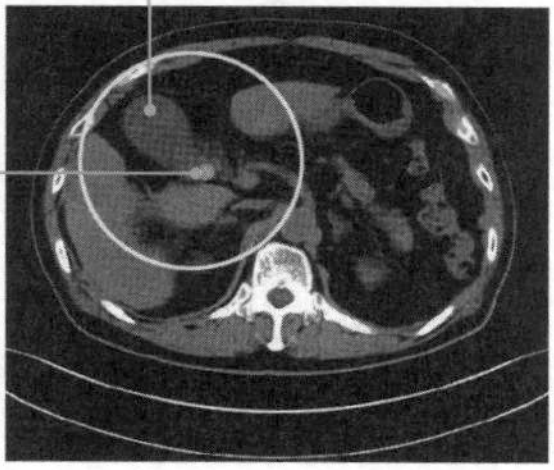

（第107回看護師国家試験午前問題70）

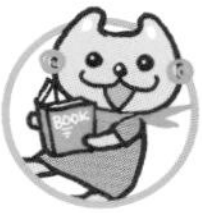

次ねらわれる項目 ▶ 逆流性食道炎

- **下部食道括約筋の弛緩**による胃内容物の食道内への逆流によって生じるもので、食道粘膜にびらんや潰瘍を認めるものを逆流性食道炎という（**高齢者**で発症頻度が増加する）。**胃食道逆流症**（GERD）の1つである。
- 満腹を避け、高脂肪食や刺激物の摂取を避ける。
- 症状は胸やけや呑酸《どんさん》が特徴的である。
- 胃酸の逆流を繰り返すため、食道粘膜が扁平上皮から**円柱上皮**に置き換わるのがバレット食道で、**腺癌**の発生リスクが高くなる。
- 治療は胃酸分泌抑制のため、プロトンポンプ阻害薬（PPI）と**H_2受容体拮抗薬**が用いられる。

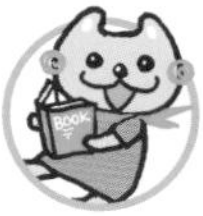

次ねらわれる項目 ▶ ヘリコバクター・ピロリ感染症

- 日本の**慢性胃炎**の約80%はヘリコバクター・ピロリの感染によるものとされる。
- ヘリコバクター・ピロリの検査では、❶内視鏡が必要なもの（迅速ウレアーゼ試験）、❷内視鏡が不要なもの（呼気検査、抗ヘリコバクター・ピロリ抗体、便中ヘリコバクター・ピロリ抗体）がある。
- 除菌治療には、プロトンポンプ阻害薬（1種）と抗菌薬（2種）の3薬物を1週間投与する（保険適用）。

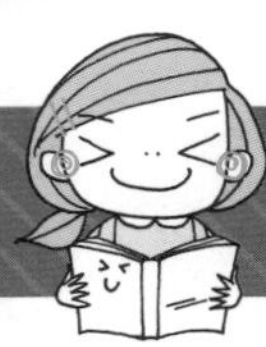

消化・吸収機能障害の検査・治療

ここだけ覚える！

【血液生化学検査】

㊙□肝障害の指標となる血液生化学検査の項目：**ALT（GPT）**、AST（GOT）

【上部消化管内視鏡】 中枢神経作用薬 P.76

□検査前日の**夕食以降**、禁食とする。

★□前投薬に**抗コリン薬**を投与する（**排尿障害**が生じることがある）。

□検査前に**前立腺肥大症**・心疾患・緑内障の既往の有無を確認する（抗コリン薬の禁忌）。

□体位は**左側臥位**とする。

□検査後**1時間**は飲食や含嗽を控える。

★□胃内視鏡検査では口に含んだ咽頭麻酔薬は**しばらく飲み込まないように**伝える。

【大腸内視鏡】 下剤 P.76

□検査**前日**から指定の検査食（低残渣食）とする。当日の**飲水**は可能である。

□検査当日に**経口腸管洗浄薬**を服用する。排泄物が透明または薄い黄色になるまで服用を続ける。

□検査の前に肛門周囲に**潤滑剤**を塗布する。

□迷走神経反射によって血圧が低下する可能性がある。

□検査後に**下血**の有無を観察する。

【消化管造影】

★□検査前日の**夕食以降**、禁食とする。

□検査中は発泡剤による曖気を**がまんしてもらう**。

□検査後は**白**色の排便となる。

□検査後は**緩下薬**を服用する。バリウム造影剤による腸閉塞を予防する。

【食道静脈瘤内視鏡治療】

□食道静脈瘤破裂をきたしたとき、一時的な止血に使用するもの：**ゼングスターケン-ブレイクモアチューブ（S-Bチューブ）**

【ストーマ（人工肛門）造設術】

□装具の交換は、**4～5**日に1回程度行う（種類によって異なる）。

□装具を剥がしたときは**皮膚保護材の溶解**の程度を観察する。

□装具を貼るときは、**腹壁のしわを伸ばす**、**患者は腹部を膨らませる**。
□ストーマサイトマーキングは、ケアを行うことが多い体位を基準に行う。
□ストーマは**腹直筋上**に造設する。
□ストーマの位置決定の基準（クリーブランドクリニックの原則）：

❶臍より低い位置　❷腹部脂肪層の頂点　❸腹直筋を貫く位置
❹皮膚のくぼみや瘢痕、上前腸骨棘の近くを避けた位置
❺本人が見ることが可能で、セルフケアしやすい位置

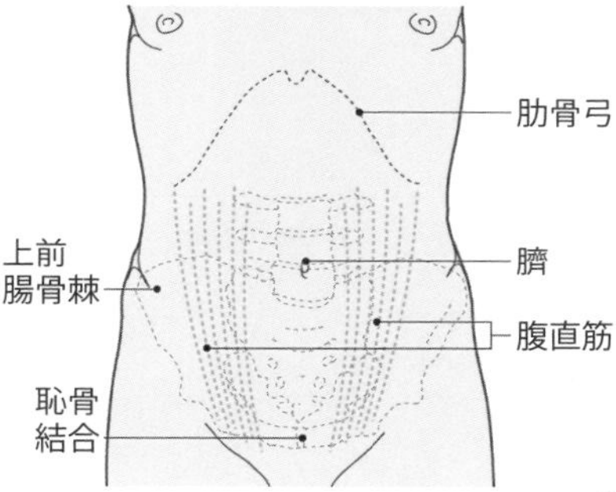

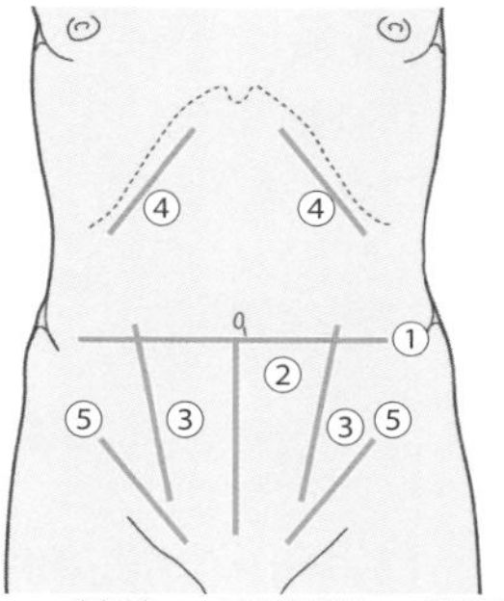

①臍《さい》の下縁、②正中線《せいちゅうせん》、③腹直筋外縁《ふくちょくきんがいえん》、④左右肋《さゆうろっ》骨弓《こつきゅう》、⑤左右腸骨棘《きょく》の線を引くことにより、どの位置にマーキングしたか記録の際に便利である

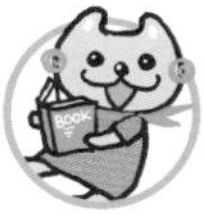

次ねらわれる項目 ▶ 内視鏡的逆行性胆管膵管造影（ERCP）

内視鏡的逆行性胆管膵管造影（ERCP）のポイント

目的	●総胆管結石、胆管癌、膵癌、慢性膵炎に対する診断や浸潤範囲の精査 ●総胆管結石の治療（結石の除去）、胆管狭窄の治療
方法	●十二指腸まで内視鏡を挿入し、**ファーター乳頭開口部**からカテーテルを挿入して造影剤を注入する（**咽頭**の麻酔など、上部消化管内視鏡検査と共通する） ●内視鏡を挿入する際には**左側臥位**で行い、その後腹臥位で検査を進める
合併症	●検査後膵炎（**アミラーゼ**の上昇） ●胆管炎

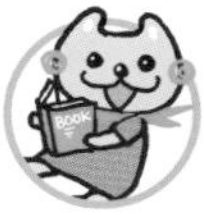

次ねらわれる項目 ▶ 超音波内視鏡検査（EUS）

●内視鏡の先端に装備した超音波の装置を**消化管内に挿入**して行う。
●体表面から行う腹部超音波検査と比較して、消化管のガスや脂肪などの影響を受けにくく、**膵臓**、**胆嚢**などを精査できる。
●上部消化管内視鏡検査（胃カメラなど）と手順や看護は共通であり、同時に行われる場合もあるが、装置の径が太いため**麻酔下**で施行されることが多い。

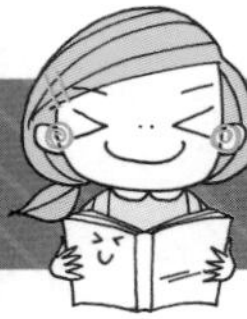

内分泌・代謝系のしくみとはたらき

ここだけ覚える！

【内分泌器官】

★必□主な分泌器官：

内分泌器官	**甲状腺**、副甲状腺、副腎、膵臓、腎臓、視床下部、松果体、下垂体、卵巣、精巣
外分泌器官	**涙腺**、唾液腺、乳腺、膵臓

【ホルモンの作用機序】

□脂溶性ホルモン・水溶性ホルモン：

脂溶性ホルモン	標的細胞の細胞膜を通過	●ステロイドホルモン（電解質コルチコイド、**糖質コルチコイド**、**男性ホルモン**） ●**甲状腺ホルモン**
水溶性ホルモン	**標的細胞の受容体に結合**	●上記以外のホルモン（**甲状腺刺激ホルモン**など）

【下垂体ホルモン】

★必□下垂体ホルモンの種類：

分泌部位	種類	主な作用など
下垂体**前**葉	**成長ホルモン**	●作用：血糖値の**上昇** ●**睡眠中**に分泌が増加する
	甲状腺刺激ホルモン	●作用：甲状腺ホルモンの分泌促進
	副腎皮質刺激ホルモン	●作用：副腎皮質ホルモンの分泌促進 ●低血糖時→分泌**促進**
	プロラクチン	●作用：**乳汁産生**の促進 ●新生児の**吸啜刺激**によって一過性に分泌が高まる
	黄体形成ホルモン	●作用：排卵の**促進**、**第二次性徴の発現**に関与
	卵胞刺激ホルモン	●作用：精子形成の**促進**（男性）

下垂体後葉	バソプレシン （抗利尿ホルモン）	●作用：利尿の抑制（尿量の減少） ●血漿浸透圧の低下→分泌抑制
	オキシトシン	●作用：乳汁放出の促進 ●オキシトシンによる射乳反射は新生児の泣き声や乳頭を吸啜することによっても起こる ●分娩時に分泌が亢進し、子宮筋を収縮させる

【甲状腺ホルモン】

□分泌ホルモン：サイロキシン（T_4）、トリヨードサイロニン（T_3）
□作用：基礎代謝の亢進、分泌が低下すると体温が低下

【副甲状腺（上皮小体）ホルモン】

□作用：骨吸収の促進➡血中カルシウム濃度を上昇させる
□血中カルシウム値の低下➡分泌促進
□悪性腫瘍の骨転移➡分泌低下
□血液透析患者➡分泌促進

【膵ホルモン】 消化管ホルモン P.22

★□膵ホルモンの作用：

種類	分泌部位	作用
グルカゴン	膵島のA細胞	グルコースを生成（血糖値の上昇）
インスリン	膵島のB細胞	脂肪の合成を促進（血糖値の低下）
ソマトスタチン	膵島のD細胞	インスリン、グルカゴン、ガストリンなどの分泌抑制

【副腎皮質ホルモン】 レニン-アンジオテンシン-アルドステロン系 P.53

★□主な副腎皮質ホルモンの作用：

コルチゾール	●作用：血糖値の上昇
アルドステロン	●作用：腎臓でのナトリウムイオンの再吸収の促進、血中カリウム値の減少、循環血液量の増加 ●血中カリウム値の上昇時→分泌亢進

【副腎髄質ホルモン】

★必□副腎髄質ホルモンの作用：

アドレナリン ノルアドレナリン	●ストレス下などで分泌される ●作用：血糖値の上昇、血圧の上昇

【腎臓のホルモン】 腎臓の構造 P.53

★□腎臓のホルモンの作用：

レニン	●作用：血圧の上昇
エリスロポエチン	●動脈血酸素分圧の低下時➡分泌**亢進** ●**赤血球系細胞**の造血因子である

【性腺ホルモン】 性周期 P.57 第二次性徴 P.141 更年期症状 P.153

★㊙□性腺のホルモンの作用：

精巣	**テストステロン**	タンパク合成の**促進**
卵巣	**エストロゲン**（**卵胞ホルモン**）	第二次性徴、**女性の更年期障害**に関与など
	プロゲステロン	妊娠の維持など

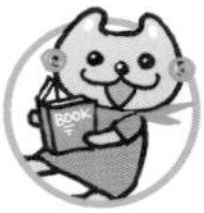

次ねらわれる項目 ▶ セリエのストレス反応理論

●セリエ，H.（ハンス・セリエ、1907-1982）は、最初に**ストレス**に関する学説を発表した。

●この学説では、持続的なストレッサー（ストレスを引き起こす外部からの刺激・環境因子）への適応には副腎皮質から分泌される**糖質コルチコイド**が重要であるとされていた。

●現在では、糖質コルチコイド以外の**ホルモン**や**神経系**、**免疫**なども関与していることがわかっている。

●セリエは、汎（一般）適応症候群という概念も発表した。ストレス反応は、①**警告反応**期（警告期）、②**抵抗**期、③**疲弊**期（疲憊《ひはい》期、消耗期）の3期に区分される。

ストレスの増強過程

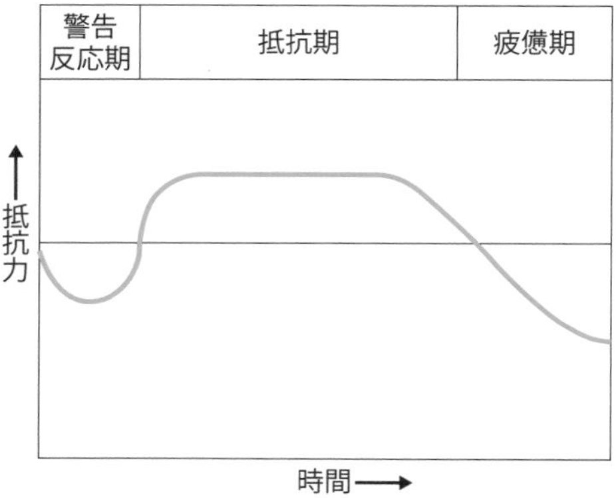

（第93回看護師国家試験午前問題75）

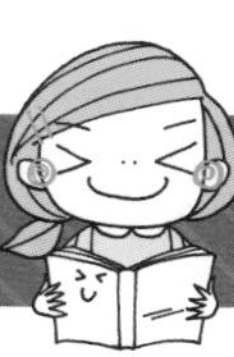

内分泌・代謝系の障害

ここだけ覚える！

【間脳・下垂体疾患】

□下垂体ホルモンの分泌低下で生じる疾患：**低身長症**、**シーハン症候群**

□クッシング病は下垂体**前葉**のACTH（副腎皮質刺激ホルモン）産生細胞由来の機能性腫瘍である。

★□クッシング症候群（糖質コルチコイドの長期的な過剰状態）の症状：**中心性肥満**、**満月様顔貌**、高血圧、糖尿病、月経異常（無月経）、多毛など

□下垂体前葉の**成長ホルモン**の分泌が過剰であると、成長期では巨人症、成長期後では**先端巨大症***となる。

＊先端巨大症では、下顎や前額の突出や手足の肥大がみられる。

【甲状腺疾患】

★□主な甲状腺疾患：

甲状腺機能亢進症	●症状：体重**減少**、**頻**脈、発汗**過多**、手指**振戦**、**動悸**、**易疲労感** ●検査：血清総コレステロール値の**低下** ●心拍出量が増加しているにもかかわらず**心不全**に至る ●抗甲状腺薬の副作用：**無顆粒球症**、**肝障害**、蕁麻疹《じんましん》 ●患者指導：放射性ヨウ素内用療法の前1週間は**ヨード**を含む食品（**海藻**など）を避ける、**抗甲状腺薬内服中の感染徴候の早期発見**
バセドウ病	●**甲状腺機能が亢進**している ●症状：**眼球突出**、甲状腺腫大、頻脈 ●治療：抗甲状腺薬、放射性ヨード内用療法、甲状腺切除術 ●甲状腺切除術の合併症：**呼吸困難**、**嗄声**（**反回・咽頭神経**麻痺による）、テタニー（治療は**カルシウム製剤**の投与）
甲状腺機能低下症	●症状：**低体温**、**眼瞼浮腫**、**粘液水腫**、**寒がり** ●活動性・代謝・腸蠕動が低下することで**食欲不振**となる
慢性甲状腺炎（橋本病）	●**自己免疫疾患**で、中年の**女性**に多い ●甲状腺がびまん性に**腫大**し、甲状腺機能が慢性的に**低下**する
甲状腺クリーゼ	●バセドウ病など甲状腺ホルモンの値が高いときに、**感染症**、**手術**、外傷、妊娠・分娩、強い情動ストレスなどを誘因として、複数の臓器が甲状腺ホルモンの過剰に対処できなくなる ●症状：**頻**脈、高熱、多臓器不全

【副甲状腺（上皮小体）疾患】

□副甲状腺機能低下症の症状：**低カルシウム血症**（**テタニー**）

【副腎皮質・髄質疾患】

★□副腎皮質・髄質疾患の主な症状：

副腎皮質からのアルドステロン⬆	原発性アルドステロン症	高血圧、**低カリウム血症**
副腎皮質ホルモン⬇	アジソン病	**皮膚の色素沈着**
副腎髄質ホルモン⬆	褐色細胞腫	**高血圧**、**高血糖**

【メタボリックシンドローム】

★必□診断する際の必須条件：**内臓脂肪型肥満**（**腹囲**：男性**85**cm以上、女性**90**cm以上）

【糖尿病】 糖尿病治療薬 P.76

★□1型糖尿病と2型糖尿病の違い：

	1型糖尿病	2型糖尿病
有病率	**数**%	95%以上
病態	**高度のインスリン分泌障害**	インスリンの**作用不足**
体型	**正常～やせ型**	肥満型
インスリン	**絶対的適応**	適応の場合もあり
経口血糖降下薬	**無効**	有効

★□治療のポイント：

食事療法	●エネルギー摂取量の求め方＝**目標体重×エネルギー係数*** ●エネルギー係数のめやす：軽い労作→25～30kcal/kg目標体重、普通の労作→30～35kcal/kg目標体重、重い労作→35～kcal/kg目標体重 ●標準的なエネルギー摂取量：男性→**1,600～2,000**kcal/日、女性→1,400～1,800kcal/日 ●食品構成：炭水化物→40～60%、タンパク質→20%、残りが脂質 ●アルコールは適量にとどめる（純アルコールとして**25**g/日程度） ●高血圧を合併している場合、塩分は**6**g/日未満とする
運動療法	●**日課**に組み入れ、**食後1時間**ごろに行うのが望ましい ●**水中歩行**は有酸素運動とレジスタンス運動が合わさり望ましい
薬物療法	●インスリンは**皮下注射**で行う　●インスリンの副作用：**低血糖** ●低血糖症状があるときは**ブドウ糖などを補食**する ●インスリン注射は自己判断で**中止しない** ●インスリンを注射する部位は**前回と違う部位**とする ●血糖自己測定（P.34）は**公的医療保険**の対象である ●インスリンは**室温**または**冷暗所**に保管する（凍結は避ける） ●飛行機に搭乗する際インスリンは**手荷物**として持ち込む

＊かつては「標準体重×身体活動量」であったが、現在はこの算出方法になっている（糖尿病治療ガイド2022-2023）。

★必 □診断や血糖コントロールの指標となる検査値：HbA1c《ヘモグロビンエーワンシー》

※糖尿病型の基準値：6.5%以上（NGSP値）

□加齢に伴いインスリン感受性が低下することで罹患しやすくなる。

必 □急性合併症：糖尿病ケトアシドーシス（高血糖、高ケトン血症）、高血糖高浸透圧症候群（脱水、インスリン不足）

□低血糖症状：

交感神経刺激症状	冷汗、不安、動悸、頻脈、手指振戦、顔面蒼白など
中枢神経症状	頭痛、眼のかすみ、空腹感、あくびなど。さらに低下すると意識レベルの低下、異常行動、けいれん

□慢性合併症：網膜症、腎症（健康日本21〈第二次〉の目標）、神経障害

□糖尿病性腎症の食事療法で制限するもの：タンパク質、塩分

【脂質異常症】 生活習慣病 P.66 虚血性心疾患 P.16

□高比重リポタンパクコレステロール（HDL-C）：低値

□低比重リポタンパクコレステロール（LDL-C）、トリグリセリド：高値

【高尿酸血症、痛風】

□尿酸はプリン体の代謝産物である。

□高尿酸血症では尿酸値が7mg/dL以上となる。

★ □痛風は成人男性に多い。

□痛風結節は無痛で、痛風発作は激痛を伴う（飲酒で誘発される）。

□痛風の治療：肥満の是正、アルコール摂取・過度な肉食の制限

【ビタミン欠乏症】 ワルファリン P.75 新生児一過性ビタミンK欠乏症 P.163

★必 □主なビタミンの作用と欠乏症：

種類		作用	欠乏症
ビタミンA	脂溶性	明暗順応、成長促進	夜盲症
ビタミンB_1	水溶性	糖質代謝の補酵素に変換	脚気、代謝性アシドーシス、ウェルニッケ脳症
ビタミンB_2	水溶性	糖質代謝・脂質代謝の補酵素に変換	皮膚障害
ビタミンB_6	水溶性	アミノ酸代謝・脂質代謝の補酵素に変換	皮膚障害
ビタミンB_{12}	水溶性	アミノ酸代謝・脂質代謝の補酵素に変換	悪性貧血
ビタミンC	水溶性	抗酸化作用、鉄の吸収促進、抗凝固因子	壊血病
ビタミンD	脂溶性	骨形成、カルシウムの恒常性の維持	くる病
ビタミンE	脂溶性	抗酸化作用	神経・筋肉障害
ビタミンK	脂溶性	止血、血液凝固	出血傾向、新生児メレナ
葉酸	水溶性	アミノ酸代謝・核酸代謝の補酵素に変換	巨赤芽球性急性貧血

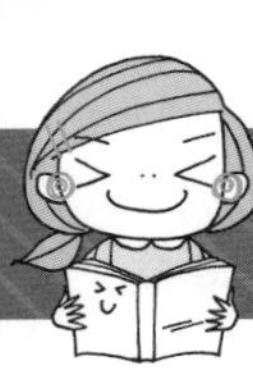

内分泌・代謝機能障害の検査・治療

ここだけ覚える!

【血中ホルモンの検査】

□ホルモンは日内変動や食事などの影響で変動するため、同条件で検査する。

日内変動がある	コルチゾール、メラトニン、成長ホルモンなど
食事の影響を受ける	**グルカゴン**、インスリンなど

【ホルモン負荷試験】

□**ホルモン分泌異常**が生じている部位の推定に用いる。

□分泌異常が疑われるホルモンの**刺激物質**・**抑制物質**を投与したり、飲水制限などの負荷を与えて反応をみる。

□**朝食**を絶食とし、ベッド上で30分安静した後に開始する。

【甲状腺シンチグラフィ】

必 □**ヨード制限食**が提供される➡放射性同位元素を最大限甲状腺に集めて像をつくるため。

【甲状腺ホルモン療法】

□抗甲状腺ホルモン薬の副作用：**肝機能障害**、**無顆粒球症**(好中球が急激に減少する)➡**発熱したときは受診**するように指導する。

【血糖自己測定(SMBG)】

□検体は**静脈**血または**毛細血管**血を用いる。

□血液をしぼり出すと血糖値は**低く**なる。

次ねらわれる項目 ▶ 糖負荷試験

75g経口ブドウ糖負荷試験(75gOGTT)の検査方法

目的	●耐糖能・インスリン分泌能を調べる検査で、1型糖尿病、空腹時高血糖が明らかな場合は行わない
方法	●糖質150g以上を含む食事を3日以上摂取→10〜14時間絶食して空腹時に75gブドウ糖を含む溶液を飲む ●測定時間：負荷前、負荷後30分・60分・120分(糖尿病の診断には負荷前と120分の値を用いる)
評価	●正常型：空腹時<110mg/dL・75gOGTT2時間値<140mg/dLの両者を満たす ●糖尿病型：空腹時≧126mg/dL・75gOGTT2時間値≧200mg/dLのいずれかを満たす ●境界型：正常型にも糖尿病型にも属さないもの

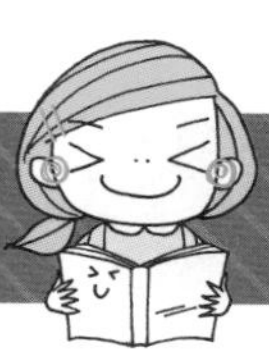

血液のしくみとはたらき

ここだけ覚える!

【血液の成分とはたらき】

□血漿から**フィブリノゲン**が取り除かれたものが血清である。

必□血漿と等張のブドウ糖溶液の濃度：**5%**

★必□血液の組成と特徴（すべての血球は**造血幹細胞**から産出される）：

血球（45%）	赤血球（99%以上）	●成熟した赤血球には**核**がない（脱核現象） ●寿命：約**120**日　●酸素・二酸化炭素を運搬する
	白血球	**免疫機能**（**生体防御**）に関与する
	血小板	**血液凝固**に関与する
血漿（55%）		水（91%）、電解質、血漿タンパク（**アルブミン**が最も多い）、その他

★必□白血球の分類と特徴：

顆粒球	好中球	**貪食**を行う。細菌による急性炎症では最も**早く**反応する。白血球中では最も多い
	好酸球	アレルギー反応に関与する
	好塩基球	Ⅰ型アレルギーに関与する
単球		**マクロファージ**に分化する
リンパ球		B細胞、T細胞、NK細胞に分けられる

【止血機構】

□一次止血：損傷した血管内皮に**血小板**が付着し、血小板血栓を形成する。

□二次止血：血小板血栓を**フィブリン**で覆い、止血栓が完成する。

□**フィブリノゲン**は**トロンビン**によってフィブリンに転換される。

□止血後の線維素溶解（線溶）は、**プラスミノゲン**がtPAによってプラスミンとなり、フィブリンを分解するプロセスである。

□**プロトロンビンの生成**はビタミンKによって促進される。

【ABO式血液型の判定】

オモテ検査（患者血球使用）		ウラ検査（患者血清使用）		判定
抗A血清	抗B血清	A型赤血球	B型赤血球	
＋	−	−	＋	A型
−	＋	＋	−	B型
＋	＋	−	−	AB型
−	−	＋	＋	O型

＋は赤血球の凝集あり、−は凝集なしを示す

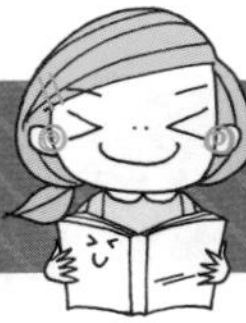

造血機能の障害

ここだけ覚える！

【貧血】

★必□末梢血液中の**ヘモグロビン濃度**が減少している状態を貧血という。

★□主な貧血の分類：

分類		病態	主な治療
小球性低色素性貧血	鉄欠乏性貧血	●検査値：血清フェリチン⬇ ●症状：**匙状《さじじょう》爪**（爪の中央がへこんでスプーン状になる）、**動悸** 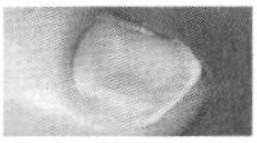	鉄剤の与薬
正球性正色素性貧血	溶血性貧血	●検査値：**間接**ビリルビン⬆	**脾臓摘出**
	再生不良性貧血	●症状：**易感染**	**骨髄移植**
大球性正色素性貧血	巨赤芽球性貧血	●悪性貧血：**ビタミンB_{12}**の欠乏による ●葉酸欠乏性貧血：葉酸の欠乏による	悪性貧血では**ビタミンB_{12}の与薬**

※写真は第109回看護師国家試験午前47

【白血球減少症】 化学療法 P.63

□白血球の減少による疾患：

白血球減少症	白血球数が**3,000**/μL以下
好中球減少症	好中球数が1,500/μL以下（1,000/μL以下になると**感染症**が生じやすい）。治療にはG-CSF製剤が用いられる
無顆粒球症	好中球が極端に減少すること。**抗甲状腺薬**の副作用が原因となることもある

【播種《はしゅ》性血管内凝固症候群（DIC）】

★□検査所見：プロトロンビン時間の**延長**、フィブリノゲン分解産物（FDP）の**増加**、フィブリノゲン数の**減少**、血小板数の**減少**

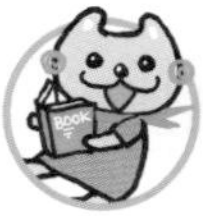

次ねらわれる項目 ▶ 骨髄異形成症候群

●**造血幹細胞レベルのクローン性造血障害**を骨髄異形成症候群という。

●**高齢者**に多くみられ、初期は無症状である。進行すると貧血症状が現れる。

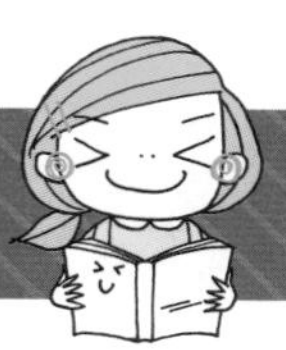

身体防御機能のしくみとはたらき

ここだけ覚える!

【免疫】

★□能動免疫：**ワクチンの接種**など

□受動免疫：胎盤や母乳経由など

□液性免疫：**B**細胞がかかわる（胸腺を介さず直接骨髄に由来する）

□細胞性免疫：**T**細胞がかかわる（T細胞は胸腺由来）

【抗原と抗体】

㊙□健康な成人の血液中に最も多い抗体：**IgG**（乳児でIgG抗体が最も少なくなる時期は生後**3～6か月**）

□IgGは**胎盤**を通過できる（出生後しばらく児の感染を防ぐ）。

□IgGは**感染後**やワクチン接種後に最も血中濃度が高くなる。

□IgMは**抗原が侵入**したときに最初につくられる抗体である。

㊙□IgAは**分泌液中**に多く含まれる。**母乳**に含まれている免疫グロブリンで最も多い（**初乳**に最も多く含まれる）。

★㊙□生体防御にかかわる主な細胞のはたらき：

マクロファージ	**貪食**
好中球	**貪食、オプソニン作用**
形質細胞（B細胞が抗体産生細胞に分化する）	**抗体の産生**
メモリー（記憶）T細胞	**ウイルス感染後の長期の獲得免疫**

□同じワクチンを**2**回接種すると、抗原に対する抗体産生量が増加する（免疫記憶）。

【アレルギー反応】

★□アレルギーの種類：

	機序	例
Ⅰ型アレルギー	抗原が**IgE**と結合し**ヒスタミン**が放出される	**蕁麻疹、アナフィラキシーショック、花粉症、ラテックスアレルギー**
Ⅱ型アレルギー	抗体による細胞傷害反応	自己免疫性溶血性貧血
Ⅲ型アレルギー	免疫複合体による全身・局所の傷害反応	全身性エリテマトーデス（SLE）
Ⅳ型アレルギー	**Tリンパ球**が関与する	**ツベルクリン反応陽性、接触性皮膚炎**

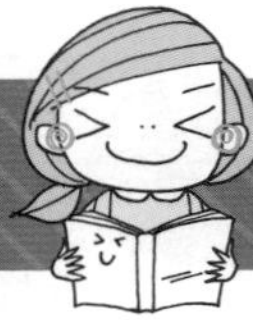

身体防御機能の障害

ここだけ覚える！

【全身性エリテマトーデス（SLE）】

□症状：**蝶形紅斑**、**光線過敏症**

□**遺伝的素因**が大きく関与する。

□SLEに合併する**ループス腎炎**は予後を悪くする。また、**中枢神経症状**は予後に影響する。

★□指導ポイント：

日常生活	**妊娠・出産**、手術、過労、**日光への曝露**などは避ける
ステロイド療法	●病室を出るときは**マスク**の着用を促す ●症状がおさまっても**少量投与**を継続して再燃を防ぐ

【関節リウマチ】

□膠原病のなかで**最も頻度の高い**疾患である。**女性**に多い（男女比＝**1**：**3**）。

★□関節**滑膜**の炎症から始まり、**左右対称性**に痛みが生じる（**滑膜炎**）。

□**朝**の手指のこわばりが特徴である。

□悪性関節リウマチは血管炎を伴う。

□関節リウマチの自助具の例：万能カフ・コップホルダー・レバー式ドアノブ（手指・手関節の負担軽減）、長柄ブラシ（**肩関節**の負担軽減）

【シェーグレン症候群】

□**女性**に多い（男女比＝**1**：**12**）。抗核抗体の陽性率は**80**％程度である。

□**涙腺**や**唾液腺**にリンパ球が浸潤して障害が起こりやすい。

□主な症状：腺性症状（**乾燥性角結膜炎**、**口腔内乾燥症状**、耳下腺腫脹など）、腺外症状（リンパ節腫脹、関節炎、間質性肺炎など）

□合併症：**悪性リンパ腫**

【接触皮膚炎】

□症状としては**瘙痒感**が強い。

□アレルギー性接触皮膚炎では**原因物質に接触した部位**に限局して起こる。

【急性扁桃炎】

□病変は左右両側がほとんどで、**扁桃の腫張**や膿栓の付着が生じる。他のリンパ節の腫張を合併することもある。

□原因となるのは、細菌ではレンサ球菌や**黄色ブドウ球菌**等、ウイルスではEBウイルスや単純ヘルペスウイルス、アデノウイルス等である。

【アナフィラキシーショック】 ショック P.18　アドレナリン P.75

必 □特定の抗原となる物質によって生じる**アレルギー反応**で引き起こされる（抗原が**IgE**と結合する）。重症例では**死**に至る。
□**末梢血管抵抗**の低下や、**気道粘膜の浮腫**を生じる。
□**アドレナリン**で治療する。

【ヒト免疫不全ウイルス（HIV）感染症】 日和見感染症 P.5　HIV療法 P.40

□HIVは**RNA**ウイルスであり、**ヘルパー（CD4陽性）Tリンパ球**が感染する。
□病期：❶急性感染期、❷**無症候**期、❸AIDS（後天性免疫不全症候群）期
□適切な対応によって**母子感染率**を下げることができる。
□性行為の際には必ず**コンドーム**を使用するよう指導する。
□HIVの検査結果は、原則として最初に**本人**に告知する。
□日本では**同性間性的接触**による感染が最も多い。
□AIDSはHIV感染により、**適切な治療が施されないと重篤な全身性免疫不全で日和見感染症**（**ニューモシスチス**肺炎など）**や悪性腫瘍を引き起こす状態**である。

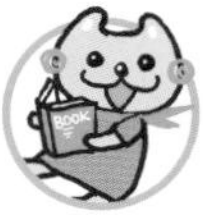

次ねらわれる項目 ▶ 組織適合性抗原（HLA）

●HLA（ヒト白血球抗原）は当初、白血球で発見された抗原であるが、全身の細胞に存在することが判明し、主要組織適合性遺伝子複合体（MHC）と同じものである。**臓器移植**や**造血幹細胞移植**などを受けるときに重要となる。
●血小板の輸血を繰り返し受けると、血小板上にあるHLAに対する抗体ができて輸血された血小板が破壊されることがある。
●HLA型は両親から4座のうち半分ずつを遺伝的に受け継ぐため、兄弟姉妹の間ではHLA型が1/4の確率で一致する。

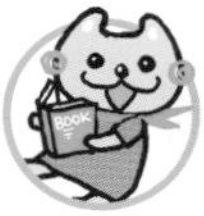

次ねらわれる項目 ▶ 敗血症

●敗血症は、**細菌性の感染症**によって重篤な臓器障害が引き起こされる状態と定義される（日本版敗血症診療ガイドライン2020）。**全身性の炎症反応**を認めることが多く、生命を脅かす臓器障害を引き起こす。診断は、感染症が疑われ、SOFAスコア（呼吸、凝固能、肝機能、循環、GCS〈グラスゴー・コーマ・スケール〉、腎機能からみる評価方法）が2点以上増加したものとされている。
●敗血症性ショックは、敗血症に急性循環不全を伴い、細胞障害および代謝異常が重度となり、**多臓器不全**を引き起こす。

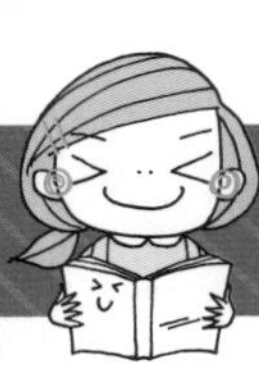

身体防御機能障害の検査・治療

ここだけ覚える!

【造血幹細胞移植】

□自家造血幹細胞移植（患者自身の造血幹細胞を用いる）、同種造血幹細胞移植（ドナーから提供された造血幹細胞を用いる）がある。

□造血幹細胞移植後に急性移植片対宿主病（GVHD）を疑う症状：**頻繁な水様便**、発熱、発疹など

【免疫抑制薬】

□免疫抑制薬：体内で過剰に起こっている免疫応答を抑制する。

□**移植手術時の拒絶反応**の予防・抑制に用いられる。

□免疫抑制作用をもつため、服用中は日和見感染症に注意が必要である。

【抗ヒト免疫不全ウイルス（HIV）療法】 HIV感染症 P.39

□抗ウイルス活性のある薬剤を**3〜4剤組み合わせて**投与する（抗レトロウイルス療法〈ART療法〉）。

□HIV感染症の病状を把握するための項目：**CD4陽性Tリンパ球数**など

【減感作療法】

□スギ花粉症などのアレルギー性疾患の治療に用いられる。

□原因となるアレルゲン（抗原）を少量・頻回・**長期**にわたって**注射・舌下与薬**することで、抗原に対する新たな免疫をつくり、アレルギーの発生を予防する。

□アレルゲン（抗原）を投与するため、アナフィラキシーショックに対応できる環境下で行う。

次ねらわれる項目 ▶ 免疫療法薬

●免疫療法薬は免疫にはたらきかける治療薬のことで、がん治療や造血器疾患治療などに使われるものがある。

●分子標的薬の1つである**免疫チェックポイント阻害薬**は、がん細胞がT細胞表面のタンパク質と結合して免疫反応を抑制しようとする動きを阻害する。

●**インターフェロン**はサイトカインの1種で、免疫増強薬に区分される。細胞増殖を抑え、免疫系の細胞を活性化させるため、主にがん治療に用いられる。

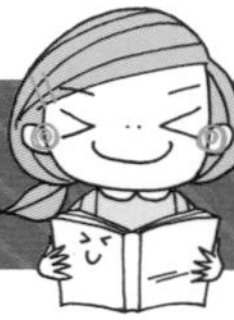

脳・神経系のしくみとはたらき

ここだけ覚える！

【情報伝達】

□細胞の電位：神経細胞の細胞体が電気的に興奮して活動電位が生じる。細胞全体が一時的に細胞外よりプラスになる。

□**脱分極が閾値《いきち》以上に達する**と活動電位が発生する。

□脱分極期には細胞膜の**ナトリウム**透過性が高くなる。

□有髄線維では、活動電位が**跳躍伝導**する（そのため、無髄線維よりも**伝導速度が速い**）。

【神経細胞と神経組織】 神経伝達物質 P.168

★必 □**アセチルコリン**は運動神経の神経伝達物質である。

□**ドパミン**は神経伝達物質でカテコールアミンである。

【中枢神経系：脳の構造と機能】 呼吸 P.8

□間脳は**視床**と**視床下部**からなる。

★必 □国試に出た脳のはたらき：

大脳	●**言語**中枢（運動性言語中枢：**ブローカ野**、感覚性言語中枢：ウェルニッケ野）
視床下部	●**体温**調節 ●**摂食**・**飲水**行動の調節

脳幹（橋、延髄）	●**呼吸**中枢
小脳	●**姿勢**反射の調節 ●**随意**運動の制御
海馬	●**短期記憶**に関与する

必 □大脳のCT画像：

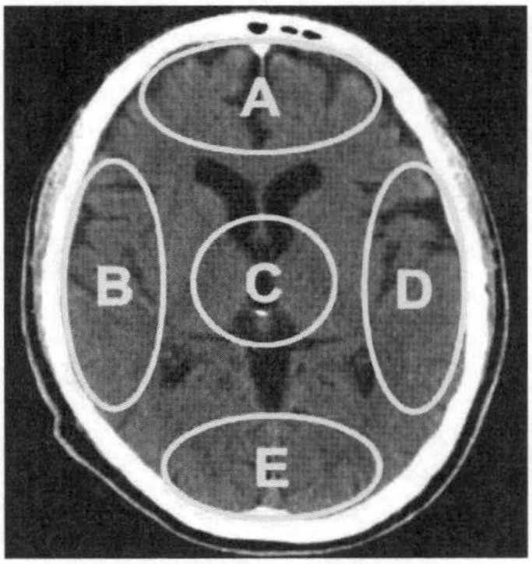

（第107回看護師国家試験午前問題72）

	部位	主なはたらき
A	前頭葉	**論理的思考**
B	右側頭葉	聴覚情報の処理、感覚の統合
C	視床、内包	大脳皮質の各部位と下位の中枢の連絡
D	左側頭葉	聴覚情報
E	**後頭葉**	**視覚**

□前頭葉が障害されると、**人格の変化**、**自発性の欠如**などが生じる。

【中枢神経系：脊髄の構造と機能】

□脊髄は**延髄**に連なり、**脊柱管内**にある。

□髄膜は**3**層（外側から**硬膜**、**クモ膜**、**軟膜**）で保護されている。

□脊髄は第**1・2腰椎**で終わる。

□伸張反射の構成要素：**筋紡錘**《きんぼうすい》（受容器）、感覚神経、**運動神経**

【脳脊髄液の循環】

□脳脊髄液は脳室の**脈絡叢**から分泌され、クモ膜顆粒から吸収される。

【末梢神経系の構造と機能】

★必 □脳神経のはたらきと障害されたときの症状：

		主なはたらき	障害されたときの主な症状
Ⅰ 嗅神経	(特)	嗅覚	嗅覚の消失
Ⅱ 視神経	(特)	視覚	**視力・視野**障害
Ⅲ **動眼神経**	(運)(副)	眼球運動（上転、内転、下転）、上眼瞼の挙上、瞳孔の運動	複視、瞳孔散大
Ⅳ 滑車神経	(運)	眼球運動（内転、下転）	
Ⅴ 三叉《さんさ》神経	(感)(運)	**顔面の感覚**、**咀嚼運動**	顔面の感覚障害、咀嚼筋（**咬筋**、側頭筋など）の運動障害
Ⅵ 外転神経	(運)	眼球運動（外転）	複視
Ⅶ 顔面神経	(感)(運)(副)	**顔面表情筋の運動（閉眼）**	顔面麻痺
Ⅷ 内耳神経	(特)	聴覚、平衡覚	聴力障害、平衡障害
Ⅸ 舌咽神経	(感)(運)(副)	舌の後半の感覚、咽頭の運動と感覚、唾液の分泌	構音障害、嚥下障害
Ⅹ **迷走神経**	(感)(運)(副)	**嚥下**、**声帯**、心臓・肺・消化器などの支配	呼吸困難、嗄声
Ⅺ 副神経	(運)	胸鎖乳突筋、僧帽筋の支配	胸鎖乳突筋、僧帽筋の筋力低下
Ⅻ 舌下神経	(運)	**舌の運動**	**舌の偏位**

(特)：特殊感覚性　(運)：体性運動性　(感)：体性感覚性　(副)：副交感性

□**反回神経**：迷走神経の枝であり、**声帯**の運動に関与している。

□眼に関する反射：

●瞬目反射（反射的に眼瞼が閉じる）：求心路－**三叉神経**、遠心路－顔面神経

●正常な対光反射

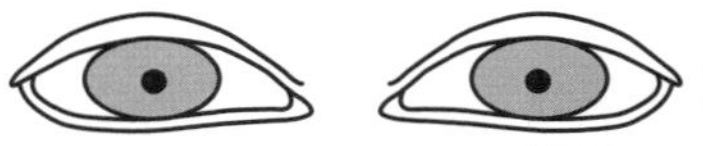

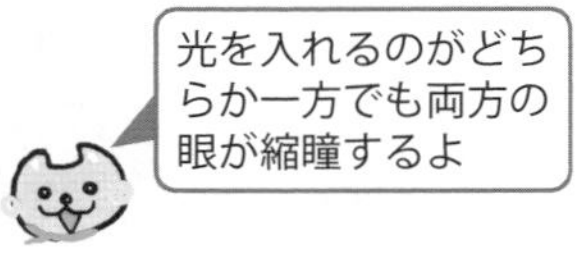

★□国試に出た末梢神経の運動と障害：

末梢神経	運動	障害
正中神経	母指〜中指屈曲、前腕回内	**猿手**
尺骨神経	指の開閉、手根掌屈	鷲手
橈骨神経	肘関節の伸展、手根背屈	下垂手
坐骨神経	膝関節の屈曲	しびれ、痛み
腓骨神経	**足の背屈**	**下垂足**

★必□交感神経と副交感神経の作用：

	交感神経（活動的）	副交感神経（休息的）
	ノルアドレナリン放出	**アセチルコリン**放出
瞳孔	散大	**縮小**
気管平滑筋	**弛緩**（拡張）	収縮
心拍数	増加	**減少**
消化管消化腺	抑制	**亢進**
消化管運動	抑制	亢進
排尿筋	弛緩（排尿抑制）	**収縮**（排尿促進）
汗腺*	発汗作用	—
末梢血管*	**収縮**	—

＊汗腺・血管は交感神経の単独支配

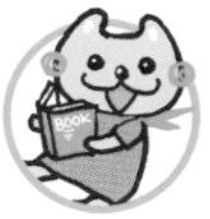

次ねらわれる項目 ▶ 錐体路と錐体外路

- 錐体路と錐体外路は大脳皮質からの運動の指令を実行するための伝導路である。
- 錐体路は前頭葉の**運動野の神経細胞**から始まり、**内包**を経由して延髄に下行する。**延髄**下部で大部分が交叉する（**錐体交叉**）。
- 交叉により、たとえば右側の運動野の病変で左側の身体に麻痺が生じる。
- 錐体外路は錐体路のはたらきを制御する役割をもつ。大脳基底核が中心的な役割をもつ。

錐体路

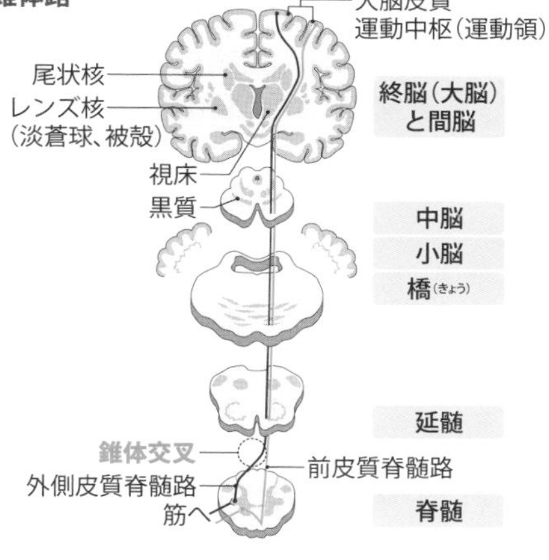

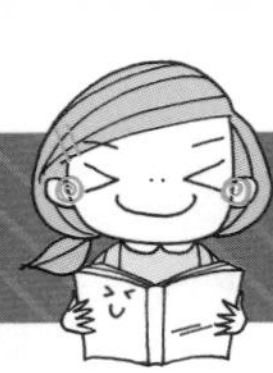

脳・神経機能の障害

ここだけ覚える！

【脳血管障害】

必 □脳血管疾患でみられる症状：**嘔吐**、発熱など

□**慢性硬膜下血腫**は軽度の頭部外傷後、1か月程度で徐々に硬膜下に血腫が貯留・拡大して症状が出現する。

□急性硬膜外血腫の画像：

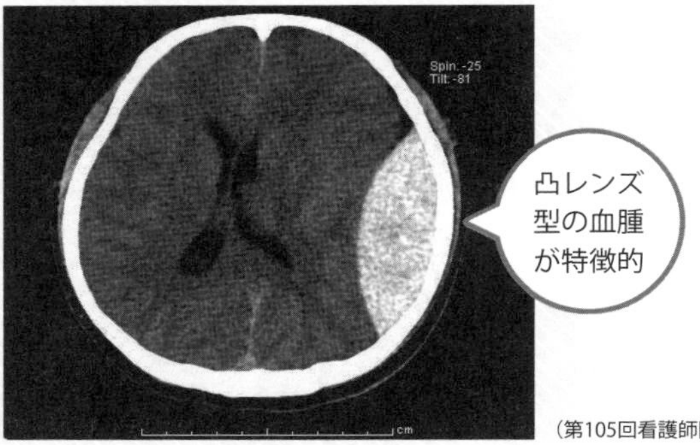

（第105回看護師国家試験午前問題68）

【脳内出血】

□高血圧性脳出血で頻度の高い出血部位：**被殻《ひかく》**

【クモ膜下出血】

□最も多い原因：脳動脈瘤破裂。その他に**もやもや病**（進行性の血管閉塞症）や、脳動静脈奇形がある。

□**突然の激しい頭痛**が特徴的である。

□ケルニッヒ徴候や項部硬直は出血直後ではなく、**数時間後**に出現する。

□**再出血**すると重篤となることが多い。病室を**薄暗く**して予防する。

□手術：**動脈瘤頸部クリッピング術**など

【脳梗塞】

□脳梗塞の種類：アテローム血栓性脳梗塞、心原性脳梗塞、ラクナ梗塞

□アテローム血栓性脳梗塞では、前駆症状として**TIA**（**一過性脳虚血発作**）を繰り返すことがある。

□**心房細動**などにより特に**左心房**で血栓が存在することによって脳塞栓症を引き起こしやすい。

□脳梗塞を発症後、早期に検出できるのは**MRI**である。CTでは12～24時間後に明確な画像となる。

【頭蓋内圧亢進症】

□頭蓋内圧亢進を助長するもの：**便秘**、尿閉、低酸素血症

□頭蓋内圧亢進の代償期のバイタルサインの特徴：**脈圧の増大**

□呼吸は、呼吸と無呼吸との周期が**規則**的である。

【脳ヘルニア】

□症状：**チェーン・ストークス呼吸➡延髄**が障害されるため。

【パーキンソン病】

□**錐体外路系**に障害が生じる。

□黒質の神経細胞が**変性・脱落**し、線条体の**ドパミン**が減少する。

★□症状：**筋固縮**、**緩慢**な動作、**腕を振らずに歩く**、安静時の**振戦**

□症状は**非対称性**である。

□すくみ足を軽減させる練習をするときは、**メトロノーム**を使うとよい。

□レボドパを長期服用すると、薬効が突然切れる**ウェアリングオフ現象**が現れる。

【筋萎縮性側索硬化症（ALS）】

□症状：上位・下位運動ニューロンの障害。嚥下した液体が**鼻孔へ逆流**する。

□知的能力は**低下しない**。

【多発性硬化症】

□**脱髄病変**が多発する。

□**MRI**は病変の検出に有用である（中枢神経の白質に脱髄巣が描出される）。

□**増悪と寛解**が反復する。

□髄液中のIgGが**増加**する。

□**球後視神経炎**によって視力低下が生じる。

□薬物療法：**副腎皮質ステロイド療法**（ステロイドパルス療法）

【脳炎】

□確定診断のため**脳脊髄**液検査を行う。

【髄膜炎】

★□身体所見：**ケルニッヒ徴候**、**項部硬直**、**嘔吐**、**羞明**

【脊髄損傷】

□腰髄レベルの脊髄損傷による排便障害：**外肛門括約筋**を収縮できない

□短下肢装具と一本杖とで歩行が可能となる脊髄損傷の機能残存レベル：**第4腰髄節**（L4）

脳・神経機能障害の検査・治療

ここだけ覚える！

【脳室ドレナージ術】

□ドレーンの**排液量**を観察する。
□体位変換時はドレーンチューブを**クランプ**する。
□ドレナージの設定圧は、外耳孔をゼロ点（基準）として設定する。
□頭の高さ、ベッドの高さが変わったら、外耳孔からの高さを再確認する。
□**上体挙上**（**30**度程度）とし、**起き上がらない**ように説明する。

【脳室-腹腔（V-P）シャント術】

□正常圧水頭症などで脳室にたまった髄液を排出させる。
□シャントからの感染に注意が必要である。

次ねらわれる項目 ▶ 高次脳機能障害

●高次脳機能障害は、脳の器質的病変の原因となる事故による受傷や疾病により、記憶・注意・遂行機能・社会的行動障害などの認知障害が生じ、日常生活に制約が生じる状態である。
●高次脳機能障害では失語が生じることが多い。

失語の種類と特徴、かかわり方

種類	特徴	コミュニケーションのポイント
ブローカ失語 （運動性失語）	●**他人の言葉**は理解できる ●**なめらかに**話せない ●**書字**を誤る	●**「はい」「いいえ」で答えられる**質問（closed question）をする
ウェルニッケ失語 （感覚性失語）	●言葉の理解障害が強い ●なめらかに話すが、**錯語**（**言葉の間違い**）がある ●**復唱**、**音読**が障害される	●**短文**で話しかける ●**身振り**を加えて話す

感覚器系のしくみとはたらき

ここだけ覚える！

【体性感覚】

必 □体性感覚（**触覚**、痛覚、温度感覚など）、特殊感覚（視覚、聴覚、平衡覚、味覚、嗅覚）、内臓感覚がある。

必 □表在感覚の受容器が存在する部位：**皮膚**

□**痛覚**は順応しにくい。

【視覚】

□**輻輳**《ふくそう》反射は近い物を見るときに両眼が内側へ向き、瞳孔が縮小する。

★ □眼の構造：

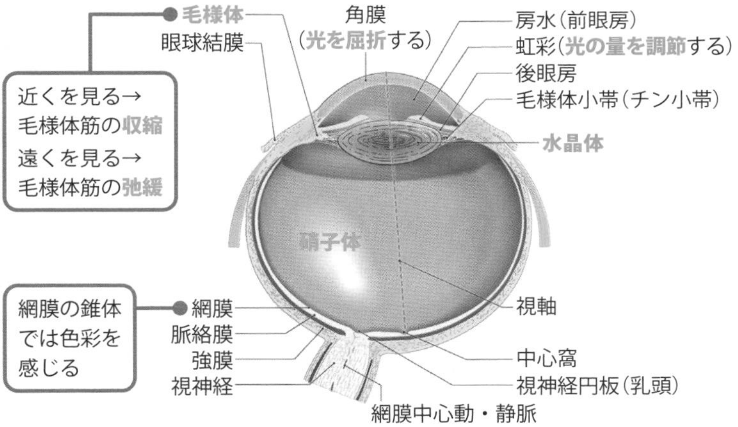

【聴覚・平衡覚】

□耳小骨（ツチ骨、キヌタ骨、アブミ骨）は**中耳**にあり、鼓膜が感知した音を内耳の**内リンパ・外リンパ**に伝える。

□内耳は蝸牛、前庭、半規管からなる。**蝸牛管**には音を感知するラセン器（コルチ器）がある。

□平衡覚は内耳の**内リンパ・外リンパ**が司る。

【味覚】

□基本味は**5**つある（塩味、酸味、甘味、苦味、うま味）。

【嗅覚】

□嗅覚の一次中枢：**嗅球**

感覚器系の障害

ここだけ覚える！

【視覚障害】

★必□主な視覚障害の特徴：

	原因	症状	診断・治療など
白内障	**水晶体**の混濁（代謝変化）	**霧視**《むし》、**羞明**《しゅうめい》(**明るい場所ではまぶしくてよく見えない**)	●水晶体摘出後は視野異常の観察を行う ●手術直後は医師の許可があるまで**頭を振る**動作はしない
緑内障	**眼圧**が上昇し、**視神経**が萎縮	●**視野欠損**（暗点が広がっていく） ●**自覚症状がないまま**進行しやすい ●病状は**不可逆性**である	●**アトロピン**は禁忌 ●眼瞼のマッサージは**行わない** ●経過観察中は自宅で視野の確認を行う ●術後の看護：**眼痛**の有無の確認、**眼圧降下薬**の服薬、**失明**に対する不安の緩和
網膜剥離	●神経網膜と網膜色素上皮層との間が剥離 ●**50～60**歳代に多い	●前駆症状：**光視症** ●**視野欠損**（**「眼の中にカーテンが引かれた感じ」**） ●全剥離すると**失明**する	●確定診断に**眼底検査**を行う ●治療：レーザー光凝固、**硝子体**手術など ●硝子体手術後などは**腹臥位**とする

□**アメーバ性角膜炎**：コンタクトレンズの不適切な使用に関連して起こる。

□流行性角結膜炎の原因：**アデノウイルス**

【メニエール病】

□**低音**が聞こえにくくなったり（**感音性**難聴）、**回転性**のめまいが生じ、変動する耳鳴、耳閉感などをくり返す。

□患者指導のポイント：**静かな環境**を保持する、発作時は部屋を**暗く**する、めまいがするときは**閉眼**する、嘔吐を伴うときは**側臥位**安静とする。

【慢性副鼻腔炎】

□**3か月**以上症状（**粘液膿性鼻漏**、**鼻茸**《はなたけ》など）が持続するものを指す。

□副鼻腔の奥は眼窩と接しているため、**眼窩内感染**を起こす危険性がある。

□手術後の合併症：**複視**、視力の低下、視野の異常、眼窩内感染など

□手術後の指導：咽頭にたまる分泌物は**吐き出す**、当日の入浴は**禁止**、臥床時は枕などで頭部を**高く**保つ

【嗅覚・味覚障害】

□中枢性嗅覚障害の原因：**頭部外傷後遺症**、**アルツハイマー型認知症**など

□味覚障害の原因：**亜鉛**欠乏など

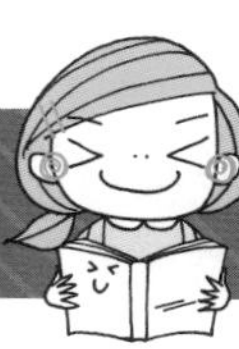

感覚機能障害の検査・治療

ここだけ覚える！

【感覚機能障害の検査】

□国試に出た検査で用いる器具：

音叉	打腱器	眼底鏡	圧痛覚計（ルーレット）
ウェーバー試験 ●聴覚に関するアセスメント ※振動覚のアセスメントにも使用 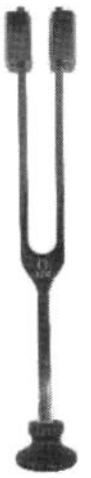	**膝蓋腱反射試験** ●麻痺のアセスメント 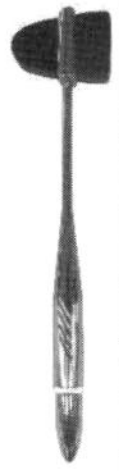	**眼底検査** ●眼底の観察（緑内障など） 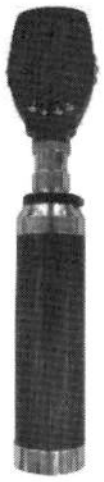	**痛覚試験** ●圧覚・痛覚のアセスメント ※近年は爪楊枝を使うこともある 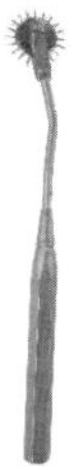

【眼底検査】

□眼底検査が必要な疾患：**糖尿病**、**高血圧症**など

□検査前にアトロピン（散瞳薬）を使用する際は、**緑内障**の既往の有無を確認する➡アトロピンに眼圧上昇作用があるため。

□散瞳薬によって**羞明**が強くなることを説明する。羞明は**5時間**程度続く。

□検査室への移動は介助が必要となるが、患者が目を閉じる必要は**ない**。

【純音聴力検査】

必 □**オージオメータ**を用いる。

□**各周波数**を用いて**被検者の応答**によって測定できる。

□気導聴力は**外耳から内耳**の経路を検査する。

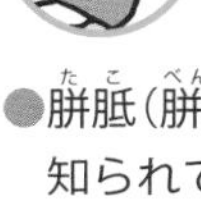

次ねらわれる項目 ▶ 鶏眼〈うおのめ〉、胼胝〈たこ〉

●胼胝《たこ》（胼胝腫《べんちしゅ》）は限局性の角質増殖で足に好発する。ペンだこや座りだこがよく知られている。鶏眼《けいがん》は肥厚した角質の中心部が真皮に侵入し、鶏の眼のように見える。下に骨がある部位に好発し、**圧痛**を伴う。

●どちらも摩擦や圧迫といった機械的刺激の多い部位にできる。治療には機械的刺激の軽減、角質溶解薬の外用、レーザー療法などがある。

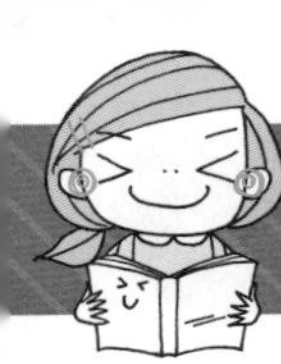

運動器系のしくみとはたらき

ここだけ覚える!

【骨格の構造と機能】

□骨は**リン**の貯蔵場所であり、血清**カルシウム**値の調節にかかわる。

□成人で骨髄が脂肪組織（黄色骨髄）になっているところ：**大腿骨の骨幹**

□成人の骨格で線維軟骨結合のあるところ：**寛骨**（の恥骨結合）、椎間板

【関節の構造と種類】

□関節軟骨を構成する成分では**コラーゲン**が多い。

□主な関節の種類：

車軸関節	**正中環軸**関節、**上・下橈尺**関節
蝶番関節	腕尺関節、指節間関節
楕円関節	橈骨手根関節
球関節	**肩関節**、股関節

【筋収縮の機構】

★□アクチンがミオシン上を滑走して筋収縮が起こる（長さは**変化しない**）。

★□筋収縮のエネルギー源は**ATP**と**カルシウム**である（**筋小胞体**からカルシウムイオンが放出される）。**筋収縮時**にグリコーゲンが使用される。

【全身の筋の種類】

★必□主な筋組織：

平滑筋	横紋なし	**不随意筋**	例：**瞳孔散大筋**、瞳孔括約筋
心筋	横紋あり（横紋筋）		—
骨格筋		随意筋	例：横隔膜

□括約筋には骨格筋と平滑筋がある（括約筋と反対のはたらきをするものは散大筋という）。括約筋には、**胃幽門括約筋**などがある。

□心筋は再生能力がほとんど**ない**。

□上腕を外転させる筋肉：**三角筋**、棘上筋

必□肘関節を伸展させる筋肉：**上腕三頭筋**

□つま先を引きずって歩行している場合、**前脛骨筋**が障害されている。

□国試に出た筋と神経の支配域：

僧帽筋	**副**神経
上腕三頭筋	**橈骨**神経
横隔膜	**横隔**神経
腓腹筋《ひふくきん》（下腿三頭筋）	**脛骨**神経

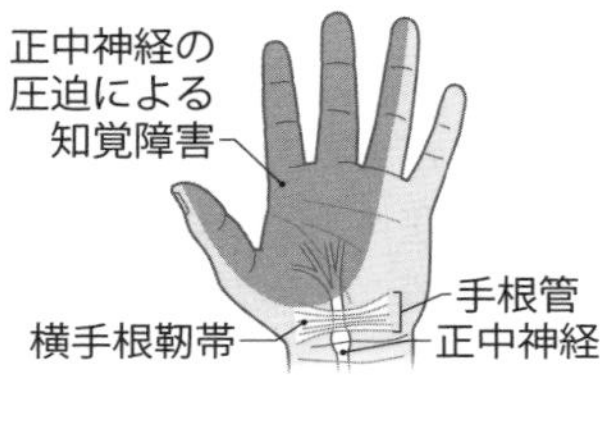

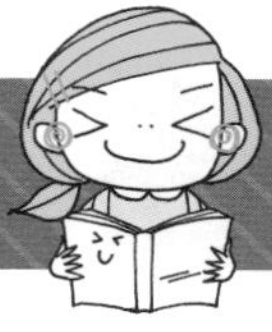

運動機能の障害

ここだけ覚える！

【骨折】

□骨折部の腫脹は受傷**2〜3日**後が最も強い。

□胸壁動揺（フレイルチェスト）は、**2**か所以上の**肋骨**骨折で生じ、生命の危機となる。

□小児の骨折の特徴：皮質骨の連続性を保ったままでの**不全**骨折を起こしやすい（若木骨折）。

□骨盤骨折では、血管損傷や膀胱損傷により**骨盤内出血**がみられることがある。

【変形性関節症】

□変形性膝関節症は**高齢**の**肥満女性**に起こりやすい。すり減った関節は元に戻ることはなく、多くが長い年月をかけて**悪化**する。

【腰部脊柱管狭窄症】

□**40〜50**歳代の**男性**に好発する。

□好発部位：**L4〜5、L3〜4**

【腰椎椎間板ヘルニア】

□**20〜40**歳代の**男性**に好発する。

□好発部位：**L4〜5、L5〜S1、L3〜4**

□L2〜4が障害されている場合、**膝蓋腱反射**が減弱する（脊髄損傷などでも共通）。

□急性期には**硬膜外ブロック**を行う。

□**前かがみの姿勢**は避ける➡症状悪化の防止のため。

【デュシェンヌ型筋ジストロフィー】 遺伝子異常 P.3

□腓腹部に**仮性肥大**を認める。

□**小**児・**男**児に多く、**伴性潜性（劣性）遺伝**する。進行が**速い**。

【重症筋無力症】

□**神経筋接合部**の障害によって生じる**自己免疫疾患**である。

★□症状：**眼瞼下垂**、複視

★□手術療法：**胸腺**摘出（**胸腺腫**を合併している場合）

□**抗コリンエステラーゼ**薬（コリンエステラーゼ阻害薬）を投与する。投与量が過量になると**クリーゼ**を起こす。

運動機能障害の検査・治療

ここだけ覚える！

【脊髄造影】

□造影剤を**クモ膜下腔**に注入することで、脊髄などの変形・狭窄をみる。
□検査前は**禁食**とする。
□検査中の**けいれん発作**に注意する。
□検査後は**頭部挙上**にして安静を保つ。

【ギプス固定】

□ギプス固定によって**圧迫創**や**知覚異常**が生じやすい。
★□上腕骨顆上骨折のギプス固定では、**フォルクマン拘縮**が生じやすい。
㊙□下腿骨骨折のギプス固定では、**腓骨神経麻痺**（下垂足など）が生じやすい。

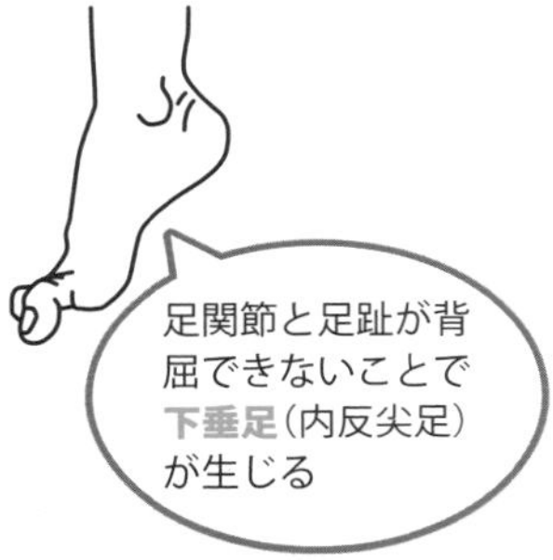

【大腿骨骨折に対する人工関節置換術】

★□術後は、臥床時は患肢を**外転中間位に保持**する➡**脱臼**予防のため。
★□術後の腓骨神経麻痺予防のため、**患側下肢の母趾と第2趾間のしびれの有無**を観察する。

【牽引法】

□主な牽引の種類：

直達牽引	キルシュナー鋼線牽引、**クラッチフィールド**牽引
介達牽引	スピードトラック牽引、**グリソン**牽引

□下肢の介達牽引で足背のしびれがあれば**腓骨神経麻痺**を疑う。正しい肢位か（外旋位は避ける）、運動障害や循環障害はないかなどを観察する。

【下腿切断】

□切断肢の拘縮予防のために、**切断肢の膝関節を伸展**させる。
□弾性包帯は**断端部の形が整う**ように巻く。
□切断した四肢が存在しているかのように痛みなどを感じる幻肢痛は、**義肢を装着して訓練していくうちに**消失する。

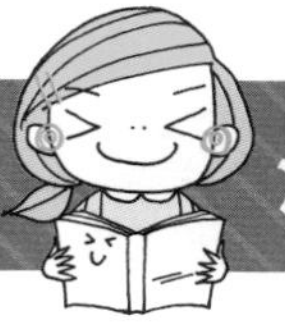

泌尿器系のしくみとはたらき

ここだけ覚える！

【腎臓の構造】 エリスロポエチン P.30　レニン P.30　後腹膜臓器 P.21

★□脊柱の両側に位置する**後腹膜臓器**で、右腎のほうが左腎よりやや**低い**位置にある。

□腎静脈は**下大静脈**に合流する。腎動脈は**腹大動脈**から分かれる。

【レニン-アンジオテンシン-アルドステロン系】 副腎皮質ホルモン P.29

★□**レニン**がアンジオテンシノーゲンに作用してアンジオテンシンⅠになり、アンジオテンシンⅠはアンジオテンシン変換酵素（ACE）によってアンジオテンシンⅡになり、**血管を収縮**し、**血圧が上昇**する。

★□アンジオテンシンⅡは**アルドステロン**の分泌を促進し、それが**集合管**に作用してナトリウムの再吸収によって循環血液量が増加し、**血圧が上昇**する。

【再吸収と分泌】

□正常な糸球体は血球成分やタンパク質を回収するが、水や電解質、**ミオグロビン**などの分子量の小さい物質は濾《ろ》過《か》される。

★□近位尿細管での主な再吸収と分泌：

再吸収	分泌
●80%→**水**、**Na^+**、K^+、Ca^{2+}、HCO_3^-、HPO_4^{2-} ●100%→**グルコース**、アミノ酸、ビタミン	尿酸、アンモニア、パラアミノ馬尿酸、H^+

【膀胱の構造と機能】

□直腸の**前**方に位置し、上面と後面が**腹膜**で覆われている。

□筋層は**3層構造**（内斜筋、中輪状筋、外縦走筋）である。

㊙□成人の膀胱の平均容量：**500**mL

□粘膜は**移行上皮**である。

【蓄尿と排尿】

□尿は、**腎盂**と**尿管**を蠕動運動によって移動し、膀胱まで運ばれる。

□膀胱に尿がたまることで**膀胱壁が伸展**して尿意を感じる。

□蓄尿：膀胱壁の膀胱平滑筋（排尿筋）は**弛緩**、内・外尿道括約筋は収縮

□排尿：膀胱壁の膀胱平滑筋（排尿筋）は**収縮**、内・外尿道括約筋は弛緩

排泄機能の障害

ここだけ覚える！

【慢性腎臓病（CKD）】

□**慢性に経過するすべての腎臓病**を含む。

□慢性腎臓病の診断基準：❶腎臓の障害（タンパク尿など）もしくは❷**糸球体濾過量**（**GFR**）60mL/分/1.73m^2未満の腎機能の低下が**3か月**以上持続する

□病期の進行とともに**心血管疾患**のリスクも高くなる。

□リンの代謝障害によって骨痛を生じる。

【慢性腎不全】

★□症状：**低カルシウム血症**、**代謝性アシドーシス**、**出血傾向**、高血圧、高リン血症、高カリウム血症

★□血液透析の導入時の判断指標：**糸球体濾過量**（**GFR**）

□新たに透析導入となった患者の原疾患で最も多いもの：**糖尿病腎症**

□食事療法：**低タンパク**食、水分・**ナトリウム**・カリウム・リンの制限

【急性腎盂腎炎】

□**肋骨脊柱角の叩打痛**が特徴である。発熱する。**片側性**が多い。

□原因菌は**グラム陰性桿菌**が多い。

【過活動膀胱】

□**尿意切迫感**が必須の症候群で**夜間頻尿**や**切迫性尿失禁**などがみられる。

□便秘や水分の過剰摂取を避け、膀胱に尿をためる訓練をする。

【水腎症】

□**前立腺癌**、**神経因性膀胱**、**膀胱尿管逆流**など物理的な尿の停滞によって起こる。

次ねらわれる項目 ▶ 急性腎障害（AKI）

●種々の原因による障害によって機能的または構造的な変化が腎臓に起こり、数時間～数日以内に腎機能障害をきたしたものをいう。

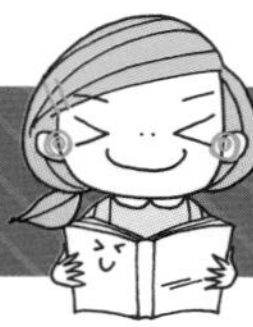

排泄機能障害の検査・治療

ここだけ覚える!

【血液検査】

必 □腎機能を示す血液検査：**クレアチニン**、**血清尿素窒素**(BUN)

【経皮的腎生検】

□経皮的腎生検後の看護：**血尿の有無の確認**

□患者への説明：**検査後はベッド上安静**とする。**検査後2週間は重い物を運ぶ仕事は控える**。

【膀胱鏡検査】

□実施時の体位：**砕石《さいせき》**位

□**外来**でも実施でき、前日の**食事制限**はない。

□**局所**麻酔で行う。

□**無菌操作**で行う。

★□検査後は**十分な水分摂取**を促す。

【経尿道的前立腺切除術】

□術後の指導ポイント：**水分摂取**を促す、排便時に**強くいきまない**ようにする、退院直後は激しい運動は避けるが**安静臥床**の必要はないなど

【透析療法】

★□血液透析と腹膜透析の特徴：

血液透析	●週**2～3**回(1回**3～4**時間)行う ●導入期は**不均衡症候群**に注意する ●合併症：筋肉の**けいれん**、**透析骨症**、透析アミロイド症、貧血など
腹膜透析 (CAPD)	●**腹腔内に透析液を流し込む**ため、シャント造設が**必要ない**(カテーテル留置術は必要) ●血液透析よりも食事制限は**少ない**(特に**カリウム**の制限) ●1日3～4回、**毎日**行う ●入浴は**可能**である ●心血管系への負担が血液透析より**少ない** ●合併症に**腹膜炎**がある

【血液透析の看護】

□**シャント肢**で採血や血圧測定は行ってはならない。

★□食事制限：**低**カリウム（カリウムの多い**生野菜**や**果物**は避ける）、**低**リン（**乳製品**は避ける）、高エネルギー、低ナトリウム（**炭水化物**の制限はない）

★□**厳格な飲水制限**が必要である。

□透析実施中は**床上安静**とする（悪心を感じたら**気道確保**の体勢とする）。

【尿管結石症の治療】

□内服治療、**体外衝撃波砕石術（ESWL）**、経尿道的尿管砕石術（TUL）などがある。

□尿管結石症は激しい痛みを伴うため、**非ステロイド性抗炎症薬（NSAIDs）**等で適宜鎮痛を行う。

□退院時に結石が残存している場合は、1日**2**L以上の水分摂取を指導する。

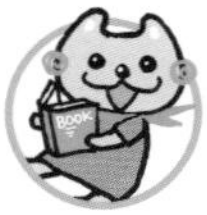

次ねらわれる項目 ▶ 尿流動態検査

● 膀胱や尿道などの下部尿路の排尿機能を知ることができる検査である。

● 尿流動態検査は、主に尿失禁のタイプ（P.103参照）を診断するのに有用である。

● 経尿道的な検査を行った場合は、尿路感染の予防のため、飲水量を多くするなどの指導を行う。

主な尿流動態検査

膀胱内圧測定	経尿道的に膀胱内にカテーテルを挿入し、膀胱内へ滅菌水または二酸化炭素を注入し、膀胱を充満させながら膀胱内圧測定を行うもので、**蓄尿機能を評価**することができる。膀胱容量や蓄尿期の膀胱不随意収縮（排尿筋過活動）について他覚的に評価できる
尿流測定	尿流測定は、患者が排尿すると、尿流計が一定時間あたりの排尿量を記録し（尿流曲線）、**排尿機能を評価**することができる。尿失禁の診断における有用性は低いが、尿排出障害を引き起こす前立腺肥大症や排尿筋低活動を示す神経因性膀胱のスクリーニングに有用である
尿道内圧測定	尿道内圧測定は、**安静時の尿道括約筋緊張**を評価する検査であり、腹圧性尿失禁における括約筋緊張の評価に用いられる

生殖器系のしくみとはたらき

ここだけ覚える!

【性周期】 性腺ホルモン P.30　妊娠の経過 P.154

★□下垂体ホルモンと基礎体温の変化：

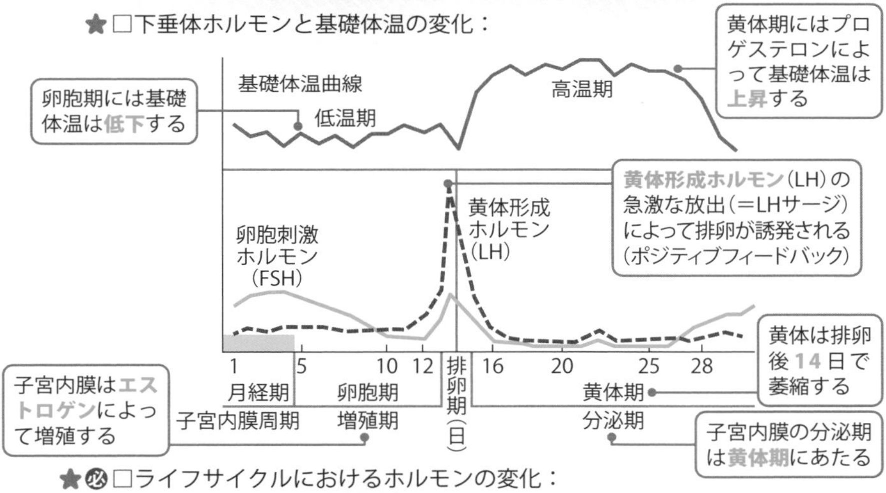

★必□ライフサイクルにおけるホルモンの変化：

閉経に近づくと⬆ 第二次性徴の発現が近づくと⬆	黄体形成ホルモン（LH）、 卵胞刺激ホルモン（FSH）
閉経後に急激に⬇	エストロゲン（卵胞ホルモン）、 プロゲステロン（黄体ホルモン）

【男性の生殖器系の構造と機能】

□前立腺は直腸の前面に位置する。

□精子は精細管でつくられる。

【女性の生殖器系の構造】

□骨盤腔内器官の腹側から背側への配列：尿道－膣－肛門管

【受精】

□受精は精子と卵子の融合である。

□卵子は成熟細胞から排出される。

□排卵後の卵子は卵管采によって卵管に取り込まれる。

□受精卵が2細胞期になるのは、卵管内である。

□受精は卵管膨大部で起こることが多い。

★□卵子の受精能：排卵後約24時間

□精子の受精能：射精後約72時間

□精子の頸管粘液貫通性はエストロゲンの作用によって促進される。

妊娠の成立

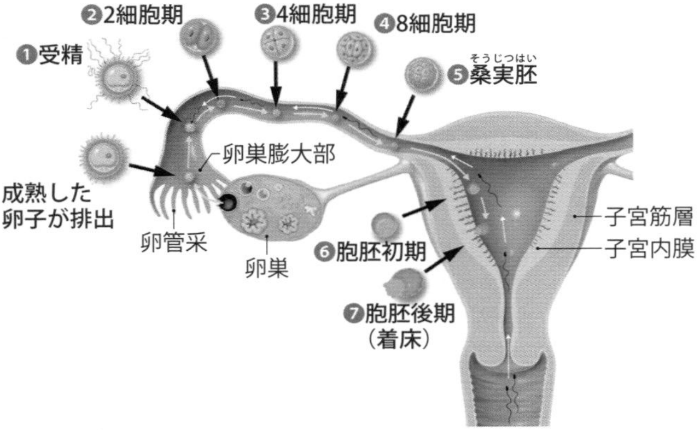

【着床】

★必□受精から着床開始までの期間：6〜7日

必□受精卵の正常な着床部位：子宮体部

□プロゲステロンは着床の時期に血中濃度が高くなる。

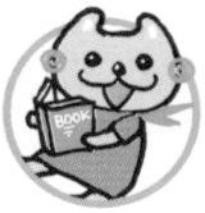

次ねらわれる項目 ▶ 乳房のしくみ

●モントゴメリー腺やクーパー靭帯を視覚的に理解しておこう。モントゴメリー腺は皮脂腺であり、妊娠中には目立つようになる。

正面図

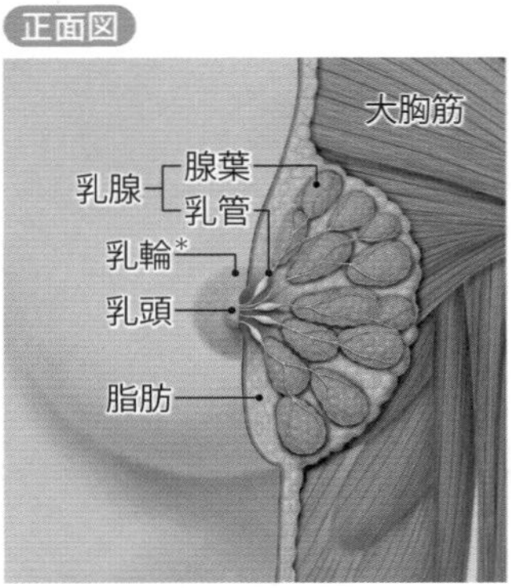

断面図

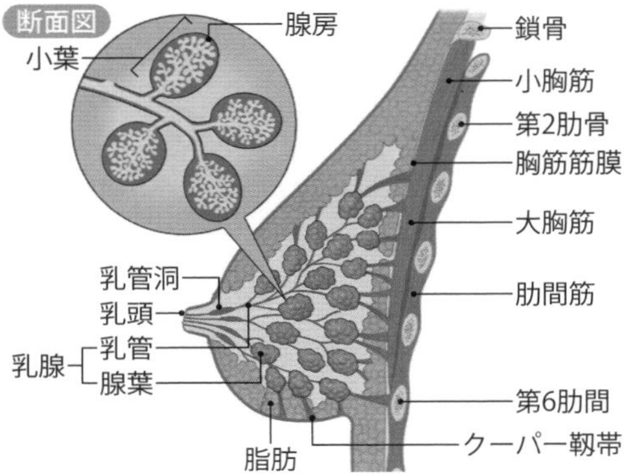

＊モントゴメリー腺は乳輪に存在する。

生殖機能の障害・検査・治療

ここだけ覚える！

【前立腺肥大】

□尿失禁のタイプは**溢流性《いつりゅうせい》尿失禁**である。
□抗コリン薬の投与は**禁忌**である。
□進行すると**水腎症**となる。
□外科治療は**経尿道的前立腺切除術**を行う。
□術後の排尿障害に関する看護のポイント：
- 一定時間ごとの**排尿**を勧める。
- **肛門括約筋収縮**の練習を指導する。
- 排尿時に**腹圧をかけるよう**指導する。

次ねらわれる項目 ▶ 性ホルモン欠落症状

- 卵巣癌などで卵巣を切除したり、放射線治療によって卵巣機能が低下することで生じる女性ホルモンの減少によって起こるのが、性ホルモン欠落症状（卵巣欠落症状）である。
- 症状は更年期症状と似ている。発汗、ほてり、食欲低下、動悸、骨粗鬆症、脂質異常症などが生じる。
- 骨密度が低下しやすいため、カルシウムやビタミンDを摂取する。必要時はホルモン補充療法を行う。

次ねらわれる項目 ▶ ヒトパピローマウイルス（HPV）検査

- 子宮頸癌、腟癌、外陰癌などの原因となる恐れのある高リスク型HPV（現在は13種類）に子宮頸部が感染しているかどうかを調べる検査で、子宮頸部から得られた検体を調べる（低リスク型HPVはイボや尖圭コンジローマなどの疾患の原因となる）。わが国ではHPVワクチンとして2価、4価、9価のものが使われている。
- 前がん病変など子宮頸部から採取した細胞に異常な変化がないかを調べるのは**細胞診**（**細胞をこすり取る検査**）で、別のものである（併用して行うことはできる）。

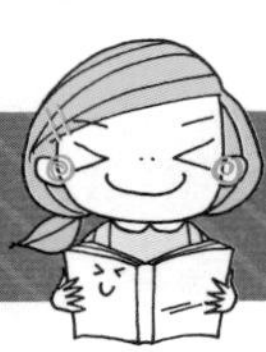

がん看護

ここだけ覚える！

【腫瘍】

㊙□良性腫瘍と悪性腫瘍の特徴：

	良性腫瘍	悪性腫瘍
細胞異型	軽度	高度
構造異型	軽度、成熟型	高度、未熟型
分化度	高い	低い
発育速度	遅い	速い
細胞分裂	少ない	多い
浸潤形式	膨張性	浸潤性
被膜	あり	なし
転移	ない	多い

【がんの病態・治療】

抗がん薬 P.73　がん対策基本法 P.230

★□主ながんのポイント：

	病態など	検査・治療・看護
肺癌 男性の死因1位＊	●発生要因：タバコ、年齢、大気汚染 ●組織型の多い順：❶腺癌（女性に多い、肺野に好発）、❷扁平上皮癌（喫煙との関連大）、❸小細胞癌（喫煙との関連大）、❹大細胞癌 ●反回神経に浸潤・圧迫することで嗄声が生じる ●肺尖部の癌が腕神経叢などを浸潤・圧迫すると上肢の疼痛、神経障害が出現する（パンコースト症候群）	●転移性脳腫瘍の原発巣で最も多い ●小細胞癌は肺門部が好発部位で、抗がん薬の感受性が高い
食道癌	●約90％が扁平上皮癌である ●好発部位：胸部中部食道 ●飲酒は危険因子である	●化学放射線療法が一般的である ●根治術後は呼吸機能低下によって息切れが生じやすい

＊悪性新生物〈腫瘍〉の主な部位別にみた死亡数（令和4年人口動態統計）による

	病態など	検査・治療・看護
胃癌	●腺癌が多い ●好発部位：幽門前庭部、胃角部、胃体部 ●早期胃癌：癌の深達度が粘膜下層までのもの ●早期胃癌では無症状が多いが、その後心窩部痛などを生じる ●ボールマン分類は進行胃癌の分類である ●リンパ節転移が多い ●血行性転移では肝転移が多い	●X線造影でニッシェ像がみられる ●早期発見には超音波内視鏡検査が有効である ●治療：腫瘍の切除 ●胃切除後の合併症にダンピング症候群がある。予防のために刺激物（空腹時のコーヒーなど）の摂取は避ける、1回の食事量を減らす、消化のよい食品を選ぶ
大腸癌 女性の死因1位*	●腺癌が多い ●肝転移を起こしやすい ●結腸癌：便秘と下痢とが交互に出現しやすい ●直腸癌：血便、粘血便が多い	低位前方切除術では排尿障害が生じる
肝細胞癌	●肝硬変を併発していることが多い ●初期は無症状が多い ●B型・C型ウイルスに起因するものが多い	●肝動脈塞栓術（TAE）の適応 ●早期発見による切除が重要な治療法
膵癌	●膵頭部癌の症状では黄疸が多い ●膵体尾部癌の症状で多いのは上腹部痛、背部痛である	治療：手術療法、化学療法
下垂体腫瘍	●プロラクチノーマが多い ●トルコ鞍の拡大を認める ●症状：両耳側半盲（両眼ともに耳側が見えない）	ハーディ手術（経蝶形骨洞下垂体腺腫摘出術）が一般的
白血病	**〈急性白血病〉** ●急性骨髄性白血病と急性リンパ性白血病がある ●急性骨髄性白血病では白血病裂孔がみられる。末梢血液中に成熟した白血球と未熟な芽球があるのに、中間の成熟状態の細胞がない現象のことである ●播種性血管内凝固症候群（DIC）を合併することがある **〈慢性骨髄性白血病〉** ●染色体検査でフィラデルフィア染色体がみられる ●急性転化を起こすことが多い	**〈急性白血病〉** ●「白血病細胞の絶滅」という概念に基づいて、根治を目標に行われる ●寛解導入療法→寛解後療法と繰り返し化学療法を行う **〈慢性骨髄性白血病〉** ●分子標的治療薬（イマチニブ）が第１選択 ●急性転化したら骨髄移植が行われる

＊悪性新生物〈腫瘍〉の主な部位別にみた死亡数（令和4年人口動態統計）による

	病態など	検査・治療・看護
悪性リンパ腫	●免疫系の細胞が腫瘍性増殖をきたし、リンパ節、脾臓、扁桃などが腫大する ●ホジキンリンパ腫と非ホジキンリンパ腫に分類され、日本では非ホジキンリンパ腫が多い ●ホジキンリンパ腫では、リード・ステルンベルグ細胞がみられる ●悪性リンパ腫はワルダイエル輪にも発生する	●治療：化学療法
乳癌	●腺癌が多い ●好発部位：乳房外側上1/4 ●腫瘤は無痛性が多い ●センチネルリンパ節生検で郭清する範囲を決める ●エストロゲン依存性と非依存性がある	●マンモグラフィ検査では、上下・左右の2方向から撮影する ●確定診断には細胞診、組織診を行う。細胞診・針生検は侵襲性がある ●薬物療法にはホルモン療法がある。ホルモン薬・抗がん薬の影響で卵巣機能低下による化学的閉経の可能性がある ●術後の患側上肢の浮腫軽減のため、就寝時には患側上肢を体幹より高くする
子宮頸癌	●ヒトパピローマウイルス感染が関与している ●約90%が扁平上皮癌である	治療法：手術療法、放射線療法、化学療法
子宮体癌	●40歳代から好発する ●早期発見率が低い ●リスク因子：肥満	手術療法が第1選択である
卵巣癌	●幅広い年齢で発症する ●初期の段階では無症状の場合が多い	悪性の場合、腫瘍や転移巣を広範に摘出する
前立腺癌	骨転移しやすい	●根治術では性機能障害が生じる ●内分泌療法が有効である（治療薬：抗アンドロゲン薬）

★必□胃癌の転移：

ウィルヒョウ転移	左鎖骨上窩リンパ節転移
クルッケンベルグ腫瘍	卵巣転移
シュニッツラー転移	ダグラス窩転移

★必□主な腫瘍マーカー：

扁平上皮癌	SSC抗原、CYFRA21
腺癌	CEA
肝細胞癌	PIVKA-2、AFP
前立腺癌	PSA

【化学療法】 抗がん薬 P.73　白血球減少症 P.36

□化学療法により、すべての**血球成分**が減少する。

□**日和見感染症**のリスクが高くなる。

□**感染予防**に努めるが、入浴に制限**はない**。

□口腔ケア時に**歯間ブラシ**を使うと歯茎を傷つけやすいため避ける。

【放射線療法】

□同じ総線量を照射する場合、**短期間**で行うほうが細胞の破壊力が強い。

□**Gy**（グレイ）は吸収線量を表す。

必 □放射線は**反射**、**散乱**する。

□主な副作用：

早期障害 （治療中または治療後数週で出現）	●**放射線宿酔《しゅくすい》（食欲不振）**、放射線肺臓炎 ●**皮膚炎**、**脱毛**
晩期障害 （治療終了後数か月から数年で出現）	組織の線維化、血行障害などによって全身の機能障害が生じる

★**【痛みの程度を表すスケール】**

種類	回答方法
フェイススケール（FRS/FPS）	顔の表情を表したイラストを用いる
NRS	0から10までの11段階の数値を用いる
VAS	長さ100mmの線上を指し示す
VRS	「痛くない」「少し痛む」「かなり痛い」などの3〜5段階の言葉を用いる

次ねらわれる項目 ▶ **がん悪液質**

●がん末期の病態として、がん悪液質による**体重減少**や**食欲不振**などの病態がある。悪液質とは基礎疾患に関連して生じる代謝異常を指し、脂肪組織の減少の有無にかかわらず筋肉量が減少する（食べることができても体重は減少する）。

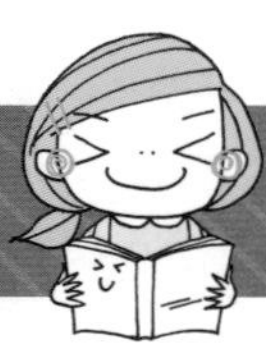

国試によく出る症状・徴候

ここだけ覚える！

【意識障害】 救命救急処置 P.116

必 □意識障害がある患者の救命救急処置では**気道確保**を優先する。

□意識障害の種類：**昏睡**、**せん妄**など

【低体温】

必 □低体温から回復するための生体の反応：**ふるえ**

【脱水】 水・電解質の異常 P.7

★ 必 □脱水の種類と特徴：

種類	口渇	尿量
高張性（水欠乏性）脱水（一次脱水）	**強度**	**著しく減少**
低張性（ナトリウム欠乏性）脱水	軽度	減少

※脱水の際に、見かけ上のヘモグロビン値、ヘマトクリット値の上昇が起こることに注意

【黄疸】

必 □**ビリルビン**の血中濃度が上昇すると生じる。

★ 必 □黄染を確認しやすい部位：**眼球結膜**

必 □症状：**瘙痒感**

【頭痛】

必 □**緑内障**では急性の頭痛を起こす可能性がある。

□頭痛の分類：❶一次性頭痛（病変を伴わない）、❷二次性頭痛（関連領域の病変を伴う）、❸その他の頭痛（頭部神経痛など）

【吐血、喀血】

必 □吐血と喀血の鑑別：

吐血	喀血
鮮血→黒褐色→**コーヒー残渣様**	鮮血・**泡沫状**
嘔吐とともに出る・吐物に含まれる	咳・痰とともに出る
腹部症状がある	呼吸器症状がある
消化管からの出血を口腔から嘔吐する	**気道**からの出血を咳嗽とともに口腔から排出する

【チアノーゼ】

★ 必 □**血中還元ヘモグロビン（脱酸素化ヘモグロビン）量の増加**によって出現する。

必 □チアノーゼの際の皮膚の色：**青**

必 □観察しやすい部位：**口唇**

【呼吸困難】 呼吸不全 P.10

★必□呼吸困難がある患者の安楽な体位：**起座位**、ファウラー位

□**ヒュー・ジョーンズ分類**は呼吸困難の程度を表す。

【胸痛】 虚血性心疾患 P.16

必□**急性心筋梗塞**では胸痛を訴える。

必□発作性の胸内苦悶を伴う胸痛では**狭心症**を疑う。

必□**狭心症**では左前胸部から頸部や左上肢にかけて放散痛が生じる。

□狭心症による胸痛の持続時間：**5**分以内

【不整脈】 救命救急処置 P.116 抗不整脈薬 P.74 AED P.116

必□**心室細動**は緊急性の高い不整脈である。

必□徐脈性の不整脈で起こりやすい症状：**失神**

□**心房細動**では血栓ができやすく脳塞栓症を生じやすい。

【腹痛】

★必□腹痛の鑑別：

空腹時の圧痛	**十二指腸潰瘍**
マックバーネー点の圧痛	**急性虫垂炎**
右季肋部の疝痛《せんつう》発作	**胆石症**

【嘔吐】

必□頻回の嘔吐では**脱水**が起こりやすい。

【下血】

必□下血がみられる疾患：**大腸癌**など

必□鮮紅色の下血がみられたときの出血部位：**直腸**

【浮腫】 水・電解質の異常 P.7

必□**低栄養**では浮腫が生じやすい。

□浮腫とその原因：

火傷による浮腫	血管壁透過性の**亢進**
乳癌術後の患側肢の浮腫	リンパ管の**閉塞**
心不全による浮腫	毛細血管内圧の**上昇**
腎機能障害による浮腫	血漿膠質浸透圧の**低下**

【感覚障害】

必□関節や神経叢の周辺に**限局**した感覚障害の原因：神経の**物理的圧迫**

【炎症】

□炎症の4徴候：**腫脹**、疼痛、**発赤**、発熱

必□炎症マーカーには、**C反応性蛋白質(CRP)**、白血球、血沈などがある。

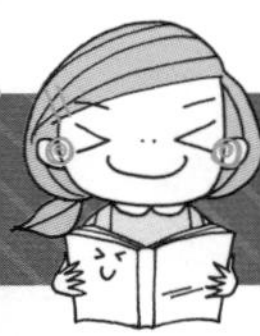

成人の健康や疾病の特徴

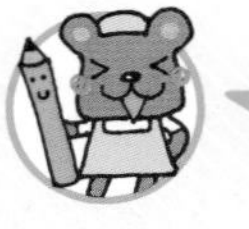

ここだけ覚える!

【成人の特徴】

□青年期の発達課題：**将来の方向性の選択**

★必□成人期において基礎代謝量が最も多い時期：**青年**期

【生活習慣病】 脂質異常症 P.33

必□生活習慣病：**歯周病**、**虚血性心疾患**、**糖尿病**（**2型**）、脳血管疾患など

必□生活習慣病の一次予防：**適切な食生活**

必□生活習慣病の三次予防：**社会復帰のためのリハビリテーション**

★必□生活習慣が原因で起こりやすい主な健康障害：

喫煙	**肺癌、慢性気管支炎、冠動脈疾患、COPD、肺気腫**
飲酒	**食道癌、大腿骨頭壊死、脳出血、肝硬変、慢性膵炎**
長時間労働	**心筋梗塞**
脂質の多い食事	**大腸癌、胆石症**

【運動】

必□運動習慣が身体機能に与える影響：基礎代謝量の**増加**、**免疫力**の向上など

【職業に関連する健康課題】

★必□主な職業性疾病：

じん肺	**炭坑従事者**に起こりやすい
白ろう病	**チェーンソーの使用**など**振動**が原因となる（**レイノー現象**が生じる）
潜函病《せんかんびょう》	潜函内での作業など高気圧環境にいたあと、急速に大気圧の場所に出たときに起こる
視力障害	VDT（visual display terminals）作業が原因となる
造血機能障害	電離放射線を扱う作業が原因となる

【喫煙】 肺癌 P.60 喫煙習慣者の割合 P.201

★必□ブリンクマン指数（喫煙指数）＝喫煙年数×**1日の平均喫煙本数**

➡**400**以上で肺癌の発生リスクが高い。

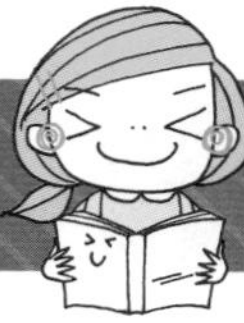

急性期の看護

ここだけ覚える!

【患者の特徴】

□急性期の患者の特徴：**異化**が亢進する、**サイトカイン**の分泌が亢進する、身体の恒常性が**崩れやすい**、症状の変化が**激しい**、エネルギー消費量が**多い**、生命の**危機状態**になりやすい。

【熱中症】

□熱中症では排尿回数が**減少**する。

□意識が清明な熱中症患者には**水分摂取**を促す。

【熱傷】

□鮮紅色の底面をした水疱を形成し、痛みが強い熱傷創の回復に要する期間：**1～2週**

□成人の熱傷面積の評価には**9の法則**を用いる。

【一酸化炭素中毒】

□一酸化炭素は酸素よりも**ヘモグロビン**と結合しやすい。

□皮膚は**鮮紅**色となる。

□低酸素血症となるため**高濃度酸素**を吸入する。

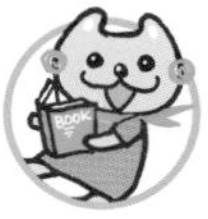

次ねらわれる項目 ▶ 救急での感染症への処置

特殊な感染症のポイント

破傷風《はしょうふう》	●破傷風菌による神経症状が生じる感染症で、**外傷創**からの感染が原因となる。特徴的な症状は初期の**開口障害**と**けいれん**である
壊死性筋膜炎	●重篤な症状が生じるものに劇症型A群溶連菌〈溶血性レンサ球菌〉感染症がある。「人食いバクテリア」とも呼ばれ、生命予後は悪い ●特徴的な症状は、著しい疼痛と同時に出現する皮膚の変色である
急性喉頭蓋炎《こうとうがいえん》 （閉塞性喉頭炎）	●**インフルエンザ菌**によるクループ症候群の1つである急性喉頭蓋炎により、窒息や低酸素血症となる。予防にはHibワクチンがある

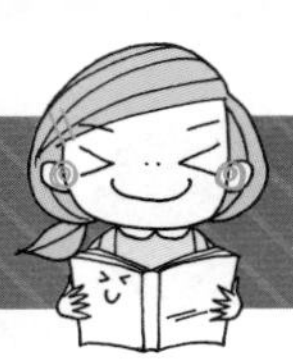

周術期の看護

ここだけ覚える！

【手術体位による影響と援助】

□術中の仰臥位の保持によって発生することがある腕神経叢麻痺《わんしんけいそうまひ》の原因：**上肢の90度以上の外転**

□術中の砕石位の保持によって発生しやすい腓骨神経麻痺：**尖足**（下垂足は内反尖足のことを指す）

【麻酔による影響と援助】

□**アトロピン（抗コリン薬）**は麻酔前投薬の1つで、気管支粘膜からの分泌抑制を目的に使用する。

□全身麻酔時の気管挿管では、気管チューブが右主気管支に挿入され**片肺挿管**になりやすい。

□全身麻酔後の気管チューブ抜管直後には**呼吸抑制**に注意する。

□全身麻酔の特異的な合併症：**悪性高熱症**

【術後の生体反応】

□ムーアの提唱した手術後の回復過程の第1相（異化期）の生体反応：**血糖値の上昇**、体温の上昇、尿量の減少など

□第2相（転換期）の生体反応：**循環血液量の増加**、利尿、十分な栄養があれば、タンパク質が合成される。

【ドレーン管理】

□ドレーンからの排液の色は、**血**性から漿液性に移行する。

★□急激な血性の排液は**出血**が、排液の**混濁**は感染が疑われる。

□胸腔ドレーン挿入中に歩行する際は**看護師を呼ぶ**よう患者に伝える。

□**皮下気腫**がみられた場合、胸腔ドレーンのエアリークを疑う。

【術後合併症と予防】

□高齢者の術後呼吸器合併症の誘因：**麻酔からの覚醒不良**、**痰喀出力の低下**、**換気量の減少**、**肺活量の低下**、**無気肺**

□**術後呼吸器合併症**（**肺炎**など）は早期離床によって予防する。

□無気肺の予防には、**ハフィング法**、**インセンティブ・スパイロメトリー**を使用する。

□**深部静脈血栓形成の予防**のため、術中から下肢に弾性ストッキングを着用し、早期離床を図り、**ホーマンズ徴候**に注意する。

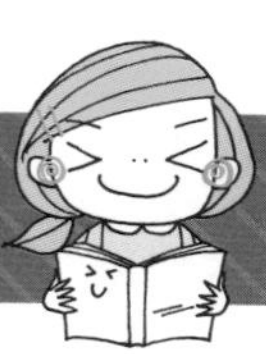

慢性疾患、リハビリテーションの看護

ここだけ覚える!

【セルフケア・自己管理への看護】

★□行動の定着には**習慣化**が不可欠であることを伝える。

★□達成可能な目標は**患者自身**が設定することが望ましい(セルフケアの支援では**成功体験**によって自己効力感を高める)。

★□**過去の経験**を生かした方法を立てる(成人の学習では学習者のこれまでの**経験**が資源となる)。

□ソーシャルサポートを活用し**コンプライアンス**(**指示の遵守**)を高める。

□患者自身の**ライフスタイル**に沿った方法を選ぶ。

必□禁煙のための問題解決型のコーピング行動：**禁煙外来**を受診する。

□情動処理型コーピング：問題そのものの解決や対応が不可能となったときに、感情を表出したり、書いたりして対処する。

□代表的なセルフケア理論：**オレム**のセルフケア不足理論(慢性疾患をもつ人の**セルフケアを支援**する)

□慢性疾患の患者に対する自己管理の支援では、**自分の身体徴候を把握**するように指導する。

【自己モニタリング】

□糖尿病の場合：**冷汗で低血糖**を疑う。

□喘息の場合：**ピークフローの測定**、喘息日記

□めまい・頭痛：症状を日記にする。

【アドヒアランス】

□患者が**主体的・積極的に治療方針の決定に参加**し、治療を受けることをいう。さらに、患者と医療従事者が合意・調和して治療に取り組むことをコンコーダンスという。

【リハビリテーションの特徴】

□障害者の**全人的復権**をめざし、**到達可能**な目標を立てる。

□日常生活のなかに**訓練の内容**を取り入れる。

□**訓練の効果**を自覚できるようにする。

□リハビリテーションにかかわる職種：医師、看護師、理学療法士、作業療法士、言語聴覚士、義肢装具士、視能訓練士、医療ソーシャルワーカー、臨床心理士など

緩和ケア／終末期の看護

ここだけ覚える！

【症状マネジメント】 麻薬 P.76　終末期にある療養者 P.183

□世界保健機関（WHO）が定めた3段階除痛ラダー＊：

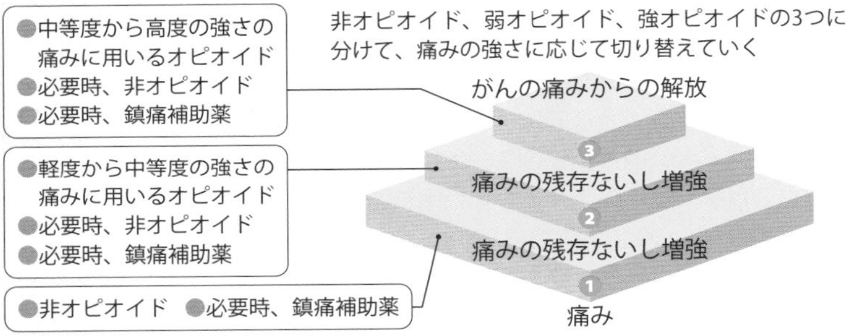

＊2018年に改訂されたWHOがん疼痛ガイドラインでは、3段階除痛ラダーは概略的な指針に過ぎないとして、本編からは外されている。

□代表的な薬剤：

非オピオイド	アスピリン、アセトアミノフェン、イブプロフェン、インドメタシン、ジクロフェナクナトリウム
弱オピオイド	コデインリン酸塩水和物、ジヒドロコデインリン酸塩
強オピオイド	モルヒネ塩酸塩水和物、オキシコドン塩酸塩水和物、ペチジン塩酸塩・レバロルファン酒石酸塩、フェンタニル、ブプレノルフィン塩酸塩

【スピリチュアルな苦痛】

必□スピリチュアルな苦痛の例：**人生の価値を見失い苦悩する**状態

【緩和ケア】 QOL P.80

□病気の段階とは関係なく、疼痛をはじめとした**つらい症状を緩和**し、**QOL**を向上することが目的である。

□ケア計画は**多職種が話し合って**立案する。

□患者の家族も対象に**含む**。

【終末期のケア】

□患者が語る思い出話を**傾聴する**。

□死の恐怖を訴える患者が**いつでも家族と会えるように**配慮する。

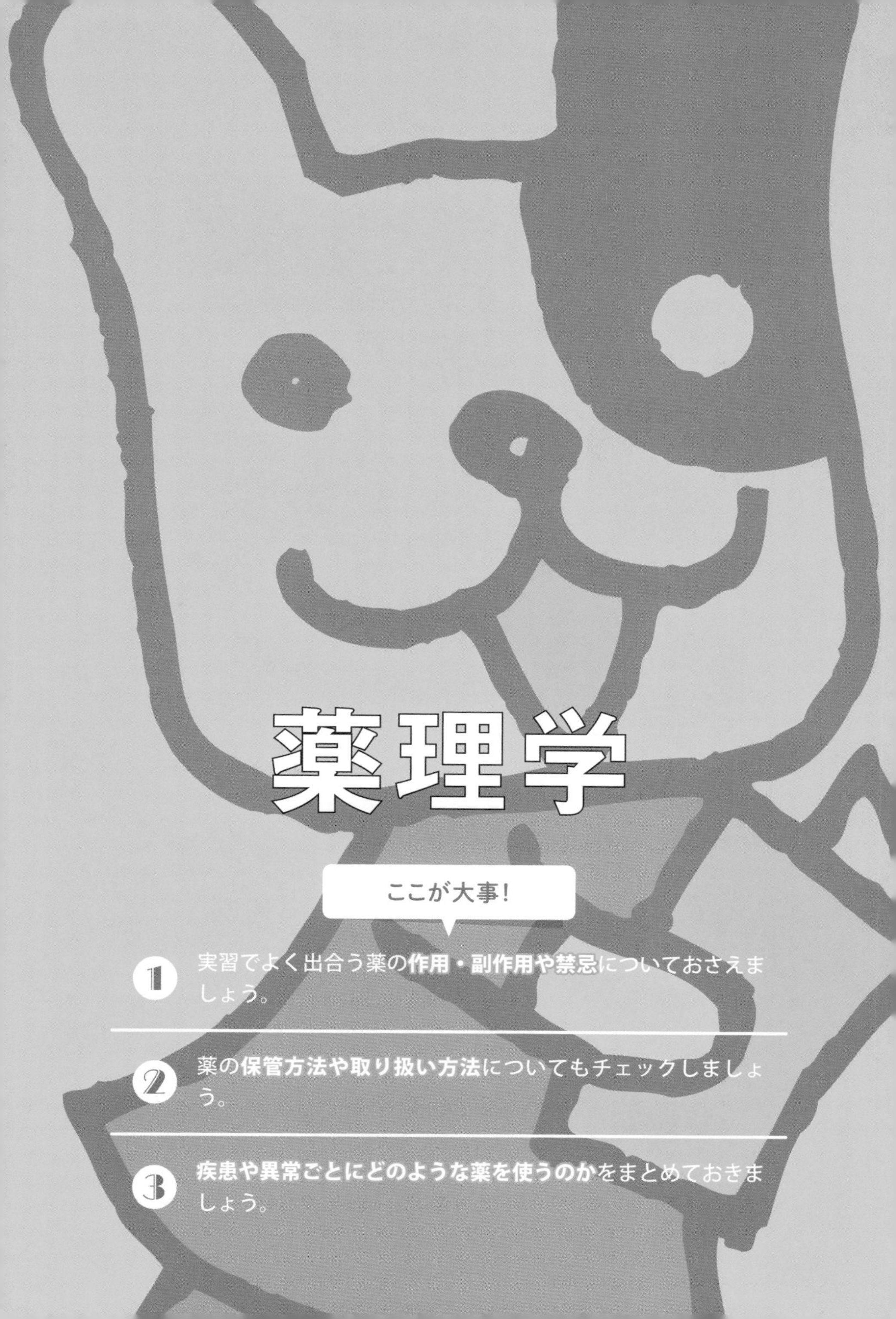

薬理学

ここが大事!

1. 実習でよく出合う薬の**作用・副作用**や**禁忌**についておさえましょう。

2. 薬の**保管方法**や**取り扱い方法**についてもチェックしましょう。

3. **疾患や異常ごとにどのような薬を使うのか**をまとめておきましょう。

薬物の特性

ここだけ覚える！

【薬物動態】 与薬方法 P.114

必 □薬物の吸収、分布、代謝、排泄（ADME）：

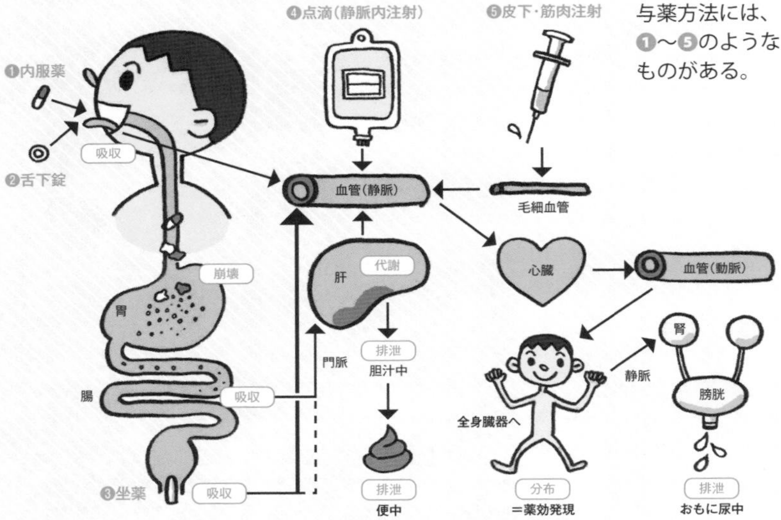

□内服薬の初回通過効果は**肝臓**で行われる。

□薬物の血中濃度曲線：

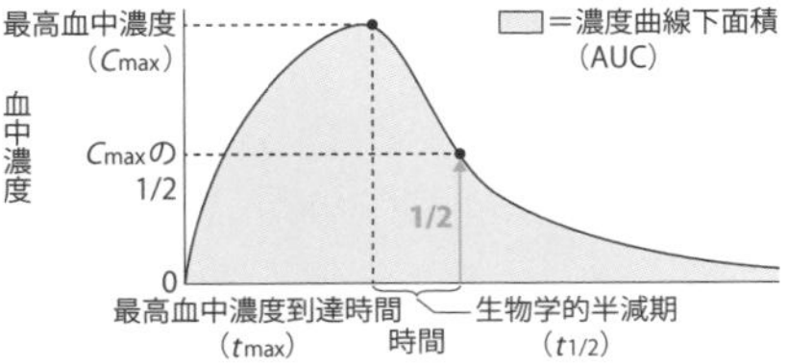

□血中濃度モニタリング（TDM）が必要な薬剤：**テオフェリン**、**炭酸リチウム**、**ジギタリス**

□グレープフルーツにより血中濃度が上がってしまう薬物：**免疫抑制薬**（シクロスポリンなど）、脂質異常症治療薬（シンバスタチンなど）、**カルシウム拮抗薬**（ニフェジピン、フェロジピンなど）

★必 □ワルファリン内服中に避けるべき食品：**納豆**、クロレラ、青汁などビタミンKを含む食品

［マークのみかた］★…過去に3回以上出題された内容　必…必修問題で出題された内容

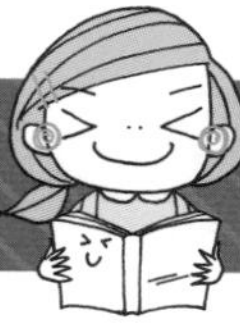

国試によく出る薬物

ここだけ覚える！

【抗菌薬】

★必 □主な抗菌薬の種類：

分類	代表的な一般名	主な副作用
ペニシリン系	アモキシシリン水和物	発疹、発熱、**アナフィラキシーショック**
セフェム系	セファクロル	
アミノグリコシド系	ストレプトマイシン硫酸塩	腎毒性、**耳毒性(難聴)**、肝障害
マクロライド系	エリスロマイシン	悪心・嘔吐、下痢、肝障害、過敏症
テトラサイクリン系	テトラサイクリン塩酸塩	8歳未満の小児には投与しない(歯牙の着色などが生じる)
ニューキノロン系	シプロフロキサシン	悪心・嘔吐、食欲不振、下痢、頭痛、めまい、睡眠障害、けいれん、肝障害

□テトラサイクリン系などの抗菌薬服用時に避けたほうがよい食品：**牛乳**(カルシウムと結合して吸収が阻害される)

【抗がん薬】 がんの病態・治療 P.60 化学療法 P.63

□抗がん薬の種類：化学療法薬(アルキル化薬、白金製剤、代謝拮抗薬、トポイソメラーゼ阻害薬、微小管阻害薬)、分子標的治療薬、内分泌療法薬、免疫賦活《ふかつ》薬など

★必 □化学療法薬では**骨髄抑制症状**(**白血球**・血小板・赤血球の減少、例：**歯肉出血**、貧血など)がみられる。

□抗がん薬の特徴的な副作用：

アレルギー反応	●すべてにみられる ●特に白金誘導体、タキサン系(微小管阻害薬)
皮膚毒性	●分子標的治療薬にみられる ●痤瘡様《ざそうよう》発疹、皮膚乾燥などがみられる

心毒性	●アントラサイクリン系（トポイソメラーゼ阻害薬、代表：ダウノルビシン塩酸塩、ドキソルビシン塩酸塩）に特徴
間質性肺疾患	●メトトレキサート（抗リウマチ薬でもある）、シクロホスファミド水和物（アルキル化薬）、ゲフィチニブ（分子標的治療薬）などに特徴
腎毒性	●シスプラチン（白金誘導体）などに特徴
神経毒性	●ビンカアルカロイド系、タキサン系（微小管阻害薬）、白金誘導体などに特徴
出血性膀胱炎	●シクロホスファミド水和物

□抗がん薬の静脈内注射を開始した直後の観察項目：**頻脈**、**血圧低下**

★□抗がん薬の点滴静脈内注射中の患者が刺入部の腫脹と軽い痛みを訴えた場合、**注入を中止**する➡**血管外漏出**の可能性があるため

□抗がん薬治療中の感染予防で重要な検査項目：**好中球**

□抗がん薬投与中の悪心・嘔吐は、催吐性リスクに応じて**制吐薬**を予防投与する。

【抗不整脈薬】 不整脈 P.65

□抗不整脈薬の分類（ボーン・ウィリアムズ分類）：

	電気生理学的作用	代表的な一般名	効果のある不整脈
Ⅰa	Naチャネル抑制	プロカインアミド塩酸塩	上室性・心室性不整脈
Ⅰb		リドカイン塩酸塩	心室性不整脈
Ⅰc		フレカイニド酢酸塩	上室性・心室性不整脈
Ⅱ	β遮断	プロプラノロール塩酸塩	頻脈性不整脈
Ⅲ	Kチャネル遮断	アミオダロン塩酸塩	他剤無効の重症不整脈
Ⅳ	Caチャネル遮断	ベラパミル塩酸塩	頻脈性不整脈

【強心薬：ジギタリス】

必□作用：**強心**作用

★必□副作用：ジギタリス中毒（**悪心**、**不整脈**、**徐脈**など）

□ループ系利尿薬と併用している場合、**カリウム値**に注意する

➡低カリウム血症によってジギタリス中毒が生じやすいため

【その他の強心薬】

□ドパミン塩酸塩水和物の副作用：**頻脈**

【狭心症治療薬：ニトログリセリン】 虚血性心疾患 P.16

必 □**狭心症発作**時に使用する（**舌下投与**）。

必 □作用：**血管拡張**作用

★必 □副作用：**血圧の低下**➡患者には服用時は**座位で行う**などと指導する

□使用しても痛みが消えにくい場合、**心筋梗塞**が考えられる。

□**勃起不全治療薬**（シルデナフィルクエン酸塩、バルデナフィル塩酸塩水和物、タダラフィル）と併用禁忌である。

【抗血栓薬：ワルファリン】 ビタミン P.33

必 □**出血傾向**のある患者に禁忌である（**出血**が止まりにくくなる）。

必 □**出血傾向**を考慮し、手術前に投与の中止を検討する。

必 □ワルファリンとビタミンKの関係：**拮抗**作用

□与薬量決定のための検査項目：**PT-INR**（プロトロンビン時間を反映する）

【降圧薬】 高血圧 P.17

□β遮断薬は**左心室の収縮力**を抑制する。

★ □β遮断薬の副作用：**徐脈**（**脈拍数**に注意する）

□Ca拮抗薬の副作用：**動悸**、**頭痛**など

必 □Ca拮抗薬の服用時に避けたほうがよい食品：**グレープフルーツ**

□ACE阻害薬の副作用：**咳**

【昇圧薬：アドレナリン】 アナフィラキシーショック P.39

必 □作用：**昇圧**作用

★ □**アナフィラキシーショック**に対して即効性がある。

【利尿薬】

必 □ループ利尿薬は効果発現が**速い**。

★ □ループ利尿薬の副作用：**低カリウム血症**、高尿酸血症、難聴

□降圧利尿薬により**ナトリウム**の血中濃度が低下する。

【消化性潰瘍治療薬】

□胃潰瘍の治療薬：**ヒスタミンH_2受容体遮断薬**など

【抗アレルギー薬】

□抗ヒスタミン薬の副作用：**眠気**

【副腎皮質ステロイド薬】 骨粗鬆症 P.153

必 □作用：**炎症の抑制**など

★必 □副作用：**消化性潰瘍**、**血糖値上昇**、**満月様顔貌**、易感染

★必 □長期投与すると**骨粗鬆症**を発症するリスクが高まる。

□長期間服用中の急な中止で**ショック**をきたす可能性がある。

【糖尿病治療薬】 糖尿病 P.32

□スルホニル尿素薬の副作用：**低血糖**

必□インスリン製剤に使用される単位：**単位（U）**

必□インスリン自己注射の投与経路：**皮下**

【中枢神経作用薬：抗コリン薬】 上部消化管内視鏡 P.26

□抗コリン薬の投与が禁忌の疾患：**緑内障**、**前立腺肥大症**、麻痺性イレウス

□抗コリン薬を慎重に投与すべき状態：うっ血性心不全や重篤な心疾患・不整脈、甲状腺機能亢進症など

□高齢者に上部消化管造影検査で抗コリン薬が用いられた際の観察ポイント：**頭痛**、**眼痛**、**排尿障害**、**便秘**

【麻薬】 麻薬の管理 P.78 症状マネジメント P.70

★必□モルヒネ塩酸塩水和物の副作用：**呼吸抑制**、**悪心**・**嘔吐**、**便秘**など

□フェンタニル貼付剤は、毎回**貼付位置**を変える。

【消炎鎮痛薬】

★□非ステロイド抗炎症薬（NSAIDs）の副作用：**消化性潰瘍**

必□アスピリンの作用：**抗血小板**作用、**抗炎症**作用

□アスピリンの副作用：**ショック**

□アスピリンの**少量投与**によって血小板の機能を抑制し血栓形成を防ぐ。

必□インドメタシン内服薬の禁忌：**消化性潰瘍**など

【脂質異常症用薬】

□スタチン（HMG-CoA還元酵素阻害薬）の副作用：**横紋筋融解症**、肝機能障害

【免疫抑制薬】

□タクロリムスの服用時に避けたほうがよい食品：**グレープフルーツ**

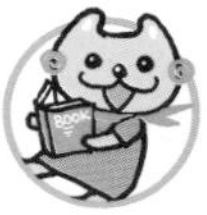

次ねらわれる項目 ▶ 下剤、止痢薬

- 内視鏡検査の前処置には塩類下剤を配合した経口腸管洗浄剤が用いられる。
- **クエン酸マグネシウム**は大腸X線検査や腹部外科手術の前処置に用いられる。
- **酸化マグネシウム**などの塩類下剤は便秘の処置でよく使われるが、直腸に便塊が貯留している場合（嵌入便）は注意が必要である（下痢を示す場合がある）。
- 止痢薬は腸管運動の抑制や腸管粘膜からの分泌の抑制によって下痢を止める作用をもつ。腸管運動抑制薬のほか、腸管粘膜の表面に被膜をつくる収斂《しゅうれん》薬、腸内の有害物質を吸着する吸着薬などがある。

【国試に出題された主な薬の副作用】

薬	主な副作用	備考
ループ利尿薬	低カリウム血症	
抗コリン薬	口渇、頻脈、散瞳、**尿閉**	代表薬はアトロピン
抗ヒスタミン薬	**眠気**	
ジギタリス製剤（ジゴキシン）	**不整脈**、消化器症状（**悪心**・嘔吐など）、視覚異常	ジギタリス中毒を起こしやすい
ニトログリセリン	**血圧低下**	狭心症治療薬
ワルファリン、アスピリン	**出血傾向**	抗血栓薬（アスピリンは抗血栓作用をもつ）
スタチン（HMG-CoA還元酵素阻害薬）	**横紋筋融解症**	高コレステロール血症治療薬
インスリン	**低血糖**	
アミノグリコシド系抗菌薬	**難聴**（第Ⅷ脳神経障害）	代表薬はストレプトマイシン硫酸塩
ニューキノロン系抗菌薬	消化器症状（悪心・嘔吐、食欲不振など）	
副腎皮質ステロイド薬	肥満、**高血糖**、**骨粗鬆症**、満月様顔貌、多毛	代表薬はプレドニゾロン
非ステロイド性抗炎症薬	**消化性潰瘍**	代表薬は**インドメタシン**
レボドパ	長期にわたる服用により、オン・オフ現象、ウェアリングオフ現象、ジスキネジアが現れる	パーキンソン病治療薬
麻薬性鎮痛薬	**便秘**、**呼吸抑制**、腸蠕動の抑制	代表薬は**モルヒネ**
中枢性麻薬性鎮咳薬	便秘	代表薬はコデイン
抗甲状腺薬	発疹、**無顆粒球症**、**肝機能障害**	
抗てんかん薬	悪性症候群、間質性肺炎、横紋筋融解症、肝機能障害	代表薬はフェニトイン
抗癌薬	**骨髄抑制**、感染症、**悪心**・**嘔吐**、脱毛、口内炎	代表薬はシスプラチン、シクロホスファミド
ヨード造影剤	**アナフィラキシーショック**	

薬物の管理

ここだけ覚える！

【頓用（頓服）】

□症状が出現したときに服用することを**頓用**という。

【禁忌】

必 □医薬品に関する禁忌を示すことが定められているもの：**添付文書**

【麻薬の管理】 麻薬 P.76

□麻薬の管理については「**麻薬及び向精神薬取締法**」に規定されている。

□麻薬施用者免許を取得できる者：**医師**、**歯科医師**、**獣医師**

□麻薬を紛失したら、麻薬管理者は**都道府県知事**に届け出る。

★必 □麻薬注射液の使用後のアンプルや残薬は**麻薬管理者**に返却する。

必 □ひとつのアンプル・バイアルから取った麻薬注射液は**1**人の患者に用いる。

【その他の薬物の管理】

★ □用時溶解（用時＝使用時）の薬剤は使用時に溶かして**使い切る**。

【薬物の保管】

★必 □薬物の保管方法：

劇薬*	**他の薬品と区別して**保管
毒薬*	他の薬品と区別し、鍵のかかる場所に保管
麻薬	**他の薬品と区別し、鍵のかかる堅固な設備内**に保管
向精神薬	**鍵のかかる設備内**に保管

＊医薬品、医療機器等の品質、有効性及び安全性の確保等に関する法律（医薬品医療機器等法）による

必 □毒薬、劇薬の表示例：

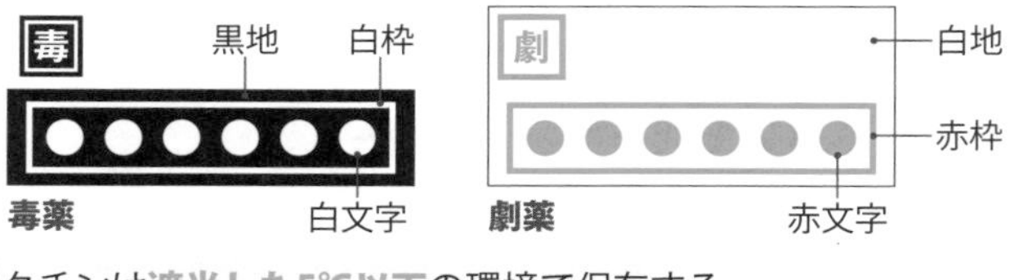

□生ワクチンは**遮光した5℃以下**の環境で保存する。

□シロップ剤は**冷蔵庫**で保存する。

［参考文献］
1. 伊豆津宏二，今井靖，桑名正隆 他 編：今日の治療薬2024．南江堂，東京，2024．
2. 矢﨑義雄監修，松澤佑次，永井良三，伊藤貞嘉 他 編：ポケット判 治療薬UP-TO-DATE（2020年版）．メディカルレビュー社，東京，2020．

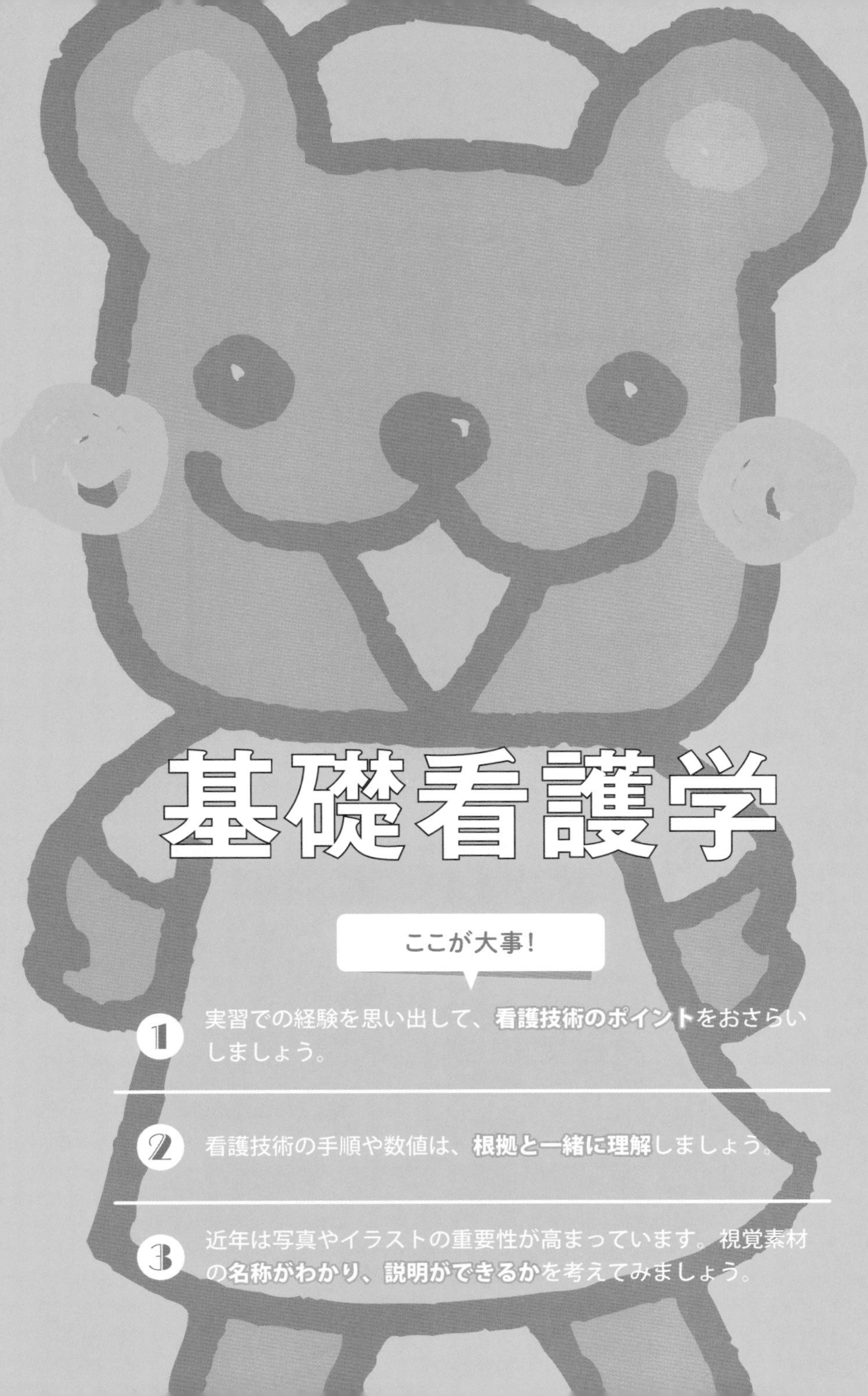

基礎看護学

ここが大事！

1. 実習での経験を思い出して、**看護技術のポイント**をおさらいしましょう。

2. 看護技術の手順や数値は、**根拠と一緒に理解**しましょう。

3. 近年は写真やイラストの重要性が高まっています。視覚素材の**名称がわかり、説明ができるか**を考えてみましょう。

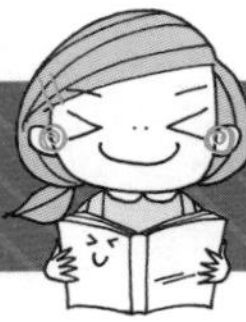

人間の特性

ここだけ覚える！

【基本的欲求、社会的欲求】

★必□マズローの基本的欲求階層論：

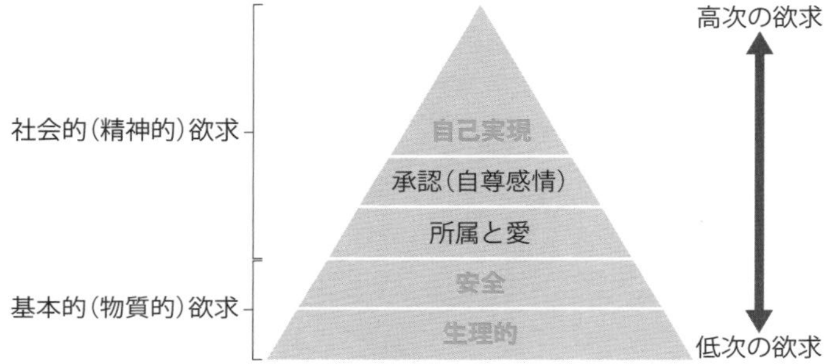

必□安全の欲求を充足するための行動：**危険の回避**

必□**生理的**欲求は最優先で対応する患者の欲求である。

必□**生理的**欲求の例：食事・排泄・睡眠の欲求

必□社会的欲求：**帰属の欲求**

必□**自己実現**は自分の可能性を最高に発揮したい、自分の能力を生かしたいと願う社会的欲求である。

必□**承認（自尊）**の欲求は、**尊重されたい**という欲求である。
（例）高齢者が趣味の絵画を地区の展覧会に発表したいという欲求。

【QOL】 緩和ケア P.70

★必□QOL（生命・生活の質）を評価するうえでは、**本人の満足感**が重要である。

【疾病・障害の受容】 危機（クライシス） P.167

□コーンの障害受容モデル：❶ショック→❷回復への期待→❸悲嘆→❹防衛→❺最終的適応

必□フィンクの危機モデル：❶**衝撃**→❷**防御的退行**→❸**承認**→❹適応

□ションツの障害受容モデル：❶最初の衝撃→❷現実認知→❸防御的退行→❹承認→❺適応

看護における倫理

ここだけ覚える!

【患者の権利】

□患者は**自分の医療情報**を見ることができる。

□患者は**セカンドオピニオン**を受けることができる。

【自己決定権と患者の意思】 アドバンス・ケア・プランニング P.121

必□リビングウィル：**終末期に自分がどのような医療を受けたいかをあらかじめ文書で示しておく**こと

【インフォームド・コンセント】 インフォームド・アセント P.142

必□**医療従事者による十分な説明に基づく患者の同意**を指す。

必□**患者の自己決定**に関与する。

必□**ヘルシンキ宣言**で提唱された。

□成人へのインフォームド・コンセントでは**患者が理解したか**確認する。

【ノーマライゼーション】 社会保障の理念 P.206

★必□「**障害の程度や特質にかかわらず、同年齢の市民と同等の基本的権利を有すること**」を示すものであり、「**障害者や高齢者を特別視せず、可能な限り通常の市民生活を送ることができるようにする**」という考え方である。

□ノーマライゼーションの具体例：**公共交通機関のバリアフリー化**、社会的自立の促進、安全な暮らしの確保

□認知症の高齢者に対するノーマライゼーションの例：**散歩を勧める**

【アドボカシー】

★必□患者の権利主張・意見表明を**支援・代弁**していくことである。

【セカンドオピニオン】

□セカンドオピニオンでは、診察・検査などは**原則として行わない**。

□他院でのセカンドオピニオンを希望する患者には、**診療情報を提供する**。

□セカンドオピニオン時の初診料と、診療情報提供書に関する費用は健康保険が適用される。

【倫理綱領】

必 □国際看護師協会（ICN）による看護師の倫理綱領における看護師の基本的責任：❶健康を増進し、❷疾病を予防し、❸健康を回復し、❹**苦痛を緩和**すること

□日本看護協会は、あらゆる場で実践を行う看護者を対象とした行動指針である「看護職の倫理綱領」（前文と16の本文）を定めている（2021年3月に改訂）。

【倫理原則】

必 □医療・看護の倫理原則：

❶自律尊重	患者が自己にとって最善の選択ができるように、必要な情報を提供し、自己決定を支援し、患者の選択を尊重すること
❷善行	**患者にとって利益をもたらす医療を提供**すること
❸公正、正義	すべての人に**平等に医療・看護を提供**すること
❹無危害	身体的損傷だけでなく、人権や自由の侵害などあらゆる害となることを行ってはならない、または最小限にすること
❺誠実、忠誠	嘘をつかない、だまさないなど患者に対して誠実・正直であること

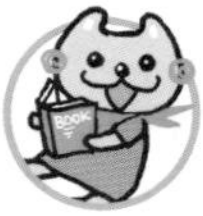

次ねらわれる項目 ▶ 看護情報管理

- 看護実践を支援するために、看護情報は適切に管理されなければならない。そのため、施設によっては診療情報管理の専門の知識をもつ看護師が担当する。
- 看護情報の管理には大きく分けて、看護支援システムの運用、看護記録の管理、看護研究や業務改善支援のためのデータ整理などがある。
- 看護情報は、看護記録、看護管理にかかわる記録（人事・勤務・研修などに関する記録）、看護計画、看護手順など多岐にわたる（法で明文化されていない）。電子カルテの内容やマスタ・システム管理なども含むことができる。
- 診療情報の開示については、「診療情報の提供等に関する指針」が定められている。診療情報の開示を請求できる者は**原則患者本人**であるが、**法定代理人**、診療契約に関する代理権が付与されている**任意後見人**、**患者本人から代理権を与えられた親族・これに準ずる者**、患者が成人で判断能力に疑義がある場合は、現実に**患者の世話をしている親族・これに準ずる者**とされている。

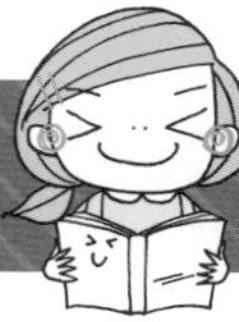

看護の基本・展開

ここだけ覚える！

【信頼関係】

□患者と看護師の関係においてラポールは、**人間対人間の関係の確立**を意味する。

□看護師と患者の信頼関係の構築において考慮すべき要素：**患者の価値観**

★□患者を支えるための望ましい家族関係：**協力**関係

【協働関係】

□患者と看護師との協働では、**患者が目標達成できる**よう支援する。

□患者と**情報を共有**しながら治療参加を支える。

□ケアは患者の**心身の準備が整った状態**で実施する。

□看護師の業務予定を**優先しない**。

【根拠に基づいた看護（EBN）】

□医療にエビデンスを用いる主な目的：**最適な医療の実践**

□看護師の行うケアにエビデンスを用いる主な目的：**ケアの質の保証**

□EBNのために、**研究論文の有用性を検討**する。

【クリティカル・シンキング】

★□物事を**批判的**にみて、**根拠に基づいた判断**を行う。

□看護過程のどの段階においても**有効**である。

★□**根拠のある実践**、**問題解決型**アプローチを可能にする。

□**看護研究**に応用できる。

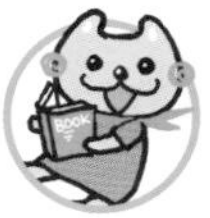

次ねらわれる項目 ▶ 看護研究における倫理的配慮

●看護研究を行う際の倫理的配慮として、いかなる患者に対しても**本人の意思を確認**し、同意を得る必要がある。**研究参加の意思は後で撤回できる**ことも伝え、患者の個人情報は**十分に管理**する必要がある。

●看護研究の遂行を優先するあまり、看護の提供がおろそかになってはならない。

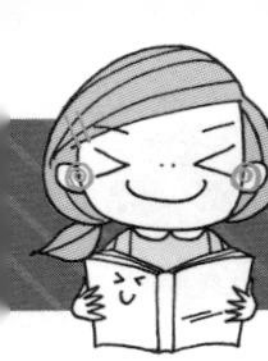

看護過程

ここだけ覚える!

㊙看護師が行う看護過程は、**問題解決思考**である。

【情報収集、アセスメント】

★㊙□主観的情報・客観的情報の例：

	主観的情報	客観的情報
内容	患者の訴えや自覚症状	医師や看護師などが取り出す観察、測定値、検査結果
例	●**入院費用に関する患者の不安** ●**痛みや息苦しさの訴え**	●患者の状態：**額に発汗がみられる、苦悶の顔貌** ●**尺度で測定された患者の心理状態** ●**既往歴** ●検査結果：**心電図の所見、体重、血圧** ●観察内容：食事摂取量、便の性状、**ドレーン刺入部の様子、呼吸数、飲水量**

【計画立案、実施、評価】

□**多面的な情報**を分析し、計画立案後も情報を収集する。

□複数の看護問題には看護計画の**優先順位**をつける。

★㊙□状態の変化によって優先順位は**変更**する。

㊙□**危険性**があることは問題になる。

★㊙□問題の原因は**1つとは限らない**。

★㊙□原因が不明であっても、**問題があれば挙げる**。

□看護計画は患者のほか**家族**も対象であり、共有するのが望ましい。

【記録方式】

□看護記録の内容の例：**患者の訴えたこと**、**実施したケアの内容**、**ケア後の患者の変化**（**看護師の感想**は書かない）

㊙□ケアの終了後、**すぐ**に記載するようにする。

㊙□記載間違いをした場合は**二重線**で訂正する。

㊙□看護記録は**2**年間の保存期間が定められている（診療録・助産録は**5**年間）。

□プロセスレコードの目的は、**看護場面における看護師自身の感情の動きに気づく**ことであり、看護師の**対人関係技術の向上**に活用する。

□電子カルテは**多職種間の情報共有**に便利である。

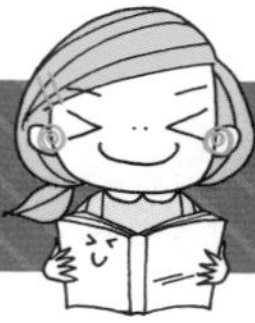

チーム医療

ここだけ覚える！

【チーム医療のポイント】

必 □**メンバー間で情報を共有して意思決定**をする。

□**患者と家族**はチームの一員である。

必 □家族の最少成員は**2**人と定義されている。

必 □チームには**さまざまな職種**が参加し、チームメンバーの**協力体制**がある。

【多職種の役割】 訪問介護員 P.180 介護支援専門員 P.180 栄養士法 P.238

★必 □連携する職種の主な役割：

理学療法士	●身体に障害のある者に、基本的動作能力の回復のため、運動療法、電気刺激、マッサージなどの理学療法を行う
作業療法士	●身体や精神に障害のある者に、応用的動作能力や社会適応能力の回復のため、手芸工作などの作業療法を行う
言語聴覚士	●嚥下困難のある患者への嚥下訓練を行う ●**嚥下機能を評価する**
薬剤師	●医師等の発行した処方せんに基づいて調剤する
臨床検査技師	●**採血**を行う ●臨床検査を行う
診療放射線技師	●放射線を人体に照射する ●機器やシステムの管理を行う
臨床工学技士	●生命維持装置の操作・保守・点検を行う
介護福祉士	●介護支援を行う（**訪問看護**はできない） ●**喀痰の吸引**ができる（医師の指示による）
歯科技工士	●義歯を作成する

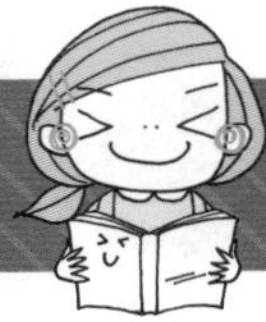

コミュニケーション

ここだけ覚える！

【患者とのコミュニケーションのポイント】

□コミュニケーションにおけるラポール：**信頼し合う人間関係**

★必□患者の**非言語的な表現**を活用する（会話が多いからといって信頼関係が深まるわけではない）。

必□**否定的感情**の表出を受け止める。

★必□理解しにくい専門用語は**言い換える**など、患者に**わかりやすい言葉遣い**をする。

必□患者と**視線の高さを合わせ**、自然と**視線を交わせる**ようにする。

必□沈黙が生じても**急に会話を終わらせず、声かけ**をしたりする。

【コミュニケーション技法】

□患者とのコミュニケーション技法：繰り返し、言い換えなど

□**繰り返し**の例：

患者　「退院と言われたけど、このままでは退院できない」
看護師「今のままでは退院できないと思っているのですね」
患者　「だって歩行器から杖になったばかりでうまく歩けないもの」
看護師「まだうまく歩けないのですね」

【面接技法】

□カウンセリングの基本的態度：**受容**

★必□質問の例：

開かれた質問 （open-ended question）の例	●「心配なことは何ですか」 ●「退院後は何をしたいですか」 ●「自宅ではどのように過ごしていましたか」
閉じた質問 （closed question）の例	●「ご家族に高血圧症の方はいらっしゃいますか」 ●「何時に食事を摂りましたか」

【コミュニケーションに障害のある人への対応】 高次脳機能障害 P.46

□高齢者には**子音**を特にはっきり発音する。

必□認知症患者に伝えたいことが伝わらない場合は**言い換える**。患者の発言を**むやみに訂正**したりせず、**患者のペースに合わせて**話すことが大切である。

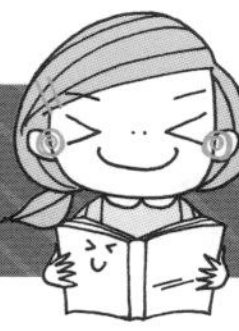

フィジカルアセスメント

ここだけ覚える!

【体温測定】

□体温調節の中枢は**視床下部**にあり、一定の値(**セットポイント**)になるようコントロールされている。セットポイントが高くなると発熱し、悪寒・戦慄、皮膚血管の収縮・**立毛**(鳥肌)が生じる。

□体温の上昇➡**汗腺の活性化**(発汗)、皮膚の血流の増加(熱の放散)

□体温の低下➡骨格筋の収縮(ふるえ)

必 □体温の測定値の高い順：**腋窩**《えきか》<**口腔**《こうくう》<**直腸**、鼓膜(深部体温に近い)

必 □**直腸**は外部環境に最も影響されにくい。

必 □口腔用体温計は**舌下中央**にやや斜めに挿入する。

□体温に影響するもの：**運動**、**食事**、**ふるえ**、**不感蒸泄**《ふかんじょうせつ》

□熱型の種類：

	熱型	状態	原因
稽留熱《けいりゅうねつ》	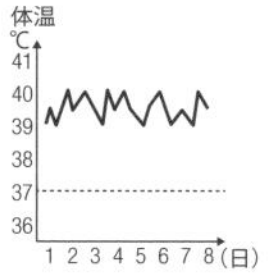	高熱が持続し、日内変動は**1℃以内**	肺炎、腹膜炎、腸チフスなど
弛張熱	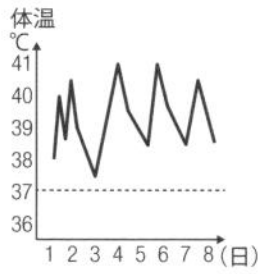	日内変動が1℃以上であるが、**低いときでも平熱にならない**	**敗血症**、化膿性疾患、ウイルス性感染症など
間欠熱	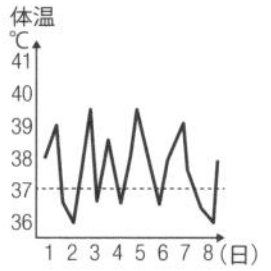	高熱と平熱が一定期間において**交互に現れる**	**マラリア**など
波状熱	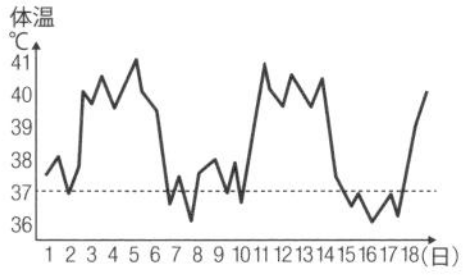	**有熱期**と**無熱期**を不規則に繰り返す	ブルセラ、ホジキン病(ペル・エプスタイン型)など

※図は第109回看護師国家試験午前問題38

【呼吸音聴取】

□呼吸音の聴診部位：

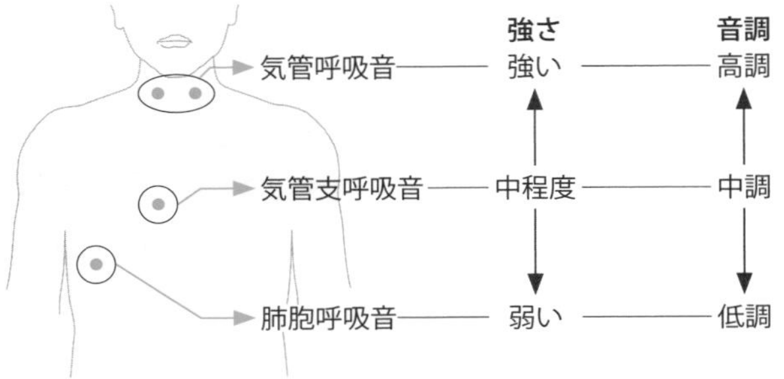

★必□呼吸音の異常の種類：

種類		原因	主な原因疾患
連続性副雑音	高調性(笛音)	細い気道の狭窄	気管支喘息
	低調性(類鼾《るいかん》音)	太い気道の狭窄	気管支喘息
断続性副雑音	細かい(捻髪音《ねんぱつおん》)	肺間質の肥厚による肺胞のコンプライアンスの低下	肺炎初期
	粗い(水泡音)	気道での分泌物貯留	肺水腫
胸膜摩擦音		胸膜での炎症	胸膜炎

★必□呼吸リズムの異常：

種類	説明	原因疾患など
チェーン・ストークス呼吸	数秒～数十秒の無呼吸後、浅い呼吸から徐々に深い呼吸になり、また減少して無呼吸になる。周期的に変化する 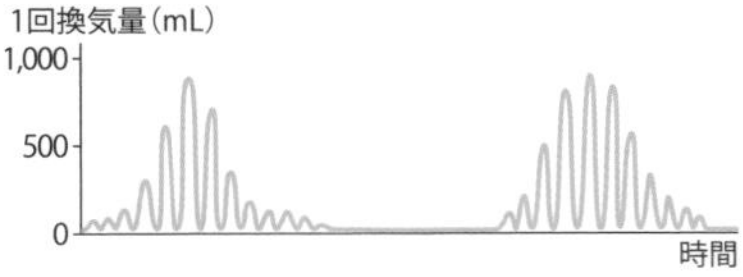	●低酸素症 ●脳出血 ●脳腫瘍 ●脳ヘルニア ●乳幼児や高齢者の睡眠中
ビオー呼吸	深い呼吸と無呼吸を繰り返すが、周期性はなく、呼吸数・深さも不規則である 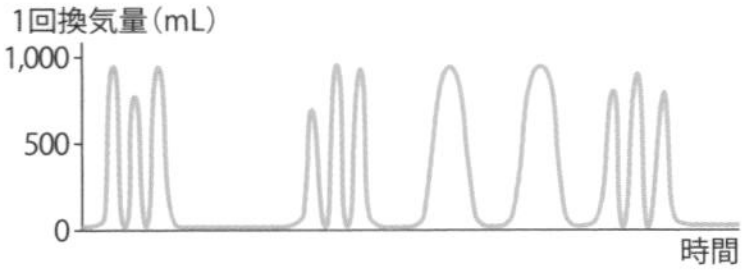	●脳腫瘍 ●髄膜炎 ●脳炎 ●脳外傷
クスマウル呼吸	規則的に深い呼吸が続く 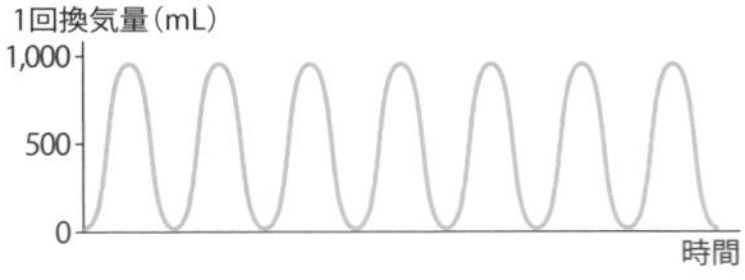	●代謝性アシドーシスとなった糖尿病や尿毒症

必 □呼吸音が消失している場合、**無気肺**などが考えられる。

□**自然気胸**では呼吸音に左右差を認める。

□右側に胸水が貯留している場合、左側に比べ右側の呼吸音が**減弱**する

➡気道の閉塞・炎症、胸水、気胸などで呼吸音は減弱するため。

【脈拍測定】

必 □脈拍の測定方法：

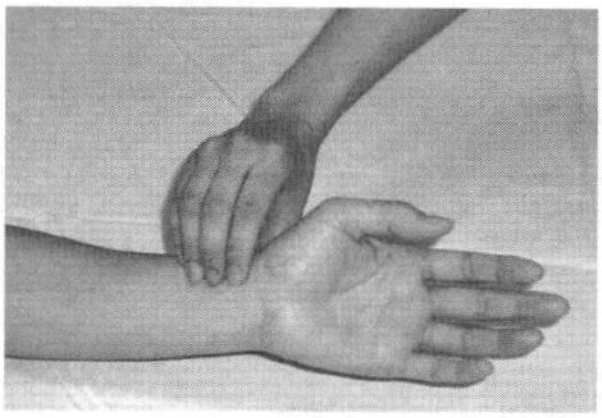

●示指・中指・薬指の3指をそろえて動脈の走行に沿って指の腹を当て、原則1分間測定する。

（第101回看護師国家試験午前問題17）

□体表からの触診で触れやすい動脈：**総頸**動脈、**橈骨**動脈、**大腿**動脈、**足背**動脈

□心拍数（HR）と脈拍数（P）の関係：**HR≧P**

□**高安動脈炎**（**大動脈炎症候群**）では、左右の脈拍数が異なる。

【血圧測定】

必 □成人の血圧測定に用いる上腕用マンシェットの幅：**14**cm

□マンシェットの幅は上腕の**40**%以上を占めるものとする。

□測定部位の高さは**心臓と同じ高さ**にする。

□マンシェットは指が**1～2**本入る程度の緩みをもたせて巻く。

□マンシェットのゴム嚢の中央が**上腕動脈**にかかるように巻く。

□動脈の拍動が触知できなくなった値からさらに**20～30**mmHg加圧する。

★ □加圧後に1拍動当たり**2～4**mmHgずつ減圧する。

□減圧開始後はじめて脈を触知したときの値が**収縮期血圧**である。

★ 必 □血圧の測定結果の変化：

	高くなる	低くなる
マンシェットの幅	**狭い**	**広い**
マンシェットの巻き方	**緩い**	きつい
マンシェットの位置が心臓より	**低い**	**高い**
マンシェットの減圧	—	**速すぎる**

【心音の聴取】

必□心音の聴取部位：

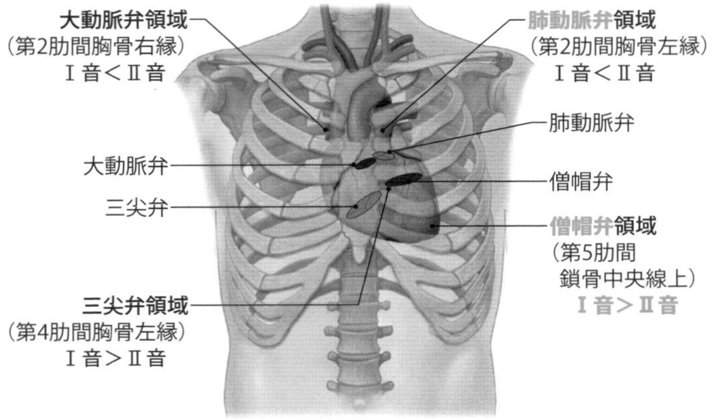

□Ⅰ音：僧帽弁と三尖弁が閉じる音

□Ⅱ音：大動脈弁と肺動脈弁が閉じる音

□僧帽弁狭窄では拡張期雑音が聴取される。

□大動脈弁狭窄では駆出性収縮期雑音が聴取される。

□肺動脈弁狭窄では収縮期雑音が聴取される。

【心電図】 刺激伝導系 P.14

□基本の心電図波形：

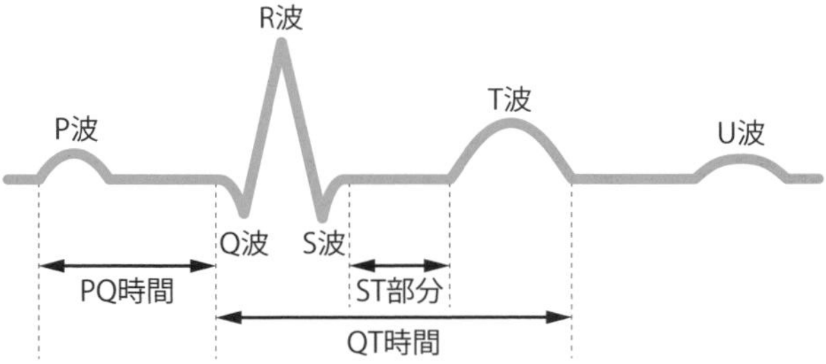

P波	心房筋の興奮
PQ時間	心房筋の興奮の開始～心室筋の興奮の開始
QRS波	心室筋の興奮（脱分極）
ST部分	心室筋興奮の極期

T波	心室筋の興奮の消退（再分極）
U波	成因は不明
QT時間	心室筋の興奮（脱分極）開始～再分極が終わるまで

【意識レベルの評価】

必 □意識レベルの評価スケール：**JCS（ジャパン・コーマ・スケール）**、**GCS（グラスゴー・コーマ・スケール）**

★必 □JCS：

Ⅰ：刺激がなくても覚醒している	1	だいたい意識清明だが、いまひとつはっきりしない
	2	見当識障害がある
	3	**名前や生年月日が言えない**
Ⅱ：刺激を加えると覚醒する	10	**普通の呼びかけで容易に開眼する**
	20	**大きな声または身体を揺さぶることにより開眼する**
	30	**痛み刺激を加えつつ呼びかけを繰り返すとかろうじて開眼する**
Ⅲ：**刺激を加えても覚醒しない**	100	**払いのける動作をする**
	200	**少し手足を動かしたり顔をしかめる**
	300	痛み刺激にまったく反応しない

※点数が大きいほど重症。

□GCS：

観察項目	反応	スコア
開眼 eye opening	**自発的に開眼する** 呼びかけで開眼する 痛み刺激を与えると開眼する 開眼しない	E4 E3 E2 E1
言語反応 best verbal response	**見当識の保たれた会話** 会話に混乱がある 混乱した単語のみ 理解不能な音声のみ なし	V5 V4 V3 V2 V1
運動反応 best motor response	命令に従う **合目的的な運動をする** 逃避反応としての運動 異常な屈曲反応 伸展反応 まったく動かない	M6 M5 M4 M3 M2 M1
合計（正常）		15

注：“T”：気管挿管、気管切開、“A”：失語症、“E”：眼瞼浮腫
例）E：3　V：4　M：6　合計13点、E：1　V：T　M：2　合計3＋Tなど

【関節可動域（ROM）】

必□単位：**度**

必□肩関節の外転：

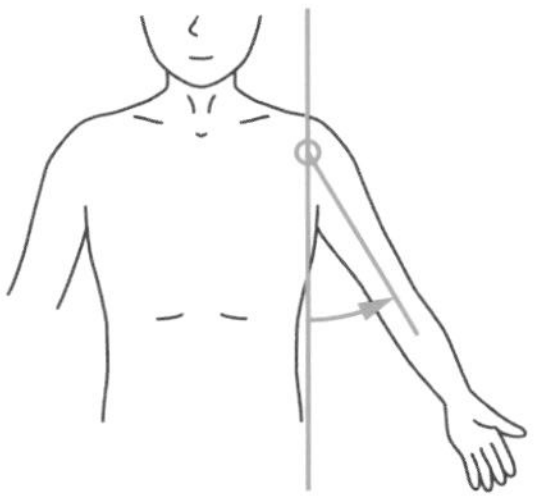

□肩関節の屈曲：

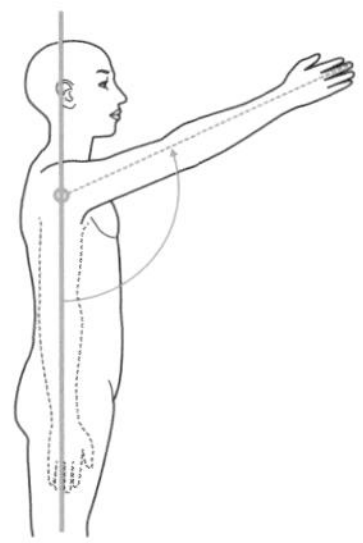

必□股関節の内転：

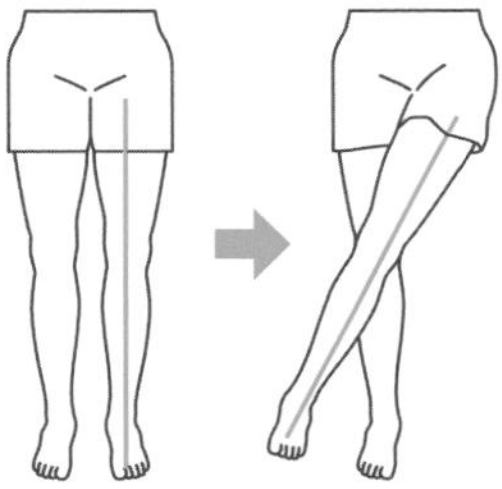

□関節可動域（ROM）訓練における**他動運動**は痛みが生じない範囲で行う。

【徒手筋力テスト（MMT）】

□**全身**の**筋力**の状態を評価する。

必□**6**段階の判定基準：

5	正常（normal）	強い抵抗を加えても、完全に運動できる
4	良好（good）	ある程度の抵抗に打ち勝って正常可動域まで運動できる
3	やや良好（fair）	抵抗を加えなければ重力に抗して正常可動域まで運動できる
2	不良（poor）	重力を除けば、正常可動域まで運動できる
1	痕跡（trace）	筋のわずかな収縮は起こるが、**関節**は動かない
0	活動なし（zero）	筋の収縮がまったくみられない

□**意識レベルの低下**した患者では実施が難しい。

【神経機能の検査】

□バレー徴候：

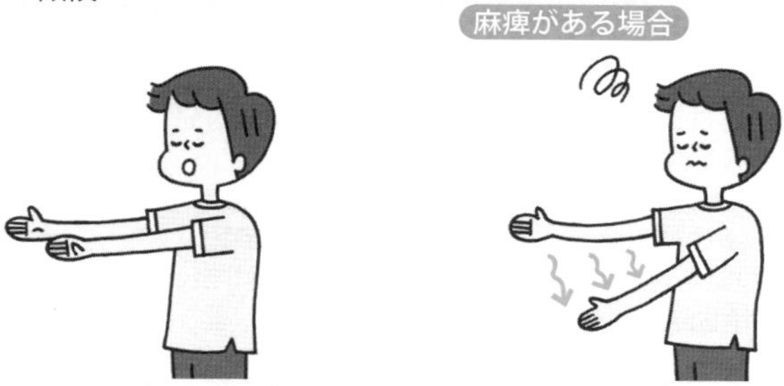

●正常の場合、手掌を上にしたままの姿勢を維持できるが、運動麻痺（**錐体路障害**）がある場合は、麻痺側の腕が**回内しながら**降りてくる。

□指鼻指試験：

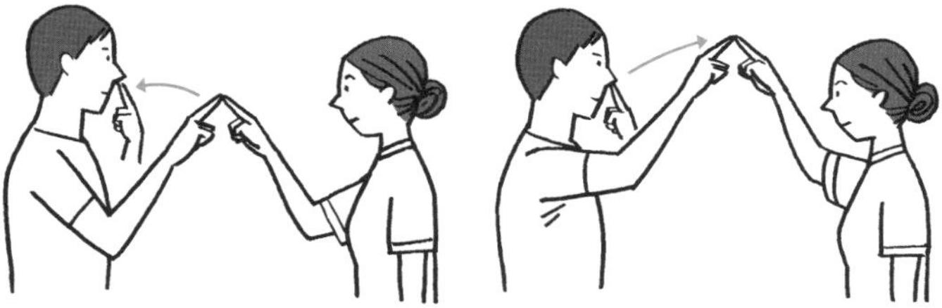

●患者に指で観察者の指と患者自身の鼻に交互に触れてもらう。観察者は標的となる指を広い範囲に動かし、患者の指で追ってもらう。観察者の指を通り過ぎるなどすると、**小脳機能**障害が考えられる。

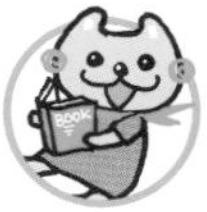

次ねらわれる項目 ▶ バビンスキー反射

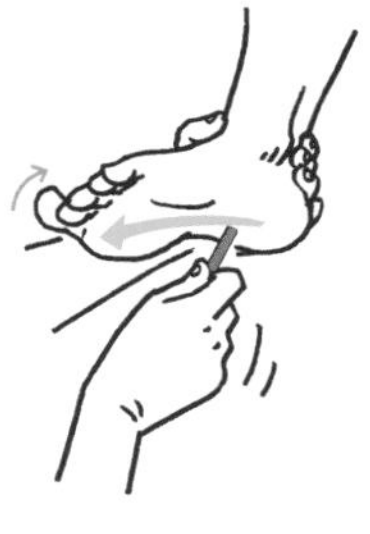

●足底の外側を踵から指のほうへ向けてこすると、足指が底屈する（**足底反射**）。

●逆に**背屈**や開扇現象（指間が開く）がみられるものをバビンスキー反射という。

●バビンスキー反射がみられたら、**錐体路**の障害（脳腫瘍・脳出血など）を疑う。

●錐体路が未発達な**乳幼児**にも、バビンスキー反射がみられる。

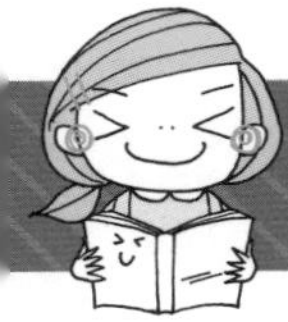

感染防止・医療安全対策

ここだけ覚える！

【標準予防策（スタンダードプリコーション）】

必□スタンダードプリコーションでは**院内感染**を予防する。

★必□スタンダードプリコーションの対象：（感染徴候の有無にかかわらず）すべての患者の**血液**、**体液**（汗を除く）、分泌物、**排泄物**、傷のある皮膚、**粘膜**

【消毒と滅菌】

□消毒とは、病原性のある微生物を死滅・除去することをいう。

□スポルディングの分類：

	ノンクリティカル器具	セミクリティカル器具		クリティカル器具
分類	傷のない正常な皮膚に触れるが、粘膜には触れない	粘膜や正常でない皮膚に触れる		血管など、通常無菌の部位に触れる
器材の例	**ステンレス製便器**、血圧計のカフ、松葉杖、ベッド柵、食器など	口腔用・直腸用体温計など	人工呼吸器、麻酔器、軟性内視鏡、膀胱鏡など	手術用持針器、血管内カテーテル、尿道カテーテル、人工関節など
処理方法	洗浄 消毒（低水準消毒）	消毒（中水準消毒）	消毒（高水準消毒）	滅菌

★必□消毒薬の分類：

種類	特徴	消毒薬の例
高水準消毒薬	大量の芽胞《がほう》を除いてすべての微生物を殺滅	**グルタラール**
中水準消毒薬	芽胞以外すべての微生物を殺滅	**次亜塩素酸ナトリウム**、**ポビドンヨード**
低水準消毒薬	結核菌および消毒薬に抵抗を有する一部の菌以外の微生物を殺滅	グルコン酸クロルヘキシジン

必 □滅菌とは、**細菌芽胞**を含むすべての微生物を死滅あるいは除去することをいう。したがって酸化エチレンガスやオートクレーブによる**高圧蒸気滅菌**では芽胞も死滅する。

□ノロウイルスの失活に有効なのは、**次亜塩素酸ナトリウム**である。

【無菌操作】

□無菌操作の原則：

- 滅菌物が**有効期限内**であること、包装の破損等がないことを確認する。
- 滅菌器具の先端部分は**滅菌**とみなし、手で持つ部分は**汚染**とみなす。
- 滅菌野（清潔区域）の端は**不潔**とみなす。

□無菌操作で行うのは**膀胱留置カテーテル**の挿入、**気管吸引**、培養検査のための採血などがある。

□滅菌物の取り扱い：

- 鑷子を開封し、取り出す際は先端を**閉じた状態**で取り出す。
- 鑷子・鉗子の先端は水平より上を**向かない**ようにする。

必 □滅菌手袋の装着法：

❶手袋を準備し、衛生学的手洗いを行う。
❷包装紙の内袋の外側のみをつまんで開く。
❸利き手の母指と示指で**手袋の折り返し部分**をつかむ。

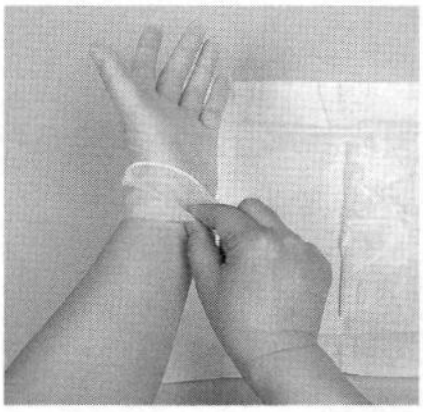

❹利き手の反対側の手を入れる。

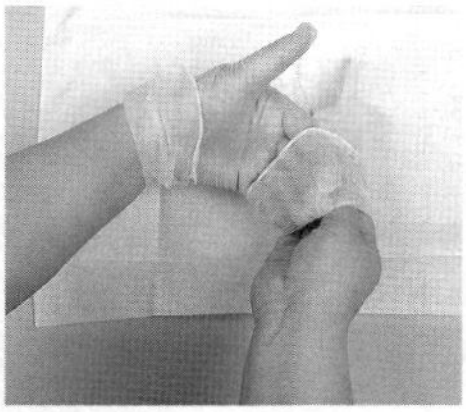

❺手袋をはめた手を、もう一方の手袋の折り返し部分に入れ、もう片方の手を入れる。

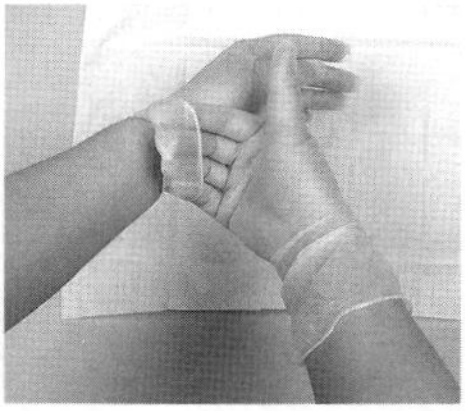

❻両手の折り返し部分を伸ばす。両手を合わせ、手袋を手に密着させる。

【感染性廃棄物の取り扱い】

必 □感染性廃棄物の廃棄容器に表示するマーク：
バイオハザードマーク

必 □バイオハザードマークの色：

色	種類	例
赤色	液状または泥状のもの	血液など
橙色《だいだい》	固形状のもの	血液が付着したガーゼなど
黄色	**鋭利**なもの	**注射針**など

□感染性廃棄物の分類：

産業廃棄物	一般廃棄物
●事業活動に伴って生じた廃棄物のうち、法令で定められた20種類（廃酸*、廃アルカリ*、廃プラスチック［X線のフィルムなど］、汚泥、ゴムくず、金属くずなど）	●産業廃棄物以外の廃棄物（包帯、ガーゼ、脱脂綿、リネン類などのごみ、し尿）
感染性産業廃棄物* 産業廃棄物のうち、感染性病原体が含まれる、または付着している、あるいはそれらのおそれのあるもの（血液が付着したメス、注射針、手袋など）	**感染性一般廃棄物*** 一般廃棄物のうち、感染性病原体が含まれる、または付着している、あるいはそれらの恐れのあるもの（血液や体液が付着したガーゼ、脱脂綿など）

*著しい腐食性を有するもの（pH2.0以下またはpH12.5以上）や感染性廃棄物などは、特別管理産業廃棄物として扱われる。

【針刺し・切創の防止】

★□針刺し事故の予防のために、使用済みの針は専用容器に廃棄することを徹底する。

□針専用の廃棄容器は廃棄物が80%程度に達したら交換する。

□針刺し事故を起こしたら、流水と石けんで手を洗い、職場の管理者に報告する。

□注射針の針刺し事故によるヒト免疫不全ウイルス（HIV）の感染率は0.3%である。

【誤薬の防止】

必□入院患者の与薬時に誤薬を防止するためには、患者の名前とネームバンドを確認する。

【転倒・転落の防止】

必□就寝前に排尿するよう指導する。

必□スリッパは使用しない。

必□離床センサーは患者の状態に合わせて使用する。

必□端座位時に足底が床につくベッドの高さにする。

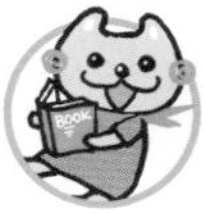

次ねらわれる項目 ▶ 個人防護具（PPE）

- 個人防護具は、処置やケアの際、血液や体液に含まれる病原体から医療者を守るための装備であり、**1回ごとの使い捨て**が基本である。
- 防護具は正しく装着し、外す際は汚染面に触れず、**周囲へ汚染拡大**しないようにする。脱衣の手順では**手袋を最初に外す**。
- 防護具を取り外したときと廃棄したあとは必ず**手指消毒**を行う。
- 空気感染の予防にはN95マスクを用いる。

個人防護具の使用目的と必要となる例

防護具	目的	必要となる例
手袋	血液や体液、粘膜などから医療者の手の汚染を防ぐ	採血、ルート確保、口腔ケア、吸引、排泄ケアなど
マスク・ゴーグル・フェイスシールド	血液や体液などの飛沫から医療者の眼・鼻・口の粘膜の汚染を防ぐ	口腔ケア、吸引、排泄ケア、鼻腔・口腔からの検体採取など
エプロン・ガウン	血液や体液などの飛沫から医療者の皮膚と衣服の汚染を防ぐ	**排泄ケア**など（腕の汚染や体液の広範な飛散が考えられる場合はガウンを着用する）

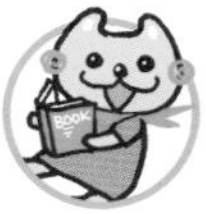

次ねらわれる項目 ▶ 転倒・転落の起こりやすい状況と対策

- 高齢者が睡眠導入薬や降圧薬を使用している場合は、睡眠中や夜間覚醒時、午前中の様子を観察する必要がある。
- 病院や施設では、転倒・転落防止のためのマニュアルを作成したり、転倒・転落アセスメントスコアシートによるスクリーニングを行ったりして、転倒・転落を起こす可能性のある患者の把握と対策がとられている。

転倒・転落の危険性が高い患者の特徴

対象	高齢者、小児
機能障害	視力障害、めまい、麻痺、見当識障害、運動機能障害、抑うつ状態
薬剤の使用	●高齢者の睡眠導入薬の使用による持ち越し効果（ベンゾジアゼピン系睡眠薬の効果が翌朝まで残ることによるふらつき、呼吸抑制など） ●**降圧薬**の使用（めまい、立ちくらみなどが生じやすいため）

次ねらわれる項目 ▶ 医療安全の概念と安全管理〈セーフティマネジメント〉

- 看護における**リスクマネジメント**として「施設内の他部門と協働し、医療・看護の提供の場におけるリスクから、患者・家族・来院者・職員の安全を守り、医療・看護の質保証を目指す活動である」[1]という概念があった。
- 医療現場の安全管理においては、リスクを管理するリスクマネジメントが強調された時期を経て、現在ではセーフティマネジメントが主流となっている。このセーフティマネジメントには、事故を未然に防ぐための活動のほかに、**クオリティマネジメント**（医療の質の確保と向上が主な目的）が加わっている。
- **セーフティマネジメント**とはリスクマネジメントやクオリティマネジメントを包含する概念といえる。「人間はミスを犯す」という前提のうえでミスが事故につながらないように安全をシステムに組み込む考えかたであり、そのために医療の質・安全に関する業務、教育、研究を担当する部門を設置する医療機関が増えてきている。

〈引用文献〉
楠本万里子：看護におけるリスクマネジメント．中西睦子 他 監修，村上美好 他 編集，看護マネジメント論，日本看護協会出版会，東京，2004.

次ねらわれる項目 ▶ 医療現場で使用されるチューブ・ライン類の安全対策

- 静脈内点滴のように血管に挿入するライン、気管チューブや気管カニューレ、栄養のためのチューブ、膀胱留置カテーテル、各種のドレーンなど種類は多岐にわたる。
- 想定されるトラブルは**点滴の血管外への漏れ**、**自己抜去**、**ラインやチューブの接続部の外れ**・未接続・接続ミス、閉塞、破損・切断、空気混入や汚染などがある。
- チューブ・カテーテルを挿入する場合には本人および家族にチューブ・カテーテル挿入の必要性、自己抜去の可能性、予防策としての鎮静・身体拘束の可能性を説明する。また、不快感が強い、チューブ類が眼につきやすいなどは自己抜去の原因となりやすいため、**チューブ類を見えなくする**などの工夫が必要である。

環境の調整

ここだけ覚える!

【療養環境】

必 □病室環境：

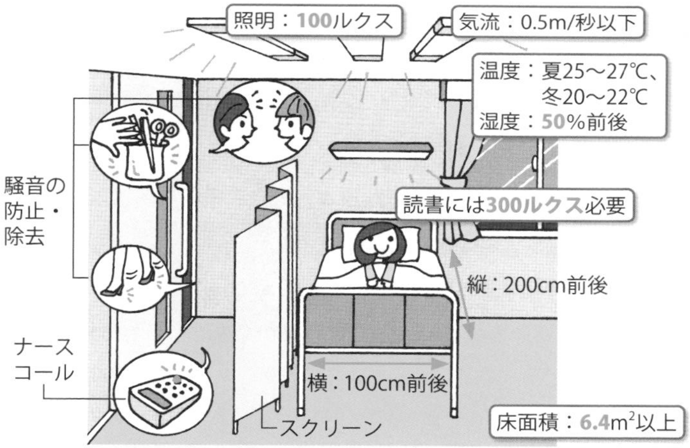

必 □騒音の基準（環境基本法）：

地域の類型	基準値	
	昼間（午前6～午後10時）	夜間（午後10～翌日午前6時）
療養施設、社会福祉施設等が集合して設置される地域など特に静穏を要する地域	50dB以下	40dB以下
住居に供される地域	55dB以下	45dB以下
相当数の住居と併せて商業、工業等の用に供される地域	60dB以下	50dB以下

必 □照度の基準（照明基準総則）：

病室	100ルクス
病棟・外来の廊下、トイレ	200ルクス
ナースステーション	500ルクス
手術室（手術野）	1,000（10,000～100,000）ルクス

食事と栄養

ここだけ覚える!

【栄養状態のアセスメント】 低栄養 P.132

□栄養状態の主なアセスメント指標：

指標		評価
BMI（体格指数）	体重（kg）÷身長（m）^{2}	標準体重は18.5～25未満
血清総タンパク質		基準値：6.5～8.0g/dL
血清アルブミン		基準値：4.0～5.0g/dL

□推定エネルギー必要量（日本人の食事摂取基準2020年版）：

性別	男性			女性		
身体活動レベル	Ⅰ（低い）	Ⅱ（ふつう）	Ⅲ（高い）	Ⅰ（低い）	Ⅱ（ふつう）	Ⅲ（高い）
18～29歳	2,300	2,650	3,050	1,700	2,000	2,300
30～49歳	2,300	2,700	3,050	1,750	2,050	2,350
50～64歳	2,200	2,600	2,950	1,650	1,950	2,250
65～74歳	2,050	2,400	2,750	1,550	1,850	2,100
75歳以上	1,800	2,100	—	1,400	1,650	—

【食事の環境整備、食事介助】

★必□誤嚥を防ぐ食事介助のポイント：

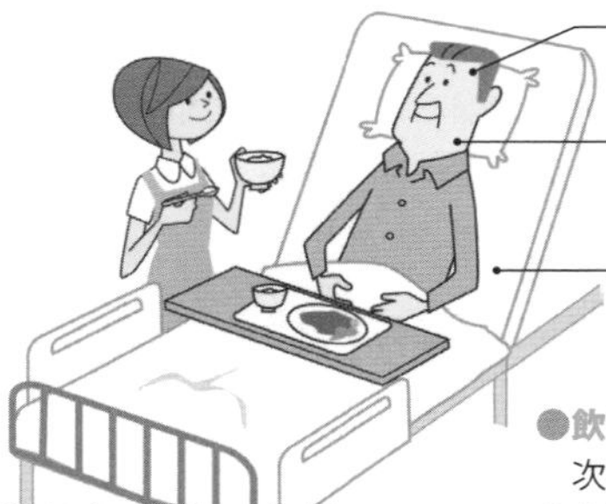

★必□食事機能に問題がある人への援助のポイント：

嚥下障害がある	●水分はとろみをつける ●一口量は多すぎないよう適量にする ●むせたときは食事を中止する（水を飲ませるとさらにむせる） ●食事内容が見える位置に食器を配置する
麻痺がある	●健側から食事介助する ●麻痺側はクッションなどを入れて支える

★□誤嚥しにくい食物の例：ゼリー、プリン、ヨーグルトなど

□誤嚥しやすい食物の例：サラサラしたもの、硬く弾性があるもの、へばりつきやすいもの、ポロポロ・パサパサしたもの、繊維質の強いもの、酸味や辛味の強いもの

【経鼻経管栄養法】

★必□実施時の体位：ファウラー位➡逆流防止のため

□カテーテル挿入のめやす（成人）：鼻孔から外耳孔までの長さ＋外耳孔から剣状突起までの長さ

必□カテーテル挿入時は、下顎を挙上する。

★必□カテーテルが咽頭部まで達したら頸部を軽く前屈する。

□カテーテルは患者の嚥下運動に合わせて挿入する。

★必□挿入後は、カテーテルから胃内容物を吸引し、正しく挿入されていることを確認する（内容物のpH等を調べることもある）。ただし、最も確実な方法はX線撮影である。

□咳嗽が生じた場合はただちに抜去する。

□注入終了後は、胃内容物の逆流防止のため、カテーテルを閉鎖する。

□注入終了後は、カテーテルの閉塞や汚染防止のため微温湯を流す。

【経腸栄養法】 胃瘻 P.186

必□経腸栄養剤の副作用：下痢

□下痢のときは栄養剤の注入速度を遅くする。

【中心静脈栄養法】 在宅中心静脈栄養法 P.186 気胸 P.11

必□鎖骨下静脈へ中心静脈カテーテル挿入時に起こりやすい合併症：気胸

□カテーテルの挿入位置確認のため、挿入直後にX線撮影を行う。

□合併症に糖代謝異常があるため、定期的に血糖値を確認する。

□感染の早期発見のためにも、カテーテルの挿入部位が観察しやすいよう刺入部位は透明なフィルムドレッシング材で覆う。

□カテーテルの固定位置は毎日確認する。

必□高カロリー輸液は浸透圧が高いため中心静脈から投与しなければならない。高血糖にも注意する。

排泄ケア

ここだけ覚える!

【排泄のアセスメント】

★必□尿の基準：

正常な1日尿量	1,000～2,000mL
頻尿	尿の回数が異常に多い状態
無尿	100mL/日以下
乏尿《ぼうにょう》	1日の尿量が少ない状態 400mL/日以下
多尿	2,500mL/日以上
尿閉《にょうへい》	膀胱内に貯留しているが排泄できない状態

★□無尿時には原則としてカリウムの投与が禁忌である（心停止の恐れがある）。

【床上排泄】

必□床上で排便しやすい体位：ファウラー位

★必□女性患者の床上排泄で洋式便器を当てる位置：

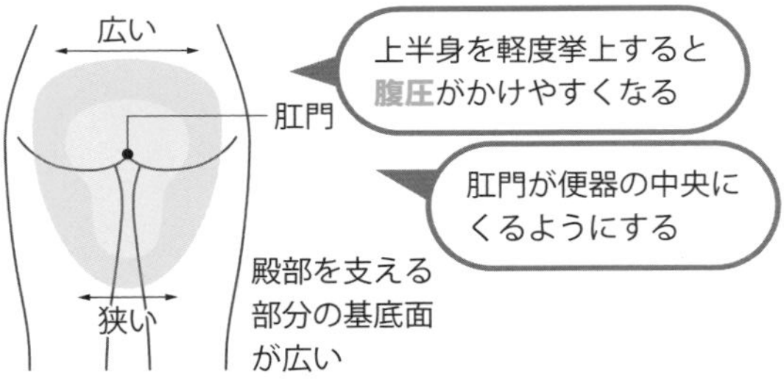

【一時的導尿】

必□成人男性のカテーテル挿入の長さ：18～20cm

★□成人女性のカテーテル挿入の長さ：5～7cm

必□男性の導尿で、カテーテル挿入を開始するときの腹壁に対する挿入角度：80～90度

必□滅菌手袋を着用して無菌操作で実施する。

【便秘】

□器質性便秘：大腸の形態的変化（狭窄など）を伴う。

★必□弛緩性便秘の原因：運動不足（高齢者では長期臥床によるものが多い）

必□弛緩性便秘の患者に対する食事指導：食物残渣の多い食品の摂取

□けいれん性便秘の解消にはリラクセーション法を用いる。

□直腸内に便塊が貯留している状態（嵌入便）で下剤を使用しても、軟化した便が嵌入便にせき止められてしまうため適切ではない。摘便や浣腸を試みる。

【グリセリン浣腸】

□効果：腸管の蠕動の促進

□グリセリン液は潤滑剤として用いる。便を溶かしてやわらかくし、便の滑りをよくする。

★必□成人患者の実施時の体位：左側臥位

★必□立位での実施は腸管穿孔の危険性が高い。

★必□カテーテル挿入の長さ：5cm

□注入時は口呼吸を指示する。

★必□注入して3～10分後に便意が強まったら排便を促す。

必□浣腸液は40℃で準備する。

【尿失禁】

★必□尿失禁の主な種類・原因・ケア：

種類		主な原因	ケア
機能性尿失禁	膀胱内に蓄尿できるが、移動してトイレで排尿できない	●認知症 ●脳血管障害	定期的なトイレ誘導
切迫性尿失禁	尿意を感じると同時に排尿する	脳血管障害	排尿間隔の記録に基づいてトイレに行く
腹圧性尿失禁	努責やくしゃみをしたときに生じる	骨盤底筋群の筋力低下	●骨盤底筋訓練 ●尿意を感じたら早めにトイレに行く
溢流性《いつりゅうせい》尿失禁	膀胱の収縮力の低下により膀胱内にたまった尿が常に漏れる	●前立腺肥大症 ●前立腺全摘出	腹部への用手による刺激
反射性尿失禁	尿意を感じない	脊髄損傷	間欠的自己導尿、脊髄排尿反射の誘発

【便失禁】

□高齢者の便失禁の原因：肛門括約筋の収縮力低下

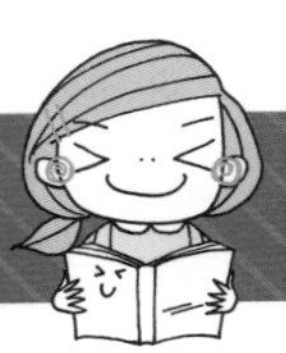

活動と運動

ここだけ覚える！

【体位】

□肺血流量が減少する体位：**立**位

必 □胃食道逆流予防のために食後30分～1時間程度とるとよい体位：**坐位**

□臥床患者の仰臥位では**膝の下**に枕を入れるとよい。

★ □仰臥位の患者の良肢位：**足関節底屈0度**、**股関節外転0～10度**、**肘関節屈曲90度**など

□仰臥位から急に立位になると**脈拍が速く**なる。

□体位とその目的：

心不全時の起座位	静脈還流量の**減少**
悪心・嘔吐時の側臥位	噴門部の**閉鎖**
腰椎麻酔後の頭部挙上	高位麻酔の**予防**
腹水貯留時のファウラー位	横隔膜の**下降**

★ □覚えておきたい体位：

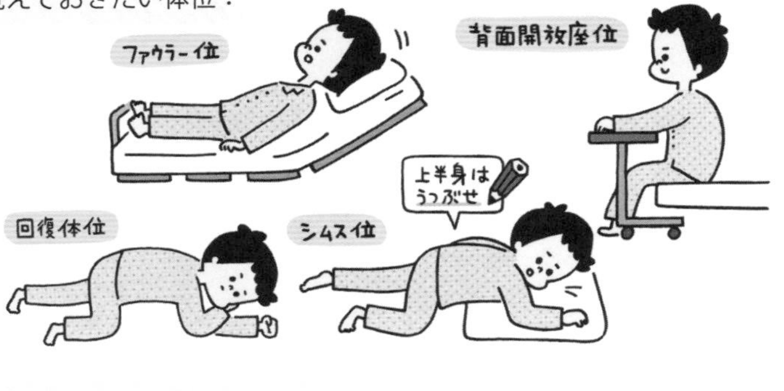

【体位変換、ボディメカニクス】

□体位変換の効果：局所血流の**改善**、精神的苦痛の**緩和**、気道分泌物の**喀出促進**

★ □四肢に障害がない患者を仰臥位から側臥位に体位変換するときのポイント：

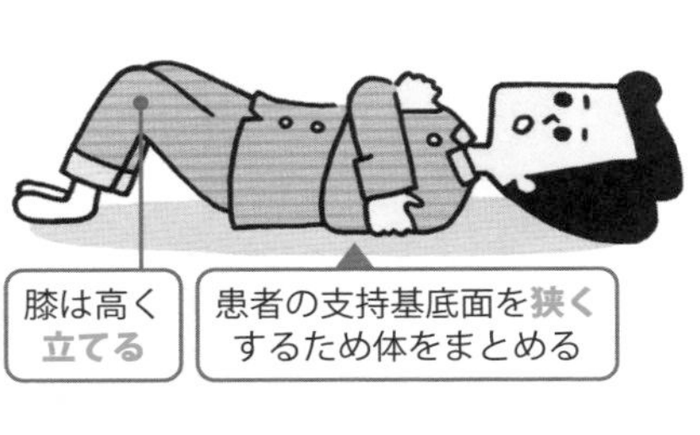

□ボディメカニクスのポイント：

- **大きな筋群**を使う。
- 重心線は**支持基底面内**を通過するほうが安定する。

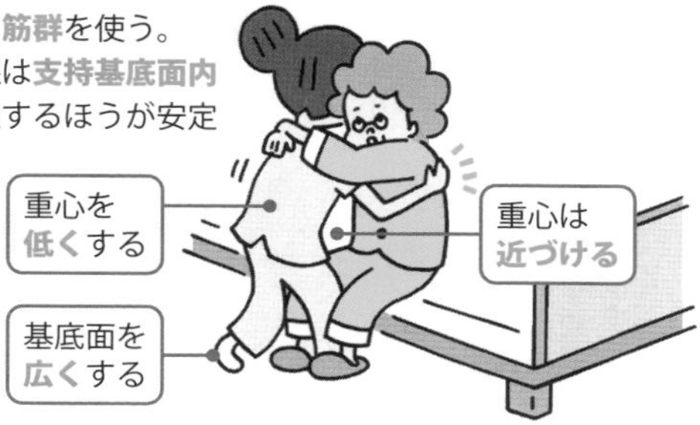

【歩行介助】

□麻痺がある場合、看護者は患者の**麻痺**側に立つ。

□麻痺がある場合に階段を上るときは、**健**側下肢から上る。

【ストレッチャーでの移送】

㊙□水平移動時の移送方法：

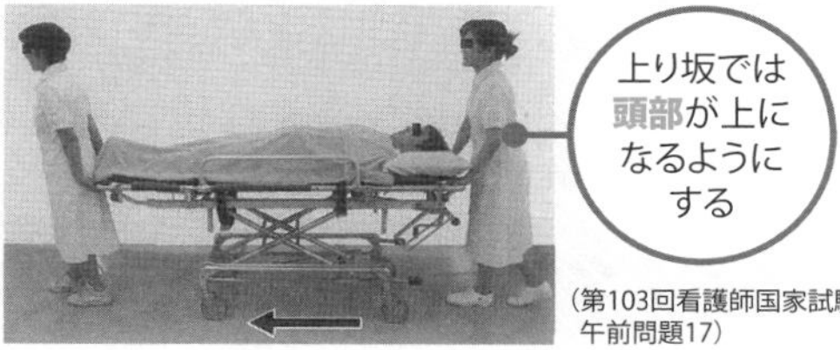

（第103回看護師国家試験
午前問題17）

【車椅子での移送】

★㊙□**ティッピングレバー**を踏み、小車輪を上げて段差を乗り越える。

㊙□移乗する前に**フットレスト（足のせ台）**を上げる。

★㊙□急な下り坂では**後ろ向き**に車椅子を進める。

㊙□エレベーターには通常は**後ろ向き**で乗る。

□右片麻痺のある患者をベッドから車椅子へ移乗介助するときの車椅子と看護師の足の位置：

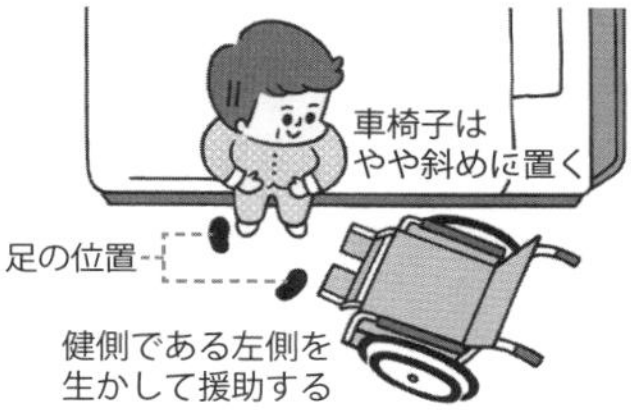

【廃用症候群】

㊙□歩かないと**下肢筋力が低下する**ことなどを示す。

□過度な安静などが原因であり、心肺機能の低下や**骨吸収の亢進**（骨密度の低下）などもみられる。

㊙□予防法：**関節可動域訓練**

□廃用症候群では二次的に**起立性低血圧**を発症する。

□ギプス固定後の**等尺性運動**は廃用症候群の予防に有効である。

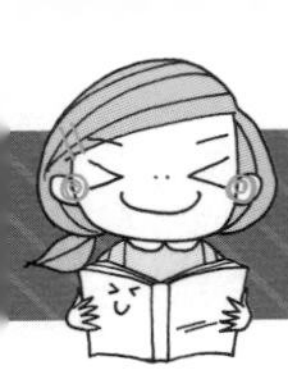

休息と睡眠

ここだけ覚える!

【睡眠に影響する要因】

必 □サーカディアンリズムの周期：**24**時間

□サーカディアンリズムを整えるための援助のポイント：

- **毎朝同じ時刻に起床**するよう促す。
- 日中は**カーテン**を開けておく。
- 成人は基本的には**昼寝**の必要はない。

【睡眠】

□**入眠期に起こされる**と寝つきが悪くなる。

□不規則交替制勤務者では**睡眠相後退症候群**が生じやすい。

□睡眠時無呼吸症候群の原因となるもの：**咽頭扁桃肥大**、肥満

★ □レム睡眠とノンレム睡眠の特徴：

	ノンレム睡眠（脳の眠り）	レム睡眠（身体の眠り）
脳波	デルタ波（徐波） 大脳皮質の活動が**低下**	**ベータ**波 大脳皮質の活動が活発
骨格筋	身体活動は**ない** エネルギー代謝が低下	**弛緩**している
心拍数	低下する	**変動**する
夢	見ない	**見る**

□ノンレム睡眠中は組織の新陳代謝が**促進**される。

□入眠はノンレム睡眠から始まる。

□レム睡眠は睡眠の周期（1回約**90**分）の間に3～6回現れる。

□新生児では睡眠の約50%を**レム**睡眠が占める（成長に伴い**減少**する）。

□乳児の睡眠は**多相性**である。

□**5**歳ごろになると成人と同じ睡眠覚醒リズムになる。

【睡眠を促す援助】

必 □足浴は睡眠を**促進**する。

□起床後は**日光**を浴びる。

□就寝前に**喫煙**したり、**カフェイン入りの飲料**（**コーヒー**など）を飲んだりしないようにする。

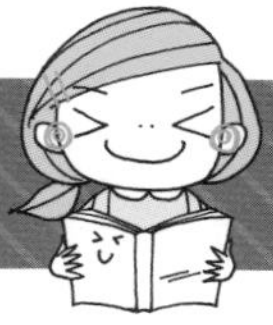

清潔ケア

ここだけ覚える!

【入浴、足浴、清拭】 在宅療養者の清潔 P.182

★必□入浴には**温熱**（**末梢血管が拡張**）、**浮力**、**静水圧**作用（**血液循環**を促進）がある。

□**浴槽から出た**ときに血圧が低下しやすい。

必□全身清拭時に洗面器に準備する湯の温度：**50～55**℃、皮膚に触れるタオルの温度：**40～42**℃

必□足浴で使用する湯の温度：**38～40**℃

【口腔ケア】

□効果：プラークの**形成防止**、唾液分泌の**促進**、口腔内のpHの**中性化**、バイオフィルムの**形成防止**、肺炎予防

必□**経口摂取**の有無に関係なく実施する。**歯肉出血**がある、**含嗽**ができない、**総義歯**の場合でも**義歯を外して**実施する。

□含嗽ができない場合はスポンジブラシを用い、含ませた水をよく**絞って**使う（水分の誤嚥防止）。

必□**使い捨て手袋**（ディスポーザブル手袋）を装着して行う。

□歯周ポケットの清掃に適したブラッシング：**バス法**

【洗髪】

□効果：頭皮の**血液循環**の促進

□**仰臥位**で行うと患者のエネルギー消費が少ない。

必□湯の温度：**38～41**℃

必□**青梅綿**で耳栓をする（吸水性のある**脱脂綿**は使用しない）。

必□**指の腹**を使って**一定の力**で洗う。

【陰部洗浄】

必□湯の温度：**38～40**℃

必□女性の場合、**外尿道口**から**肛門**に向けて拭く。

必□**ディスポーザブル手袋**を着用し、**石けん**を用いて洗浄する。

【寝衣交換】

★必□右片麻痺患者の寝衣交換では、**左**から脱がせ、**右**から着せる。

必□左上肢に拘縮のある患者の寝衣交換では、脱がせるときは**右手**から行い、着せるときは**左手**から行う。

□前腕から点滴静脈内注射中の患者の寝衣交換では、着衣時は輸液ボトル・セットを**腕**よりも先に袖に入れる。

次ねらわれる項目 ▶ ブラッシングの方法

スクラビング法

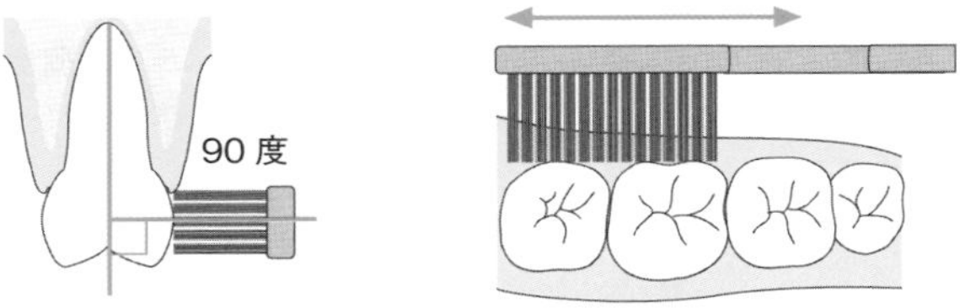

- 歯ブラシを歯の表面に垂直にあて、左右に小刻みに振動させる。
- 歯の表面の汚れを取る。

バス法

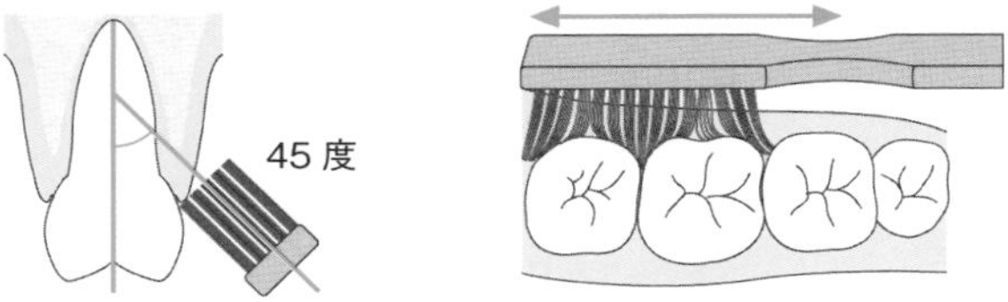

- 歯ブラシを45度の角度であて、歯と歯肉の境目にあて左右に動かし、汚れを取る。**歯肉のマッサージ効果**もある。
- 歯周ポケットの汚れを取ることができるので、**歯周病**の予防効果がある。

ローリング法

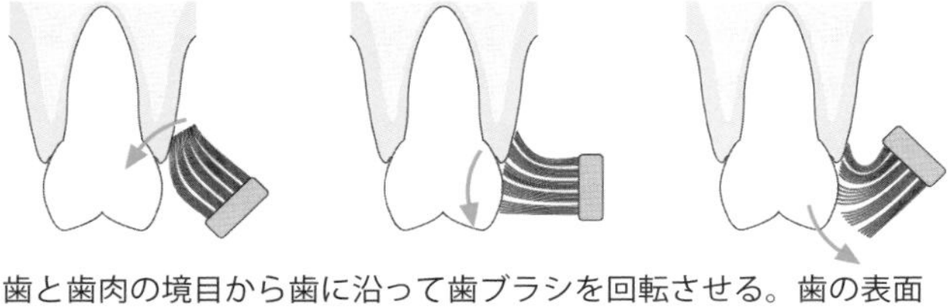

歯と歯肉の境目から歯に沿って歯ブラシを回転させる。歯の表面と歯肉との境目の汚れを取る。

池西静江，石束佳子，阿形奈津子 編：看護学生スタディガイド 2025．照林社，東京，2024：320．より引用し、一部改変

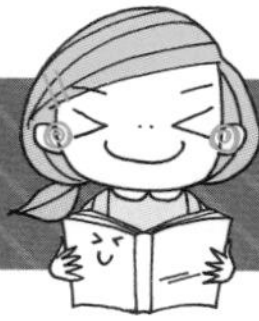

呼吸管理

ここだけ覚える!

【酸素ボンベ】

必 □日本の法令で定められている酸素ボンベの色：**黒**

★必 □酸素ボンベのしくみ：

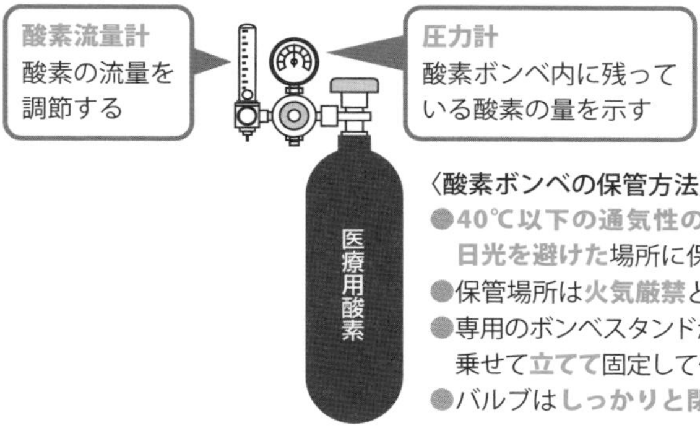

〈酸素ボンベの保管方法〉
- **40℃以下の通気性のよい直射日光を避けた**場所に保管する。
- 保管場所は**火気厳禁**とする。
- 専用のボンベスタンドかカートに乗せて**立てて**固定して保管する。
- バルブは**しっかりと閉めておく**。

□酸素ボンベの使用可能時間：

$$\text{酸素残量の求め方(L)}=\frac{\textbf{ボンベ容量(L)×残圧(MPa)}}{\textbf{最高充填圧(MPa)}}$$

$$\text{使用可能時間の求め方(分)}=\frac{\textbf{酸素残量(L/分)}}{\textbf{酸素流量(L/分)}}$$

【酸素吸入器具】

□主な酸素吸入器具：

	酸素流量(L/分)	吸入酸素濃度(%)のめやす
鼻カニューレ	1～6	24～44
フェイスマスク	**5～8**	40～60
リザーバー付き酸素マスク	6～10	**60～**
ベンチュリーマスク	2～12	24～50

必 □ベンチュリーマスクのしくみ：**患者の1回換気量に関係なく**、ベンチュリー効果によって酸素濃度を調節する。安定した濃度の酸素が得やすく、比較的厳密な酸素療法を行うことができる。

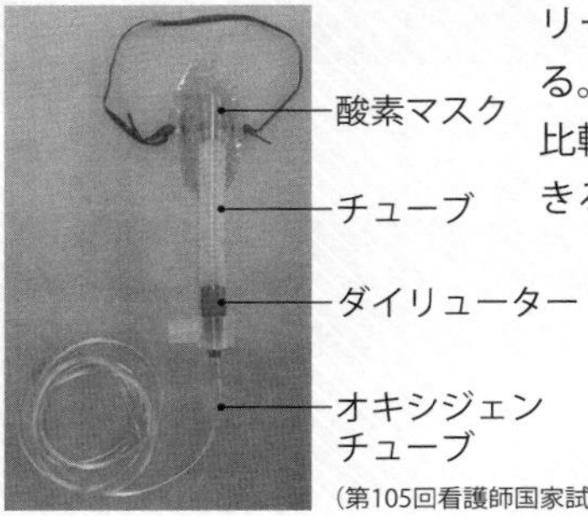

酸素濃度に合わせてダイリューターを替える

（第105回看護師国家試験午前問題24）

【ネブライザー】

□ネブライザーの主な種類：

種類	粒子の大きさ	適応
ジェットネブライザー	1〜15 μm	気管支拡張薬や去痰薬の吸引
超音波ネブライザー	**1〜5** μm	加湿

【鼻腔内吸引】

必 □1回の吸引時間：**10〜15**秒

必 □吸引チューブを**回転**させながら吸引する。

【気管内吸引】

★必 □1回の吸引時間：**10**秒以内

□実施前に**咽頭部**の分泌物を吸引しておく。

必 □**無菌操作**で実施する。

必 □吸引圧：最大**150**mmHg

必 □吸引時間が長いと**動脈血酸素飽和度**（**SaO_2**）が低下しやすい。

必 □吸引時間が長いと**低酸素血症**を生じやすい。

□患者の**吸気**に合わせて気管内にカテーテルを挿入する。

【排痰ケア】

必 □体位ドレナージの目的：**排痰の促進**（痰が貯留している部位を上にして重力を利用する）

□気管挿管中の患者の体位ドレナージでは、実施前後に**気管内吸引**を行う。

□**スクイージング**では胸壁を呼気時に圧迫して気道分泌物の移動を促す。

必 □体位ドレナージ

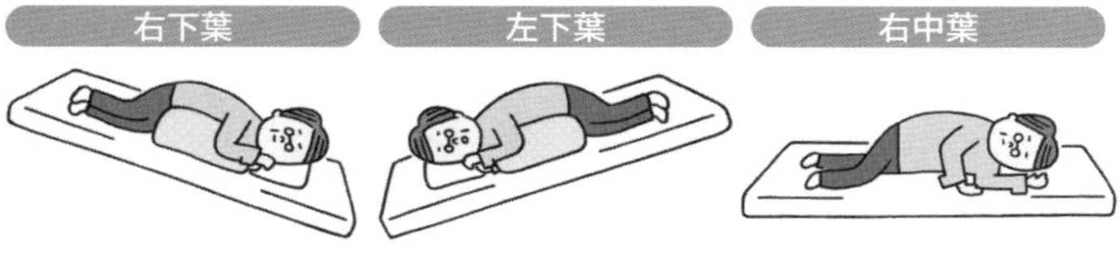

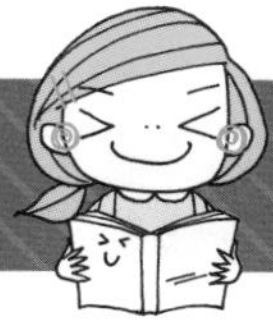

罨法

ここだけ覚える！

【罨法の種類と適応】

★□罨法のポイント：

	温罨法	冷罨法
目的・効果	●平滑筋の**弛緩** ●局所の血管の**拡張** ●知覚神経の興奮の**鎮静** ●細胞の新陳代謝の**促進**	局所の炎症の**抑制**
主な禁忌	●**痛風発作による疼痛** ●**腸閉塞による腹痛** ●感染のある部位	循環障害のあるとき
種類	●湿性温罨法：温湿布など ●乾性温罨法：湯たんぽ、電気毛布など	●湿性冷罨法：冷湿布、**冷パップ** ●乾性冷罨法：氷枕、氷嚢など
準備	〈ゴム製湯たんぽ〉 ●湯の温度：**60**℃程度 ●湯は**2/3～4/5**程度入れる ●湯たんぽ内の**空気を抜いて**栓をする 〈プラスチック製湯たんぽ〉 ●湯の温度：**70～80**℃程度 ●湯は**注入口**まで入れる ●どちらの場合も**湯たんぽカバー**に入れる	〈氷枕〉 ●氷は**1/2～2/3**程度入れる ●内部の空気は**抜いておく** ●**タオル**などでカバーする
使用	皮膚面から**10**cm程度離して使用する	**水漏れ**がないことを確認する

皮膚・創傷管理

ここだけ覚える!

【創傷の治癒】

★□創傷の治癒過程：

分類	期間	特徴
炎症期	受傷直後〜 3日間	血小板や血管収縮による止血が起こる。白血球などによる殺菌と創部の清浄化が起こる。**滲出液は創にたまる**。**浮腫**が生じる
増殖期	受傷後3日〜	**線維芽細胞**が増殖し、コラーゲン産生によって**肉芽組織**が形成される。**創の収縮**が起こる。肉芽が創表面まで達すると**上皮化**が起こる。血管内皮細胞が新しい血管をつくる
成熟期	受傷後1年以上	創傷部位の上皮化が終了し、膠原線維（**コラーゲン**が中心）が変化して瘢痕組織となる

□創傷治癒の形式：

一次治癒（一期癒合）　感染のない創を縫合し、治癒に向かわせる。

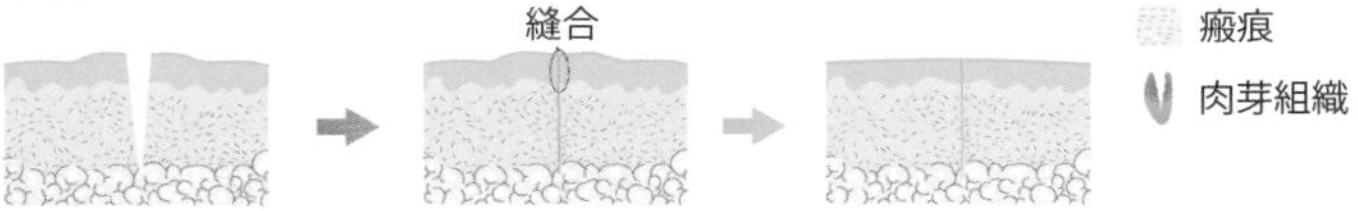

二次治癒（二期癒合）　感染を起こす可能性がある場合は、縫合せずに開放創とする。肉芽組織が増殖し、瘢痕治癒する。

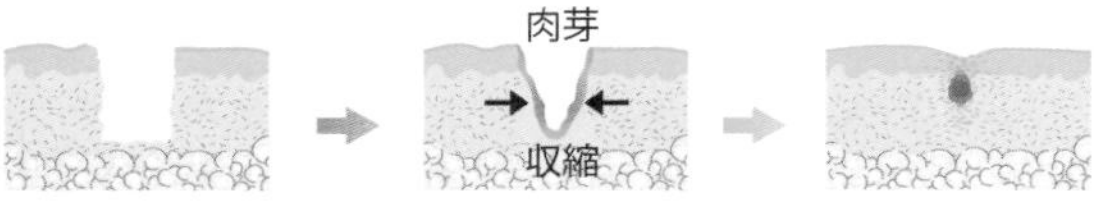

三次治癒（三期癒合）（遅延一次縫合）　感染の可能性がある創を開放創とし、創が清浄化した後に縫合する。

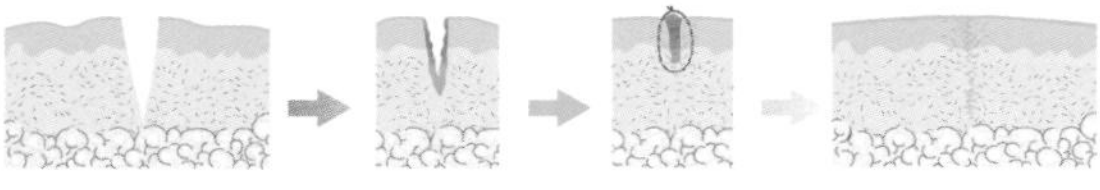

三浦美奈子：創傷管理と看護ケア．井上智子編，パーフェクト臨床実習ガイド 成人看護Ⅰ 急性期・周手術期 第2版，照林社，東京，2016：196．より引用

【創傷管理】

□開放性損傷（皮膚・粘膜の連続性が断たれた損傷）：**切創、擦過創**

□閉鎖性損傷（皮膚・粘膜の連続性が保たれた損傷）：打撲傷、皮下出血

必 □ドレッシング材で密閉してよい創の状態：**鮮紅色の肉芽の形成**

必 □感染のない創傷部位の創面は**洗浄**する（消毒しない）。

□**湿潤環境**は感染徴候のない創傷の治癒を促進する。

□**アルブミン低値**は、術後の創傷治癒が遅延する原因となる。

【包帯法】

必 □**使用部位**によって包帯を使い分ける。

必 □患部を**強く圧迫**するのは禁忌である➡**血行障害**が生じるため。

□巻軸《かんじく》包帯の特徴：

	用途	巻き方
環行帯《かんこうたい》	太さが一定の部位（例：手首）	先に巻いた包帯の上に重ねる
らせん帯	長さがあり太さの変化が小さい（例：前腕部）	先に巻いた包帯の上に1/2～1/3を重ねる
麦穂帯《ばくすいたい》	太さが一定でない部位（例：下腿、屈曲部位）	包帯に斜度をもたせながら部位の形状に合わせて巻く

【褥瘡の予防・処置】 在宅の褥瘡管理 P.186

必 □仰臥位での褥瘡の好発部位：**仙骨部**など

★必 □ブレーデンスケールは、**褥瘡発生の予測**に用いる。評価項目には、知覚の認知、**湿潤**、活動性、可動性、栄養状態、摩擦とずれがある。

必 □仙骨部の褥瘡予防：**体圧分散寝具**の使用

必 □褥瘡の初期症状：**発赤**、紅斑

必 □褥瘡の深達度（Ⅱ度）：真皮にとどまる皮膚障害（**水疱**、びらんなど）

必 □褥瘡の洗浄液には**生理食塩液**を用いる。

□持続する**皮膚の湿潤**は発生要因になる。

□褥瘡の好発部位：

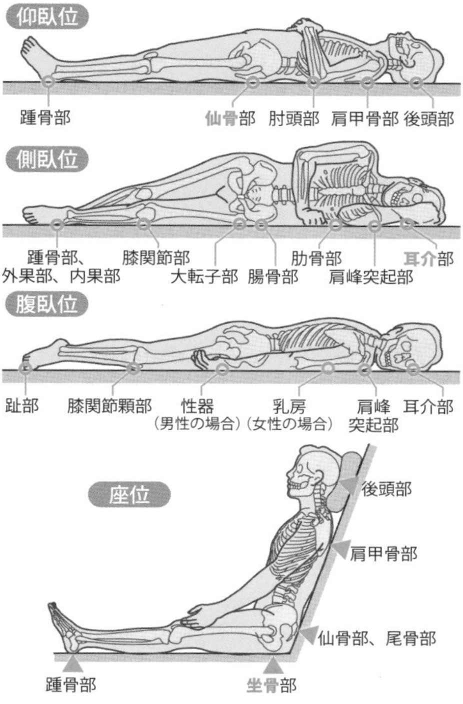

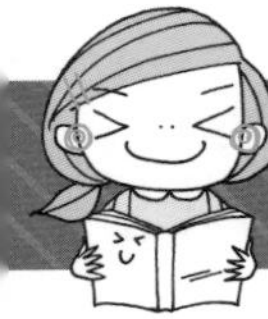

薬物療法の管理

ここだけ覚える！

【与薬方法】

★㊙□注射方法：

	注射部位	吸収速度	針の太さ	針の刺入角度	その他
皮内注射	上腕など	遅い	26〜27G	0度	●注射針は2〜3mmと浅く刺入する ●注射後はマッサージしない
皮下注射	上腕など		23〜25G	10〜30度	●皮下脂肪が5mm以上の部位を選択する ●皮下組織とともに皮膚をつまみ上げて針を刺入する
筋肉内注射	中殿筋、三角筋		22〜25G	45〜90度	中殿筋での注射では坐骨神経の走行に注意する
静脈内注射	肘正中皮静脈、橈側皮静脈、尺側皮静脈、前腕正中皮静脈など	即	21〜23G	10〜20度	抜針後はアルコール綿で止血するまで圧迫する

★㊙□静脈内注射を行う際、15%塩化カリウムは必ず希釈して用いる➡そのままの濃度では心停止をまねくため。

㊙□坐薬を挿入（直腸内与薬）した際は、出てこないように1、2分肛門を押さえる。

【輸液ポンプ】

㊙□輸液ポンプを使用する目的：薬液の注入速度の調整

㊙□輸液ポンプに設定する項目：流量

【点滴静脈内注射】

㊙□点滴静脈内注射の血管外漏出で注意すべき初期症状：疼痛

㊙□刺入部位の腫脹を確認した場合、注入を中止する。

㊙□成人用輸液セット1mL当たりの滴下数：20滴

㊙□点滴滴下数（滴/分）の求め方：

20滴/mLの輸液セットの場合	点滴滴下数（滴/分）＝輸液量（mL）÷輸液時間（時）÷3
60滴/mLの輸液セットの場合	点滴滴下数（滴/分）＝**輸液量（mL）÷輸液時間（時）**

【輸血】

★□輸血の主な副作用：

即時型副作用	輸血開始後10～15分で出現	●即時型溶血性反応 ●非溶血性反応：**蕁麻疹**《じんましん》など
遅発型副作用	**輸血後数日～数週間後**に出現	**輸血後移植片対宿主病**（**PT-GVHD**、血液に放射線を照射して予防する）など

㊙□血液製剤と保存方法：

全血製剤	血漿製剤	赤血球液	血小板製剤
2～6℃で保存	－20℃以下で保存（新鮮凍結血漿の場合）	**2～6℃**で保存	**20～24℃** 水平振とう保存

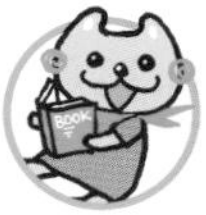

次ねらわれる項目 ▶ 輸血管理

●❶自己血輸血（自分の血液を使用）と❷同種血輸血（他人の血液を使用）がある。

各製剤の準備のポイント

赤血球製剤	**トレイなどに置いておき**そのまま使用
凍結血漿製剤	**冷凍保存**されているため、ビニール袋に入れて、30～37℃の恒温槽で融解して3時間以内に使用（融解中、撹拌が必要）
血小板製剤	そのまま使用

輸血時のポイント

確認	●使用製剤に合わせた**専用の輸液セット**を使用する ●クロスマッチ検査（交差適合試験）は血液型検査と別の時点で行い、結果は**医師や看護師が複数**で確認する ●輸血用血液製剤と患者の適合性を確認するときは、**2人で声に出して行う**
観察	輸血開始後、新しい血液バッグを接続してから**5分間**は、特に注意深く観察する。最初の10～15分間は1mL/分で輸血する

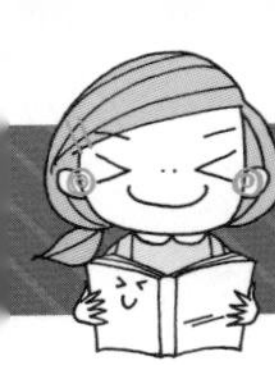

救命救急処置

ここだけ覚える！

【一次救命処置（BLS）】 トリアージ P.193

□心肺機能が停止した患者に対する心肺蘇生には、❶一次救命処置（BLS）と❷二次救命処置（ALS）がある。

必□BLSは、呼吸・脈拍の確認後に**胸骨圧迫**から行い、その後人工呼吸を加えることが推奨されている（JRC蘇生ガイドライン2020）。

必□呼びかけに反応はないが正常な呼吸がみられる傷病者に対しては、まず**回復体位**とする。

必□全身性のけいれん発作時では**気道の確保**を優先する。

□顔面に広範囲のⅢ度熱傷を負った患者が搬送された場合、**気道の確保**を優先する（気道熱傷を起こしている可能性があるため）。

★必□成人と小児の心肺蘇生のポイント：

	成人	小児
胸骨圧迫の位置	胸骨の下1/2（両手を重ねて手掌根部で圧迫する）	**胸骨の下1/2**（乳児では指2本で圧迫する）
胸骨圧迫の深さ	**5**cm（**6**cmを超えない）	胸郭前後径の約1/3
胸骨圧迫の速さ	**100～120**回/分	
胸骨圧迫と人工呼吸の比率	**30：2**	●**30：2**（1人法） ●**15：2**（2人法）
脈拍の確認位置	頸動脈	上腕動脈

★必□成人の一次救命処置における圧迫部位：

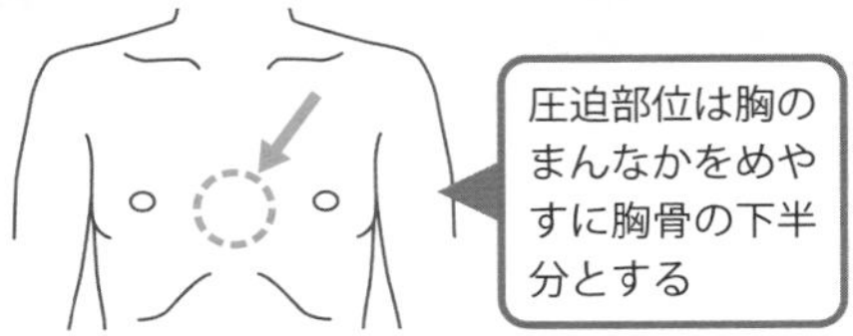

【直流除細動器】

必□直流除細動器の使用目的：**不整脈の治療（洞調律の回復）**

【自動体外式除細動器（AED）】 不整脈 P.65

必□AEDの機能：**除細動**

★必□AEDの適応となる不整脈：**心室細動**、心室頻拍（無脈性と有脈性がある）

★必□AEDの使用方法のポイント：

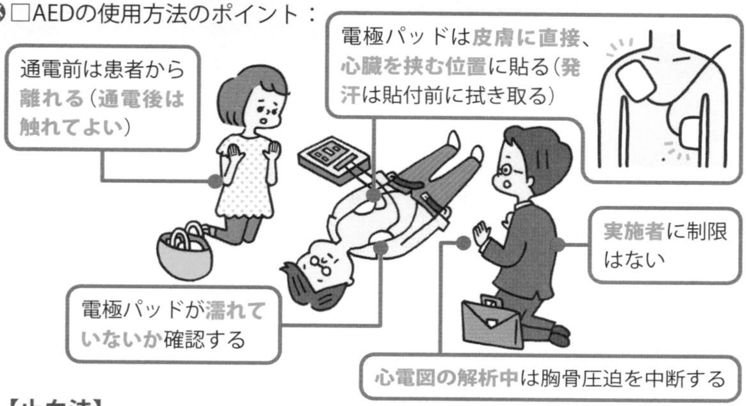

【止血法】

□止血方法の種類：

永久的止血法		**血管結紮《けっさつ》法**、焼灼による止血など
一次的止血法	直接的圧迫止血法	出血部位を直接手で圧迫する
	間接的圧迫止血法	出血部位よりも**中枢**側の動脈を圧迫する
	止血帯法	出血部位に近い中枢側に止血帯を巻く

□外出血している部位は心臓より**高く**保つ。

□止血帯は幅が**広い**もの（3cm以上）を使用する。また、駆血時間は記録し、30分に1回程度止血帯を**緩めて圧迫を解除**する。

必□主な間接的圧迫止血法の止血部位：

上腕動脈の出血	**腋窩**動脈
前腕動脈の出血	**上腕**動脈
手指の出血	橈骨動脈
下肢の出血	**大腿**動脈
鼻出血	鼻中隔前方の出血は、鼻翼を押さえ、**キーゼルバッハ部位を圧迫する**

【救急医療体制】

□救急医療体制の種類：

初期救急医療体制	**休日・夜間急患センター**、在宅当番医
第2次救急医療体制	病院群輪番制度
第3次救急医療体制	高度の診療機能をもつ24時間救命救急センター

採血

ここだけ覚える！

【採血部位】

必 □一般検査時の採血に最も用いられる静脈：**肘正中皮静脈**、橈側皮静脈、尺側皮静脈

□左鎖骨下静脈から中心静脈栄養を実施している人の**左上肢**は採血部位として選んでよい。

【静脈血採血方法】

★ 必 □肘正中皮静脈からの採血における駆血部位：

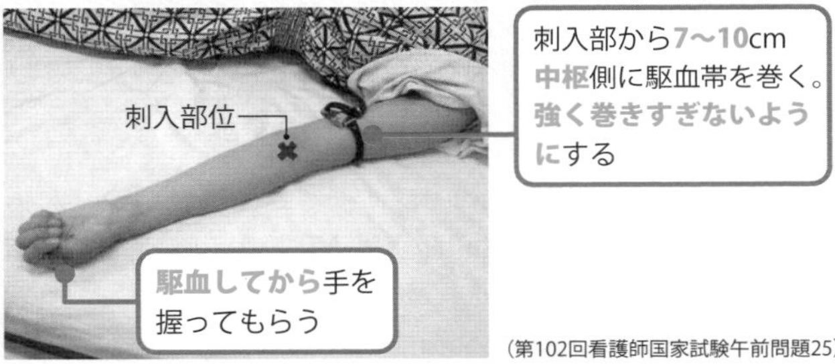

（第102回看護師国家試験午前問題25）

必 □静脈血採血の穿刺時の皮膚に対する針の適切な刺入角度：**10〜30**度

必 □成人に血液検査のための静脈血採血をする際、最も適した注射針の太さ：**22**G

必 □血管が怒張しない場合は、**40℃の温タオルで温める**。

□看護師は手袋を装着する。

必 □刺入部位の消毒は**中心から外側**に向かって行う。

★ 必 □駆血して**1**分以内に採血する。

必 □注射針の刃面を**上向き**にして刺入する。

必 □内筒は**ゆっくりと**引く（溶血を防ぐため）。

□ホルダーから**真空採血管**を抜去したあとに**駆血帯**をゆるめる。

★ 必 □抜針は**駆血帯を外して**から行う。

必 □抜針後は5分程度、**圧迫止血**をする。

□抜針した採血針はリキャップしない。

□針専用の廃棄容器は**実施者の手の届く範囲に置く**。

□真空採血管使用のポイント：

- 真空採血管はホルダーを**固定したまま**取り替える。
- 使用後の採血針とホルダーは**専用の廃棄物処理容器**に入れる。

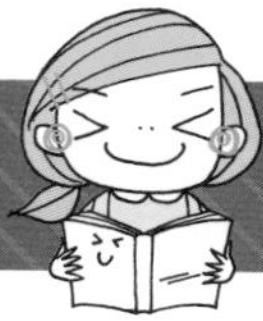

検査時の援助

ここだけ覚える!

【検体検査】

□血液検査で**血球数**は抗凝固剤が入っている採血管を使用する。
□全血の検体を25℃の室内に放置すると**血糖**が低下する。
□採血管に添加されている抗凝固剤のまとめ：

抗凝固剤	キレート除去・作用が阻害される物質
クエン酸ナトリウム	**カルシウムイオン**
EDTA-2K	
フッ化ナトリウム〈NaF〉	カルシウムイオンと解糖系酵素
ヘパリン	活性型凝固因子

【穿刺の介助】

★□主な穿刺の種類：

	実施時の体位／穿刺部位	その他
胸腔穿刺	**半座**位、**座**位／中後腋窩線上第5～7肋間（胸水）、鎖骨中線上第2～3肋間（気胸）	●**局所**麻酔で行う ●穿刺中は**深呼吸**や咳をしないように指示する
腹腔穿刺	**半座**位、**仰臥**位／腹直筋外側の側腹部	排液中に患者が顔面蒼白になったら排液を**中止**する
腰椎穿刺	**側臥**位、**座**位／第3・4腰椎間、第4・5腰椎間	●**背中を丸め、膝を抱えて側臥位**になってもらう ●検査後は患者の**頭痛**や**吐き気**に注意する ●**髄液採取前**に**頸静脈**を圧迫してクエッケンシュテット試験を行う ●検査後は頭部を**挙上しない**ように枕を外し**1時間**程度安静にする
骨髄穿刺	●**仰臥**位／胸骨 ●腹臥位／**後腸骨稜**	●吸引時、**疼痛**が生じることを伝える ●穿刺後は**止血**するまで安静にする（**圧迫止血**する） ●当日は**入浴禁止**とする

【経皮的動脈血酸素飽和度（SpO_2）の測定】

□**動脈血中の酸素不足**を早期発見できる。
□**末梢循環不全**のある部位での測定は避け、冷感があれば**温める**。
□測定部位：**指先**（マニキュアはとる）、**耳たぶ**
□血液のpHなど他の条件に合わせてSpO_2*から動脈血酸素分圧が推測できる。

＊SpO_2で、SaO_2（動脈血酸素飽和度）の近似値を非観血的に調べることができる。

酸素解離曲線の例

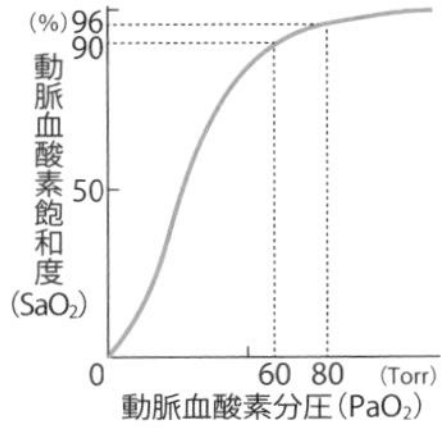

【生体検査】

□生体検査の例：**心電図検査**、**脳波検査**
□造影CTの際に注意が必要な患者：**気管支喘息の既往**がある患者
□頭部MRI検査で造影を伴わない場合は**検査直前まで飲食してよい**。
□MRI検査室には**磁性体**は持ち込めない。

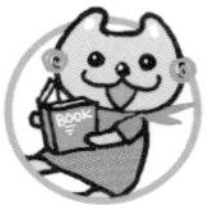

次ねらわれる項目 ▶ 核医学検査

●微量な放射線を出す放射性医薬品（**放射性同位元素**）を利用して行う検査・診断法である。

核医学検査のうちのインビボ検査（身体の状態を画像や数値でとらえる）

種類	●SPECT（単一光子放射断層撮影） ●PET（陽電子放射断層撮影） ●骨シンチグラフィ ●ガリウムシンチグラフィ（腫瘍や炎症に集積するガリウム-67を使う） ●脳血流シンチグラフィ ●肺血流シンチグラフィ ●心臓核医学検査 ●甲状腺シンチグラフィ
看護のポイント	●妊娠中の女性には原則行わない（妊娠可能な女性は月経開始後10日以内） ●放射線同位元素（RI）投与後、撮影までの時間は検査によって異なるため注意する（例：ガリウムでは2～3日後） ●骨シンチグラフィ、ガリウムシンチグラフィでは撮影直前に排尿を済ませる ●ガリウムシンチグラフィでは、撮影前に下剤を使用することもある ●甲状腺シンチグラフィでヨウ素を用いる場合、検査数日前からヨウ素を含む食品・薬物（海藻など）の摂取を控える ●検査後は被ばく低減のため、水分を多く摂取し、こまめな排尿を促す ●検査後、排泄物は普通に処理してよい

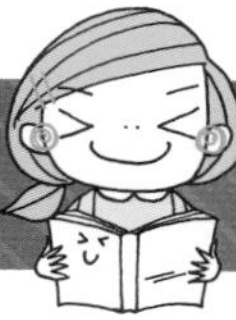

終末期のケア

ここだけ覚える！

【患者の状態】

□臨死期の特徴：**下顎呼吸の出現**、四肢のチアノーゼなど

★必 □死の三徴候：❶**心臓**の停止、❷**自発呼吸**の停止、❸**瞳孔散大**および**対光反射の消失**

★必 □脳死の判定基準：❶**深昏睡**、❷**自発呼吸**の消失、❸**瞳孔散大**（瞳孔径が左右とも4mm以上）、❹**脳幹反射の消失**、❺**平坦脳波**、❻時間的経過（❶～❺の条件が満たされた後、成人では**6時間**以上経過をみても変化がない）

□臓器の移植に関する法律で、脳死臓器提供が可能な年齢に制限は**ない**。

【死の受容】

必 □キューブラー・ロスによる死にゆく人の心理過程：

第1段階	**否認**	**病気を否定し、孤独の感情を抱く**
第2段階	**怒り**	**「なぜ？」と思い、何事に対しても怒りが起こる**
第3段階	取り引き	神や仏にどうすれば延命してもらえるか願う
第4段階	抑うつ	取り引きがむだであると知り、抑うつ状態になる
第5段階	受容	衰弱が進み、自分の終焉を静かに受け入れる

□スピリチュアルペインは、「**これまでの自分の人生が意味のないものに思える**」「**人生の価値を見失い苦悩する**」といった苦痛である。

【死亡後のケア】

□死亡後**2時間**以内に行う➡死後硬直が始まるため。

□医療機器は**外す**（顔貌の変化を防ぐため義歯は**装着**する）。

□開口する場合は**下顎を引き**、タオルで支える。

□**腹部を圧迫**して排泄物を排出する。詰め物をする場合、鼻腔→口腔→外耳道→腟→肛門の順に綿を入れる（体腔閉鎖装置を用いない場合）。

□和式着物のひもは**縦**結びにする。

□家族が希望する場合、**一緒に行う**。

【アドバンス・ケア・プランニング】

□将来訪れる意思決定能力の低下に備えて、**患者・家族と治療やケアの目標や具体的な治療などについて定期的に話し合って共有し、意向に沿った医療・ケアを提供する**ことをいう。

□患者の価値観を確認したうえで、全体の目標を明確にしておく。

基本的な臨床検査値の評価

種類	項目		基準値
血液学検査	赤血球数(RBC)		男性：435～555万/μL 女性：386～492万/μL
	ヘモグロビン量(Hb)		男性：13.7～16.8g/dL 女性：11.6～14.8g/dL
	ヘマトクリット値(Ht)		男性：40.7～50.1% 女性：35.1～44.4%
	血小板数(Plt)		15.8～34.8万/μL
	白血球数(WBC)		4,000～8,000/μL
	プロトロンビン時間(PT)		凝固活性：11～13秒 プロトロンビン活性：80～120%
血液生化学検査	電解質	ナトリウム(Na)	135～149mEq/L
		カリウム(K)	3.5～5.0mEq/L
	総タンパク(TP)		6.5～8.0g/dL
	アルブミン(Alb)		4.0～5.0g/dL
	尿素窒素(BUN)		9～21mg/dL
	総ビリルビン(Bil)		酵素法：0.2～1.2mg/dL
	アンモニア(NH_3)		40～80μg/dL
	血糖(BS)		空腹時：70～110mg/dL
	HbA1c		4.6～6.2%
	総コレステロール(TC)		130～220mg/dL
	HDLコレステロール		40～65mg/dL
	LDLコレステロール		60～140mg/dL
	トリグリセリド(TG)		50～150mg/dL
	AST(GOT)		10～30U/L
	ALT(GPT)		10～30U/L
免疫血清学検査	B型肝炎ウイルスに関する項目	HBs抗原	陰性(－)
		HBs抗体	陰性(－)
		HBe抗原	陰性(－)
		HBe抗体	陰性(－)
		HBV-DNA	30cpm未満(RA法)
	CRP		0.3mg/dL未満
尿検査	尿比重		1.006～1.030
	尿タンパク		定性：陰性(－) 定量(蓄尿)：150mg/日未満

[参考文献]
1. 奈良信雄，和田隆志 編：系統看護学講座　別巻　臨床検査　第9版．医学書院，東京，2023.
2. 池西静江，石束佳子，阿形奈津子 編：看護学生スタディガイド2025．照林社，東京，2024.

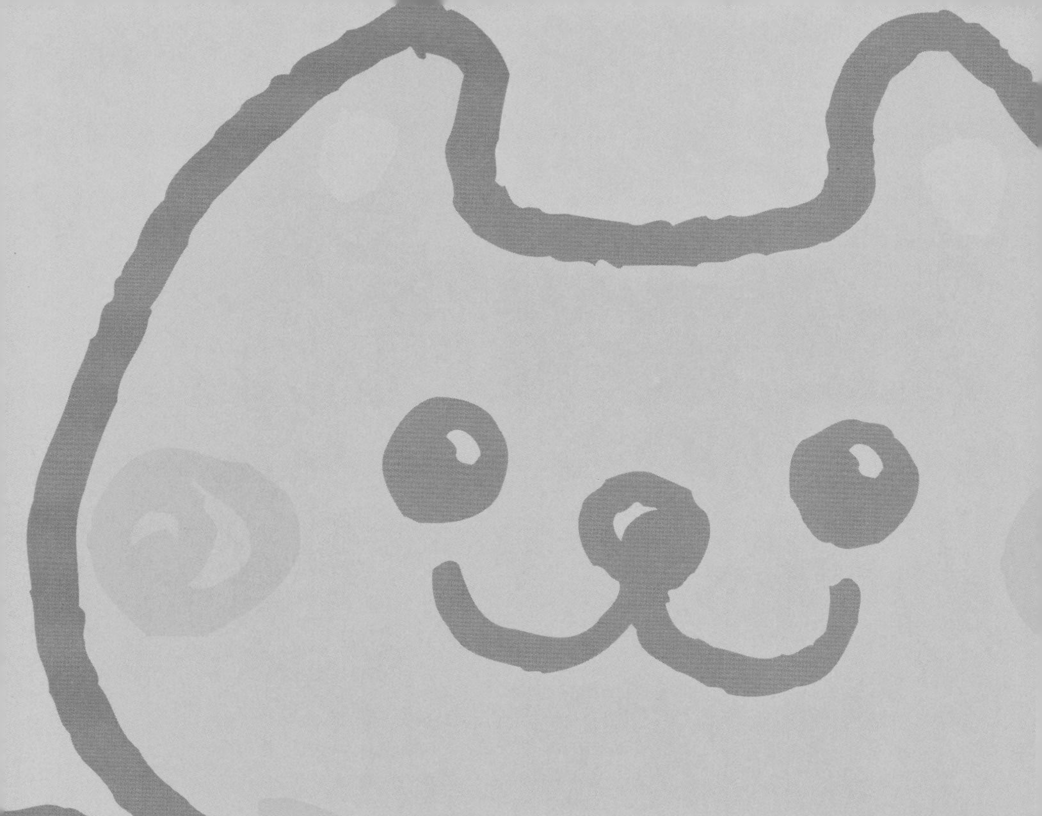

老年看護学

ここが大事！

1. 加齢に伴う**高齢者の健康状態や身体・認知機能の変化**をおさえておくことはマストです。

2. それらの変化が**日常生活や疾患にどのような影響を及ぼす**のか、ポイントをおさえましょう。

3. 高齢者が生活するあらゆる場での**援助の特徴**を勉強しておきましょう。

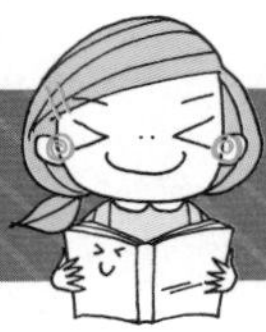

高齢者の機能と評価

ここだけ覚える！

【発達課題】

★□高齢者の主な発達課題：

エリクソン	心理社会的葛藤：**統合** 対 **絶望**
ペック	心理的危機： ●自我の分化 対 仕事上の役割への没入（**引退の危機**） ●身体の超越 対 身体への没入（**身体的健康の危機**） ●自我の超越 対 自我への没入（**死の危機**）
ハヴィガースト	●**体力**と**健康の衰退**への適応 ●退職と収入の減少への適応 ●**配偶者の死**に対する適応 ●自分の年齢集団の人と率直な親しい関係を確立する ●柔軟なやり方で社会的な役割を身につけ、それに適応する ●（身体的に）満足のいく住宅を確保すること

□ハヴィガーストによると、発達課題の達成は**個人の生活**と関連する。

【国際生活機能分類（ICF）】

★□ICFの構成要素間の相互作用：

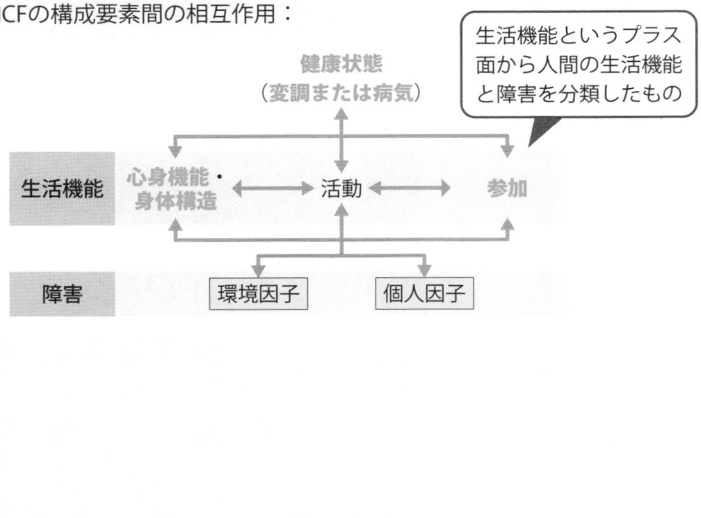

 ［マークのみかた］★…過去に3回以上出題された内容 必…必修問題で出題された内容

【高齢者総合機能評価（CGA）】

□医療や高齢者の生活機能を多面的に評価するものであり、生活上の問題を抽出することで**疾患管理や生活介助の具体策の提示、リスクマネジメントを行う**ことができる。

□**要介護状態に陥りそうな人**をスクリーニングする面もある。

□CGA7は短時間で実施可能な項目を7つ抽出したもので、評価内容には**意欲**、認知機能、**日常生活動作（ADL）**、手段的日常生活動作（IADL）、情緒・気分がある。

□**多職種チームで結果を共有**して役立てる。

【日常生活動作】

□ADLとIADL：

	内容	評価法
日常生活動作（ADL/BADL）	日常生活上の基本的動作（例：移動、階段昇降、入浴、トイレの使用、食事、着衣、排泄など）	●**バーセル・インデックス** ●カッツ・インデックス
手段的日常生活動作（IADL）	高次のADL（例：**洗濯**、**買い物**、金銭管理、**服薬管理**、交通機関を使っての外出など）	●老研式活動能力指標 ●DASC-21

□バーセル・インデックス（BI）：

	点数	質問内容	得点
1 食事	10 5 0	自立、自助具などの装着可、標準的時間内に食べ終える 部分介助（例えば、おかずを切って細かくしてもらう） 全介助	
2 車椅子からベッドへの移動	15 10 5 0	自立、ブレーキ、フットレストの操作も含む（非行自立も含む） 軽度の部分介助または監視を要する 座ることは可能であるがほぼ全介助 全介助または不可能	
3 整容	5 0	自立（洗面、整髪、歯磨き、ひげ剃り） 部分介助または不可能	
4 トイレ動作	10 5 0	自立（衣服の操作、後始末を含む、ポータブル便器などを使用している場合はその洗浄も含む） 部分介助、体を支える、衣服、後始末に介助を要する 全介助または不可能	

	点数	質問内容	得点
5 入浴	5	自立	
	0	部分介助または不可能	
6 歩行	15	45M以上の歩行、補装具(車椅子、歩行器は除く)の使用の有無は問わず	
	10	45M以上の介助歩行、歩行器の使用を含む	
	5	歩行不能の場合、車椅子にて45M以上の操作可能	
	0	上記以外	
7 階段昇降	10	自立、手すりなどの使用の有無は問わない	
	5	介助または監視を要する	
	0	不能	
8 着替え	10	自立、靴、ファスナー、装具の着脱を含む	
	5	部分介助、標準的な時間内、半分以上は自分で行える	
	0	上記以外	
9 排便コントロール	10	失禁なし、浣腸、坐薬の取り扱いも可能	
	5	ときに失禁あり、浣腸、坐薬の取り扱いに介助を要する者も含む	
	0	上記以外	
10 排尿コントロール	10	失禁なし、収尿器の取り扱いも可能	
	5	ときに失禁あり、収尿器の取り扱いに介助を要する者も含む	
	0	上記以外	
		合計得点	/100

●BIが60以上では介助が少なくなり、40以下ではかなりの介助を要し、20以下では全介助となる。

Granger CV, Dewis LS, Peters NC, et al. Stroke rehabilitation：analysis of repeated Barthel index measures. *Arch Phys Med Rehabil* 1979；60：14-17.

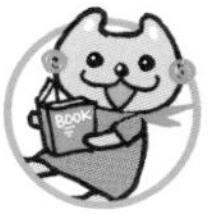

次ねらわれる項目 ▶ 寝たきり度の判定

認知症高齢者の日常生活自立度判定基準

ランク		判定基準
Ⅰ		何らかの認知症を有するが、日常生活は家庭内および社会的にほぼ自立している
Ⅱ		日常生活に支障をきたすような症状・行動や意思疎通の困難さが多少みられても、誰かが注意していれば自立できる
	Ⅱa	家庭外で上記Ⅱの状態がみられる
	Ⅱb	**家庭内でも上記Ⅱの状態がみられる**
Ⅲ		日常生活に支障をきたすような症状・行動や意思疎通の困難さがみられ、**介護を必要とする**
	Ⅲa	日中を中心として上記Ⅲの状態がみられる
	Ⅲb	夜間を中心として上記Ⅲの状態がみられる
Ⅳ		日常生活に支障をきたすような症状・行動や意思疎通の困難さが頻繁にみられ、**つねに介護を必要とする**
M		著しい精神症状や問題行動あるいは重篤な身体疾患がみられ、専門医療を必要とする

障害高齢者の日常生活自立度判定基準（寝たきり度）

ランク		判定基準
生活自立	J※	なんらかの障害等を有するが、日常生活はほぼ**自立**しており独力で外出する。 1. 交通機関等を利用して外出する。 2. 隣近所へなら外出する。
準寝たきり	A	屋内での生活はおおむね自立しているが、**介助なしには外出しない。** 1. 介助により外出し、日中はほとんどベッドから離れて生活する。 2. 外出の頻度が少なく、日中も寝たり起きたりの生活をしている。
寝たきり	B	屋内での生活はなんらかの介助を要し、日中もベッド上での生活が主体であるが、**座位を保つ**。 1. 車椅子に移乗し、食事、排泄はベッドから離れて行う。 2. 介助により車椅子に移乗する。
	C	**1日中ベッド上で過ごし**、排泄、食事、着替において介助を要する。 1. 自力で寝返りをうつ。 2. 自力では寝返りもうたない。

※自立（Jiritsu）のJ

高齢者の健康

ここだけ覚える！

【生理的老化と病的老化】

□生理的老化：加齢の影響のみで起こる生体の変化

□病的老化：生理的老化に疾患や環境などの影響が加わり、寿命が短縮する変化（例：**動脈の粥状硬化**）

【高齢者の疾病の特徴】

□薬物の副作用が**発現しやすい**。

□**複数の臓器**に障害が生じやすい。

★□症状が**非定型的**に出現し、原因を**特定しにくい**。

□若年者と比較して**個人差が大きい**。

□原疾患と関連のない**老年症候群**が発生しやすい。

□**環境**からの影響を受けやすい。ADLへの影響が**大きい**。

【身体拘束】

㊙□平成13（2001）年の「身体拘束ゼロへの手引き」では、**ベッドを柵等で囲んで降りられないようにする**ことを禁止している。

次ねらわれる項目 ▶ 老年看護に関する概念

エンパワメント	自らの意思決定に基づき、健康を増進し、コントロールすることを可能にする能力。高齢者は身体的・精神的な障害のために、自分の意思やニーズを伝えることが難しいため、支えることが大切である
ストレングスモデル	その人が本来もっている「強み」をストレングスといい、「強み」に着目することをストレングスモデルという。「弱み」の解消をめざす従来型の志向性から転換した考え
サクセスフルエイジング	加齢に適応して満足に生きることを指す。疾患や障害が少ないことや、心身機能と生活機能を保持していることなどが影響するとされる
エイジズム	高齢であることを理由にして、ある特定の集団を差別したり、**不当な扱い**をしたりすること
リロケーションダメージ	リロケーションとは「転勤」「転居」などを意味し（高齢者の場合、在宅から医療施設へなどを含む）、高齢者にとって、健康を脅かし、疾患の誘因ともなる

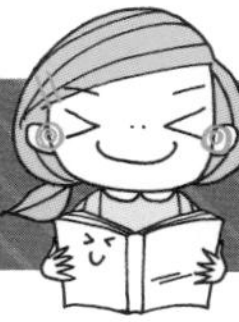

加齢に伴う身体・認知機能の変化

ここだけ覚える!

【加齢に伴う変化】

★㊙□国試に出た加齢に伴う身体・認知機能の変化：

神経系	⬇：神経伝達速度
運動器系	⬇：手指の巧緻性 ●骨塩量は加齢による変化の性差が大きい（女性＞男性）
感覚器系	●味覚閾値《いきち》の上昇（塩味などの味覚が鈍感になる） ●嗅覚閾値の上昇 ●視野が狭くなる ●皮膚感覚の低下
循環器系	⬆：収縮期血圧、心臓重量 ⬇：拡張期血圧、心拍出量（運動時） ●左心室壁の肥厚 ●胸腺の重量の減少
血液・造血器系	⬇：造血機能（赤血球の減少） ⬆：血管抵抗
免疫系	⬇：抗体産生、獲得免疫の反応性 ⬆：炎症性サイトカイン産生、自己抗体産生
呼吸器系	⬆：残気量 ⬇：肺活量、1秒率、気道クリアランス、肺の弾性、気道粘膜の線毛運動、咳嗽反射
消化器系	⬇：消化液の分泌、肝血流量 ⬆：食後血糖値
腎・泌尿器系	⬇：膀胱容量、糸球体数 ⬆：残尿量の増加 ⬆：尿素窒素
内分泌・代謝系	⬆：空腹時血糖値 ⬇：基礎代謝、皮下脂肪、体温調節機能、発汗能力
生殖器系	●卵巣は萎縮する ●腟壁は薄くなる ●精液量・精子量は減少する ●男性ではテストステロンが減少する
知能	●結晶性知能（これまでに獲得した知識を統合して物事に対処する能力）は保持されやすい
記憶力、判断力、計算力、遂行力	●体験そのものではなく体験の一部を忘れる ●動作性能力は早期に低下する ●記銘力、短期記憶が低下しやすい

□老年期の機能残存率：**最大換気量**＜細胞内水分量＜基礎代謝率＜神経伝達速度

□生体機能の変化（残存機能の平均値）：

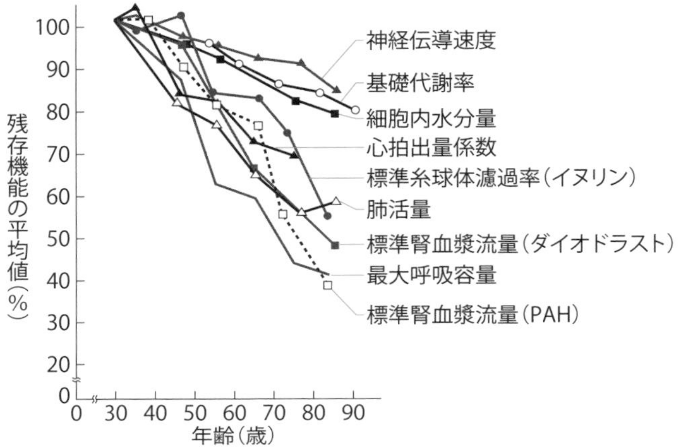

Shock NW：System integration. Finch CE, et al：Handbook of the Biology of Aging. Van Nostrand Reinhold, New York, 1996.

次ねらわれる項目 ▶ 身体拘束の最小化

●令和6（2024）年度の診療報酬改定により、入院基本料の施設基準に「身体的拘束最小化の基準」が追加された。

身体的拘束最小化の基準（一部抜粋）

- 患者または他の患者等の生命または身体を保護するため緊急やむを得ない場合を除き、身体的拘束を行ってはならない
- 身体的拘束最小化対策に係る専任の医師および専任の看護職員から構成される身体的拘束最小化チームを設置する

身体的拘束禁止の対象となる具体的な行為の例

- 車椅子や椅子、ベッドに体幹や四肢をひも等で縛る
- ベッドを**柵**（サイドレール）で囲む
- 手指の機能を制限するミトン型の手袋等をつける
- 自分の意思で開けることのできない居室等に隔離する

「身体拘束ゼロへの手引き」を参考に作成

薬物治療を受ける高齢者の看護

ここだけ覚える！

【加齢に伴う薬物動態の変化】 薬物動態 P.72

★必 □高齢者の薬物動態の特徴：

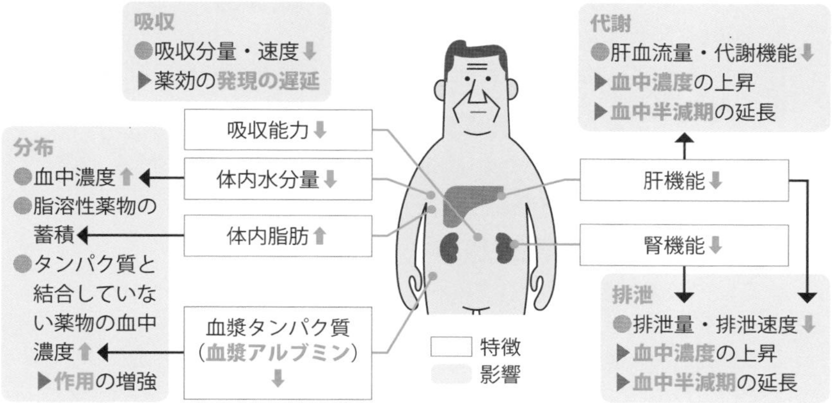

●薬物は、血中でタンパク質と結合するものと、結合しない遊離型のものがあり、その割合は薬物や血漿タンパク質の量によって決まる。遊離型のものが薬効をもつため、血漿タンパク質の減少は**作用の増強**につながる。

【服薬管理とリスクマネジメント】

□服薬管理に影響する要因：多剤併用、複数の診療科などからの処方、聴覚障害（難聴）、視力障害、認知機能障害、独居など

□服薬管理の指導ポイント：

●服用方法の混在の解消

●1日の服用回数の減少（1日3回服用→1日1回など）

●口腔内崩壊錠や貼付薬などの負担の少ない薬剤の選択

●薬剤の**一包化**（1回分ごとにまとめる、ODP：one dose package）

●服薬カレンダーや薬ケースの使用

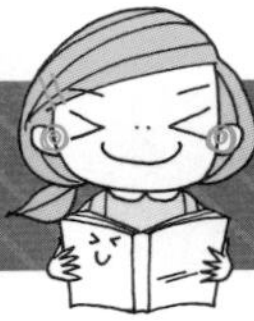

高齢者に特有の症候と看護

ここだけ覚える！

【脱水症】

★□高齢者が脱水を起こしやすい原因：**尿濃縮機能**の低下（不要なものを捨てるのに多くの水分を必要とする）、**渇中枢の感受性**低下、筋肉量の**減少**、細胞内液量の**減少**

□脱水への対応：輸液療法（ナトリウムが減少しやすい）、経口補液

【摂食・嚥下障害】 食事の環境整備、食事介助 P.100

□高齢者が誤嚥を起こしやすい理由：**歯**の喪失、**嚥下筋**の筋力低下、**唾液分泌**の減少、**咳嗽反射**の低下

【低栄養】 栄養状態のアセスメント P.100

□高齢者の低栄養はタンパク質・エネルギー低栄養状態（**PEM**）が多く、要介護度が高いほど発症率が**高い**。

□PEMの分類：❶マラスムス型（すべての栄養摂取量が減少）、❷クワシオルコル型（エネルギー摂取は十分だが低アルブミン血症）、❸マラスムス・クワシオルコル混合型（❶❷が合わさったもの）

【便秘】

□高齢者が便秘になりやすい原因：**経口摂取量**の低下、**大腸粘膜**の萎縮、**骨盤底筋群**の筋力低下、**大腸の内括約筋の緊張**の低下

【睡眠障害】

□高齢者の睡眠の特徴：入眠までの時間が**長い**（就寝時間は変化しない）、**熟眠**できない、**中途覚醒**しやすい、**早朝覚醒**しやすい。

□瘙痒感が強く夜間覚醒する場合は就寝前に**保湿クリームを塗布**する。

【視覚障害】

★□老視の原因：**水晶体**の弾力低下、**毛様体筋**の萎縮

□色の識別能力の低下の原因：**青錐状体《せいすいじょうたい》細胞**（青錐体細胞）**による青色系の感度**の低下など

□視野狭窄の原因：**眼瞼下垂**（**上方視**の障害）

□明暗順応時間の延長の原因：**虹彩**の弾力低下、**網膜の視細胞**の減少

【聴覚障害：老人性難聴】

★□高齢者の難聴（老人性難聴）は感音性難聴である。

★必□高音域ほど聞こえにくい。

□両側性に生じる。

□語音の分別能力が低下する（母音よりも子音が聞き分けにくい）。

□気導聴力と骨導聴力の両方が低下する。

★□難聴への援助：

補聴器の使用	●手指の巧緻性が低下している高齢者にはポケット型補聴器が使用しやすい ●使用は短時間から始める
コミュニケーション	「音は聞こえるが、言葉はわからない」ため、語句を区切ってゆっくりと話しかけたり、話している者の口の動きが見えるようにする

【認知症】

必□認知症は一度獲得した知的機能の衰退である。

□物忘れの自覚があるが、記憶力の低下以外に認知機能の障害がみられず、日常生活への影響が軽度の状態を軽度認知障害（MCI）という。年間で10～15%が認知症に移行するとされている。

必□認知症の症状：

認知機能障害 （中核症状）	記憶障害、見当識障害、実行機能障害（例：調理の手順がわからなくなる）、失語、失認、失行
行動・心理症状 （BPSD）	●行動症状：徘徊、暴言・暴力、性的逸脱行動、不穏・興奮、焦燥感、拒絶、無為 ●心理症状：幻覚、妄想、不安、抑うつ

□認知症の種類：

最も多い（→アルツハイマー型認知症）

	病態など	特徴	検査の所見
アルツハイマー型認知症	アミロイドβタンパクが蓄積する	●初期から記銘力が低下する ●物盗られ妄想 ●エピソード記憶の障害	海馬・側頭葉の萎縮（MRI）
レビー小体型認知症	レビー小体が蓄積する	●幻視 ●パーキンソン症状	後頭葉の血流低下
前頭側頭型認知症	前頭葉・側頭葉が障害される	●脱抑制（自己本位な行動など） ●常同行動	前頭葉・側頭葉の萎縮
血管性認知症	脳梗塞などの脳血管障害によって脳神経細胞が壊死する	●記憶障害、意欲低下（障害部位によって症状が異なる） ●基礎疾患として高血圧症が多い	脳実質の異常

□認知機能の評価：

知能機能	●**ミニメンタルステート検査（MMSE）**：**図形**を描き写す内容を含む全11項目で評価 ●改訂長谷川式簡易知能評価スケール（HDS-R）
行動観察	**臨床認知症評価尺度（CDR）**
総合評価	地域包括ケアシステムにおける認知症総合アセスメント（DASC-21）
認知症の行動・心理症状	認知症行動障害尺度（DBD）
うつ症状	高齢者うつスケール（GDS）

【骨折】

必 □高齢者の転倒による骨折が多い部位：**大腿骨**

【うつ病】

□老年期のうつ病に特徴的な症状：**強い不安感**、**心気症状**

□若年者と比べて**身体症状**の訴えが多い。

【せん妄】

□せん妄は**意識障害**である。

必 □せん妄の誘発因子：**身体拘束**、**環境の変化**

★ □せん妄を起こしやすい疾患：**認知症**、**頭部外傷**、**髄膜炎**、**中毒性精神病**

□予防的介入：可能な限り**離床**を促す。

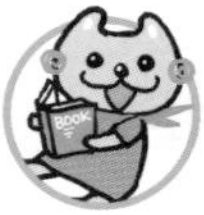

次ねらわれる項目 ▶ フレイル、サルコペニア

●フレイルとは、老化に伴う種々の機能低下（予備能力の低下）を基盤とし、さまざまな健康障害に対する脆弱性が増加している状態（＝健康障害に陥りやすい状態）をいう。フレイルは要介護状態に至る前段階でもあり、介護予防との関連性が高い状態である。「日本人の食事摂取基準（2020年版）」では、フレイル予防のためのタンパク質摂取目標の引き上げなどが挙げられている。

●一般的には、❶**体重減少**、❷**主観的疲労感**、❸**日常生活活動量の減少**、❹**身体能力（歩行速度）の減弱**、❺**筋力（握力）の低下**のうち 3 項目が当てはまればフレイルとし、1～2 項目が当てはまる場合はフレイルの前段階とされる。

●サルコペニアは、**加齢に伴う筋力の低下**、または**老化に伴う筋肉量の減少**をいう。❶低筋肉量、❷低筋力（握力）、❸低身体能力（歩行速度など）が診断基準となる。予防のために、栄養状態の改善、**筋肉に負荷をかける運動**などを指導する。

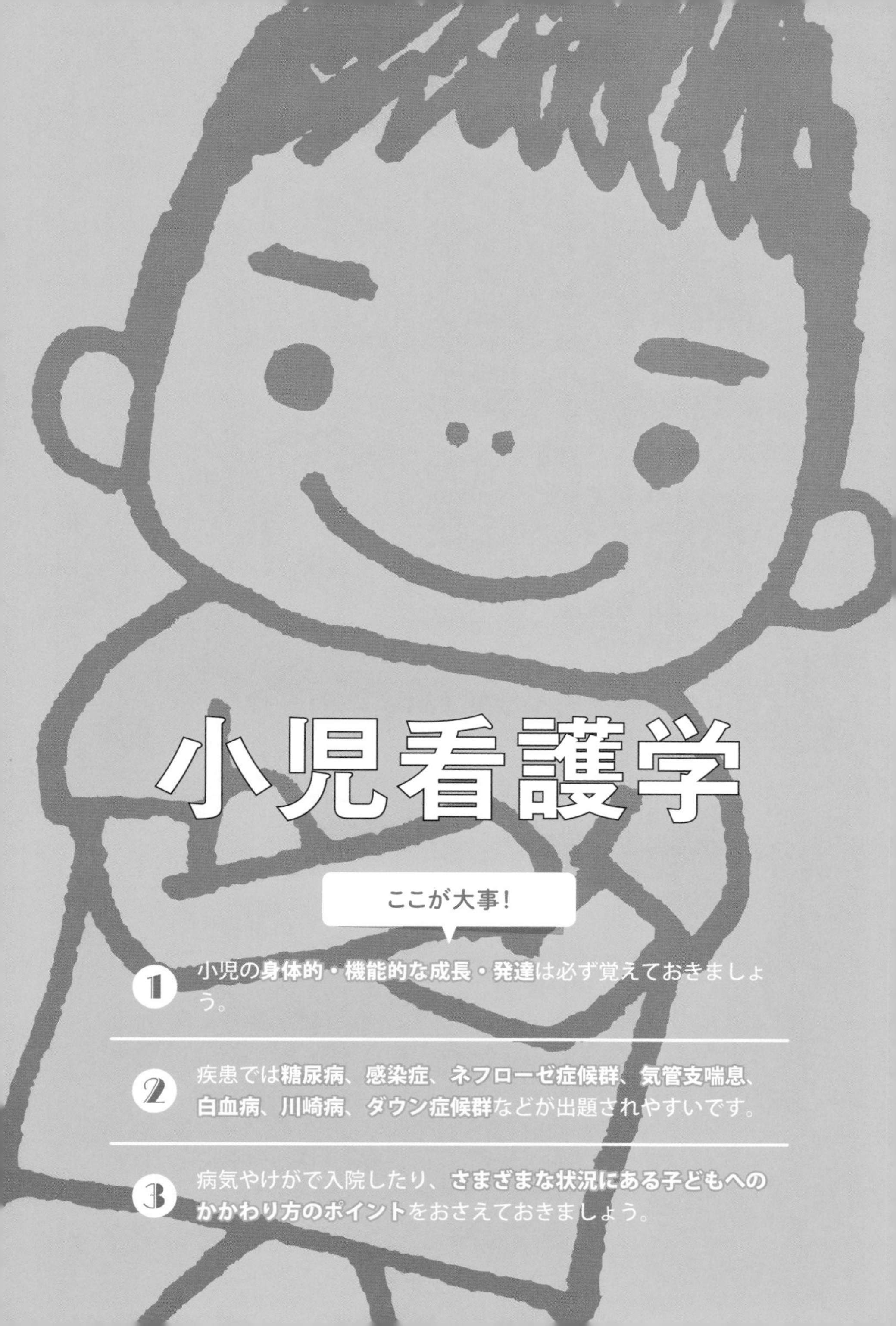

小児看護学

ここが大事！

1. 小児の**身体的・機能的な成長・発達**は必ず覚えておきましょう。

2. 疾患では**糖尿病、感染症、ネフローゼ症候群、気管支喘息、白血病、川崎病、ダウン症候群**などが出題されやすいです。

3. 病気やけがで入院したり、**さまざまな状況にある子どもへのかかわり方のポイント**をおさえておきましょう。

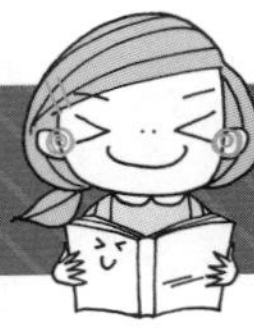

子どもの成長・発達

ここだけ覚える！

【成長・発達の原則】

□子どもの成長・発達における臨界期：**諸機能の獲得・成熟を決定づける時期**

□**子どもと養育者の相互交渉**が成長発達に影響を与える。

□行動発達は**神経組織の成熟**に基づく。

□脳神経系は**乳幼児**期に急速に発達する。

★□基本的な発達は、❶**頭**部→**尾**部、❷**近**位→**遠**位、❸**粗大**運動→**微細**運動へと進む。

□新生児期には環境よりも**遺伝**の影響が大きい。

□原始反射は**新生児**期に活発になり、乳児期前半から消失していく。

★必□主な反射の消失時期のめやす：

吸啜《きゅうてつ》反射	生後**2**か月
探索反射	生後**2**か月
自動歩行反射	生後**2**か月
手掌把握反射	生後**4**か月
緊張性頸反射	生後**4**か月
モロー反射	生後**4**か月
足底把握反射	生後**9〜10**か月

★必□主な反射の**開始**時期のめやす：

パラシュート反射	生後**5**か月
視性立ち直り反射	生後**6**か月
ランドー反射	生後**6**か月
ホッピング反応	生後**9**か月

※各反射の消失・開始時期は文献により差がみられることがある。

□ピアジェの認知発達理論：

0〜2歳	感覚運動的段階	●感覚によって外界と接し認知する ●循環反応によって対象の永続性を理解する
2〜7歳	**前操作的**段階	●自己中心的思考が中心となる ●表象機能と象徴機能が発達する
7〜11歳	具体的操作段階	●具体的事象を用いて論理的に思考したり、推理できるようになる ●病気の説明に**動画**を用いることができる
11歳〜	形式的操作段階	抽象的概念を用いて、命題的・仮説演繹《えんえき》的に推理できるようになる

【発達課題】

★必 □エリクソンによる発達課題：

新生児期・乳児期	基本的信頼 対 不信
幼児前期	自律性 対 恥・疑惑
幼児後期	自発性 対 罪悪感
学童期	勤勉性 対 劣等感
思春期・青年期	自我同一性の確立 対 自我同一性の拡散

□ハヴィガーストによる発達課題（乳幼児期）：善悪の区別など

【ボウルビィのアタッチメント（愛着）理論】

□子どもが特定の人物との間に築く情緒的な結びつきをアタッチメントという。

□生後6、7か月の乳児は、人見知りが始まる。

【身体的な発達】

★必 □体重・身長の変化：

	出生時	3か月	1歳	4～5歳
体重	3kg	2倍（6kg）	3倍（9kg）	5倍（15kg）
身長	50cm	—	1.5倍（70cm）	2倍（100cm）

★必 □首がすわる時期：4か月

★必 □大泉門《だいせんもん》が閉鎖する時期：1歳6か月（閉鎖が早すぎる例では小頭症を疑う）

★必 □乳歯は胎児期に石灰化が始まり、生後6～8か月に切歯から生え始める。

★必 □乳歯は2歳6か月ごろに20本すべて生えそろう。

□永久歯は6歳ごろに生え始め、13歳ごろに28本生えそろう。

必 □脳重量が成人の約90％に達する時期：5～6歳

★ □水分必要量（mL/kg/日）：

乳児	幼児	学童
150	100	80

必 □呼吸の型：［新生児・乳児］腹式→［幼児後期］腹式から胸腹式へ→［学童期以降（7歳）］胸式

【身体発育の評価】

必 □カウプ指数（乳幼児）の求め方：$\frac{\text{体重(g)}}{\text{身長(cm)}^2}\times 10$

□カウプ指数の正常範囲：15～19（22以上は太りすぎ）

□肥満度の求め方：$\frac{\text{実測体重(kg)}-\text{標準体重(kg)}}{\text{標準体重(kg)}}\times 100$

□肥満度の正常範囲：－20％以上＋20％未満

□ローレル指数（学童、思春期）の求め方：$\frac{\text{体重(kg)}}{\text{身長(cm)}^3}\times 10^7$

□ローレル指数の標準範囲：115～145（130が標準、160以上は太りすぎ）

【機能的な発達】

★必□国試に出た発達のめやす：

	運動・生活習慣の発達	言語・情緒の発達
3か月	正中までの追視	**喃語《なんご》**を話す
4か月	スプーンを持つ	
5か月	手掌全体で物をつかむ	
6か月	**寝返り**をする	**恐れ**・嫌悪・怒りなどがみられる
7か月	**支えなしで座る**	**人見知り**が始まる
11か月	●つかまり立ちをする ●つたい歩きをする	**発音をまねる**
1歳	親指と人さし指を使って物をつまむ	意味のある言葉（例：パパ、ママ）を話す 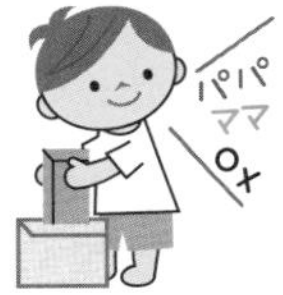
1歳2か月		自発的ななぐり書きをする
1歳3か月	●コップを使って飲む ●1人歩きをする	
1歳8か月	スプーンを使用する	
2歳	●手洗いをする ●昼寝が1日1回になる ●ボールを蹴る	**二語文**を話す 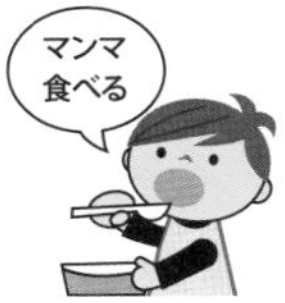
2歳6か月	**靴**を履く	
3歳	●トイレに行くまで**排尿をがまん**できる	●**自分の名前を言う** ●3歳になったばかりの子が描く絵 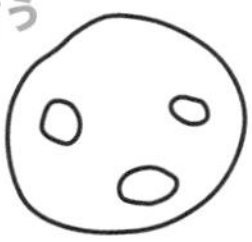
4歳	●うがいをする ●**長いほうの線を指す** ●ボタンをかける ●前後上下の空間認識ができる ●ジャンケンをする ●**けんけん（片足跳び）をする**	●両親の名前を言う ●話し言葉が完成する ●**4つの色を正しく言える** ●丸に手足が付いたような絵を描く
5歳	●衣服を1人で着られる ●スキップをする	

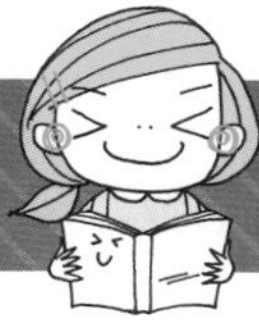

乳幼児・学童期の成長・発達

ここだけ覚える！

【離乳】

□**哺乳反射の減弱**が離乳開始時のめやすの1つである。

★□標準的な離乳の進め方：

	離乳の開始 ──→			離乳の完了
時期	生後**5〜6か月**（体重**7kg**）＊1	生後7〜8か月	生後9〜11か月	生後**12〜18か月**
調理形態	ドロドロ状（**つぶしがゆ**）	**舌でつぶせるかたさ**	**歯ぐきでつぶせるかたさ**	**歯ぐきで噛めるかたさ**
回数（/日）	**1〜2**回	**2**回（**1か月を過ぎたころから1日2回食**）	3回	3回
その他	おかゆから始める		フォローアップミルク＊2は9か月以降とする	完了期の摂取エネルギー量の10〜15％は**タンパク質**でとる

＊1　出生後から出現する舌挺出反射（押し出し反射）が消失するのは生後5〜6か月で離乳食の開始と関連がある。
＊2　鉄やビタミンC（鉄の吸収を高める）などが添加された、離乳食期のミルク。

□はちみつ、黒糖は**1**歳まで与えない➡乳児ボツリヌス症の予防のため。

□**母乳**は飲みたいだけ与える。

□離乳の完了とは、**形ある食物を噛みつぶすことができ、栄養素の大部分を母乳・ミルク以外から取り入れられるようになった**状態である。

【運動と遊び】

□代表的な遊び：

種類	時期	例
構成遊び	2歳ごろに現れ幼児後期に盛んになる	積み木
感覚運動遊び	1歳6か月ごろまでみられる	発声の遊び、入浴時の遊び
受容遊び	幼児期〜学童期以降まで	絵本
象徴遊び	**3〜4**歳で最も盛んになる	ままごと
平行遊び	3歳ごろまでの主要な遊び	**公園の砂場でバラバラに遊ぶ**

★必□各時期の特徴：

乳児期	**分離不安**（そばを離れると不安になる）
幼児期	**第一次反抗期**（2歳ごろみられる）
学童期	**ギャングエイジ**（徒党を組んで行動する）

【事故防止】

□乳児の事故防止対策：

- ベッドにいるときは**ベッド柵**を上げる。
- 3歳になるまで玩具の直径は約**32mm以上**とする。
- うつ伏せやフードのついた衣服は、**窒息防止のため注意**する。
- 浴室の湯は抜いておく。

【肥満や食生活の乱れ】

□学童期の肥満は**成人期**の肥満や**生活習慣病**に移行しやすい。

□肥満予防ではカロリー制限より**栄養バランス**を優先する。

□学童期の脂質エネルギー比率（%エネルギー）のめやす：**25〜30%**

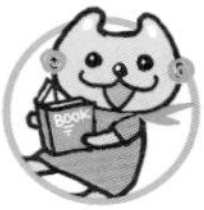

次ねらわれる項目 ▶ スポーツ外傷の予防

- スポーツ活動中に起こる不慮のけがをスポーツ外傷という。成長期は、骨が軟らかい、自然治癒力が高い、骨端線がある、柔軟性が低いなどの運動器の特徴からスポーツ外傷が起こりやすい。特に骨端線の障害が多くみられる。
- スポーツ外傷の予防には、十分な準備運動を行う、障害を引き起こしやすい運動を避けるなどがある。
- スポーツ外傷の応急処置をRICE処置という。❶Rest（安静）、❷Ice（冷却）、❸Compression（圧迫）、❹Elevation（挙上）を指す。

次ねらわれる項目 ▶ 成人診療科へのスムーズな転科を見据えた移行支援（トランジション）

- 小児患者が成長し、発達段階が進むにしたがって、意思決定の主体が親から子へ移る、治療の場が移る（転科）といったさまざまな移行を経験する。そのなかで、発達に即した継続的な移行支援（トランジション）が求められている。
- 小児科から成人診療科への移行の際は、患者の意思を尊重しつつ、成熟度などを踏まえて、❶成人診療科への転科、❷併診、❸小児科の継続の選択肢がある。

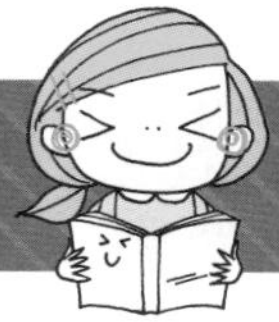

思春期の成長・発達

ここだけ覚える！

【第二次性徴】 性腺ホルモン P.30

★必 □第二次性徴の特徴：

男子	●変声→恥毛の発生→**精通**(15歳前後)の順で出現する ●身長増加のピークの前に**精巣**の発育が始まる
女子	●**エストロゲン**(**卵胞ホルモン**)や**黄体形成ホルモン**(LH)が関与する ●**乳房の発育**→恥毛の発生→初経の順で出現する ●性的成熟は、**女**子のほうが**男**子よりも早く始まる

【思春期の特徴】

□骨端線が**閉鎖**する。

必 □**自己同一性の確立**がみられる(**自我の形成**)。

必 □第二次性徴が発現し、**自己の身体的変化**に関心が向く。

□**心理的離乳**(親や家族との関係が依存的な関係から対等な関係に変化し、精神的に自立すること)がみられる。

必 □**親からの干渉**を嫌うようになる。

必 □依存と独立の**アンビバレント**(**両価的**)な感情をもつ。

必 □思春期にある人が親密な関係を求める対象：**友人**

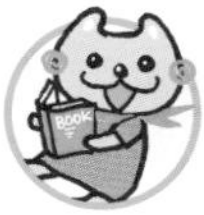

次ねらわれる項目 ▶ いじめ・校内暴力の防止

●いじめ対策として、平成25(2013)年に「いじめ防止対策推進法」が公布されている。

●「いじめ」とは、児童等に対して、当該児童等が在籍する学校に在籍している等当該児童等と一定の人的関係にある他の児童等が行う心理的または物理的な影響を与える行為(インターネットを通じて行われるものを含む)で、当該行為の対象となった児童等が心身の苦痛を感じているものとされている(第2条)。

●第4条に「児童等は、いじめを行ってはならない」と規定されている。

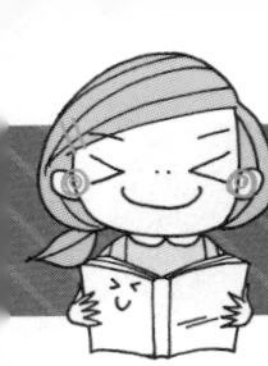

病気をもつ子どもへのケア

ここだけ覚える！

★【プレパレーション】

□手術を受ける子どもへのプレパレーションの目的：

- **心理的準備**を促す（**経験するであろう感覚**についての情報を子どもに伝える）。
- **正しい知識**を子どもの理解力に合わせて提供する（イラスト、人形の利用など）。
- **情緒表現の機会**を与える。
- 説明することで**主体的に検査・治療に臨める**。

【ディストラクション】

□医療処置の際、子どもの注意を処置ではなく他のものに向ける。

【外来】

□小児の外来看護では**感染症症状**の確認を優先する。

【痛み】

□遊びは痛みに対する**非薬物療法**の1つである。

□**3歳**ごろから痛みの自己申告スケールの使用が可能である。

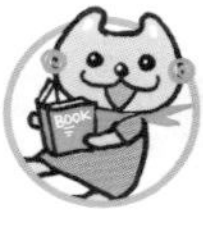

次ねらわれる項目 ▶ インフォームド・アセント

- 子どもの理解できる内容・方法で説明し、理解を得ることをいう。インフォームド・アセントを支援していくためには、発達段階に応じた説明などが必要となる。
- 治療に関するインフォームド・コンセントは子ども本人では十分に果たされないため、保護者が代理することになるが、インフォームド・アセントは子ども本人の意思確認のためにも重要である。プレパレーションと同様に広義では子どもだけでなく高齢者なども対象となる。

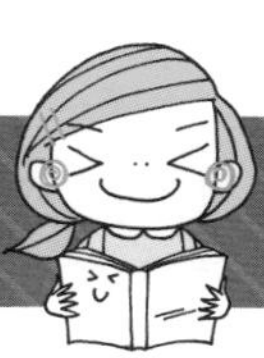

小児の症状・疾患の治療・看護

ここだけ覚える！

【先天異常】 遺伝子異常 P.3

★必 □国試に出た先天異常：

疾患名	原因	特徴的な症状
ダウン症候群 （21トリソミー）	●**常染色体異常** ●21番目が3本	●目がつり上がった顔貌、小さい鼻・耳、**巨舌** ●**筋緊張低下** ●発達遅滞 ●先天性心疾患、白血病など
18トリソミー	●常染色体異常 ●18番目が3本	●手指の屈曲拘縮 ●揺り椅子状の足 ●先天性心疾患、食道閉鎖など
13トリソミー	●常染色体異常 ●13番目が3本	●小頭症 ●口唇口蓋裂 ●先天性心疾患など
5p-症候群	●常染色体異常 ●5番目の部分欠損	●小頭症、円形顔貌 ●ネコ様の泣き声 ●発達遅滞
ターナー症候群	●**性染色体異常** ●X染色体が1つ欠損	●**低身長** ●無月経 ●翼状頸 ●外反肘
クラインフェルター症候群	●性染色体異常 ●X染色体の過剰	●**高身長** ●女性化乳房 ●無精子症 ●軽度の発達遅滞
ピエール・ロバン症候群	●常染色体潜性（劣性）遺伝	●**小顎症** ●舌根沈下 ●吸気性喘鳴、呼吸障害 ●口蓋裂
マルファン症候群	●**常染色体**顕性（優性）遺伝	●**高身長** ●側彎、漏斗胸、長指 ●**大動脈瘤**・**大動脈解離** ●水晶体亜脱臼（視力障害） ●自然気胸
軟骨無形成症	●常染色体顕性（優性）遺伝	●四肢短縮型の**低身長** ●頭部が大きい ●水頭症

【脱水】

□乳児が成人に比べ脱水になりやすい理由：
- ●尿細管での水の再吸収能力が**低い**。
- ●体重に占める細胞外液の割合が**高い**。

□体重減少にみる脱水の評価：軽度→**5**%未満の減少、中等度→5〜10%未満の減少、重症→10%以上の減少

□**中等度以上**の脱水では大泉門の陥没が認められる。

【ファロー四徴症】 先天性心疾患 P.15

□特徴（四徴）：心室中隔欠損、肺動脈狭窄、大動脈騎乗、右心室肥大

□症状：**頻脈**、**多呼吸**、**哺乳不良**、**無酸素発作**、**蹲踞**《そんきょ》**（しゃがみ込み）**、**チアノーゼ**

□先天性心疾患のうち、新生児期の**チアノーゼ**が最も生じやすい。

□体重測定は**母親が抱いて測定し、値から母親の体重を引く**。

□**泣いたらすぐ抱っこ**するなど、泣かせない工夫をする
➡心臓負荷軽減のため。

□**腹臥位**にならないように注意する。

□哺乳不良の場合、哺乳瓶は**乳首の穴を大きいもの**にする。

□感染予防に努める（例：**抜歯前には抗菌薬を内服**する）。

【ネフローゼ症候群】

□小児では特発性ネフローゼ症候群が約90%を占める。

★□症状：**低**タンパク血症、**タンパク**尿、**高**コレステロール血症、**低**アルブミン血症、**浮腫**

★□食事：**塩分**制限

□治療：**副腎皮質ステロイド**療法
➡一時的に**満月様顔貌（ムーンフェイス）**になることを説明する。

【IgA血管炎（ヘノッホ・シェーンライン紫斑病）】

□症状：**紫斑**、**関節痛**、**腎炎**、**消化器症状**

□3〜10歳に多い。**上気道感染の先行感染のある**例が多い。紫斑はわずかに隆起している。

□強い消化器症状、腎炎のある場合にはステロイド治療が行われる。

【急性リンパ性白血病】

□小児の白血病の約**70**%を占める。

□症状：腫瘍熱、感染症状、貧血、出血症状

□小児の場合は予防的に髄腔内に化学療法を行うことがある
➡白血病細胞による中枢神経への影響を防ぐため。

□化学療法中は**腎機能保護**や出血性膀胱炎の予防のため、大量の輸液で水分を十分に補給する。

□寛解後は食事や運動に特に**制限はない**。

【二分脊椎】

□症状：水頭症、**排泄**障害、下肢の麻痺・変形（先天性の異常である）

【誤飲】

□乳幼児の誤飲で頻度が高いもの：**タバコ**

□タバコを誤飲した場合は、対症療法（呼吸・循環管理）や、副交感刺激作用がある場合はアトロピンを与薬する。

□硬貨やボタン型電池などを誤飲した場合は緊急摘出術として**内視鏡などで摘出**する。

□灯油を誤飲したときは**催吐**させない➡気道に入ると重症肺炎となる。

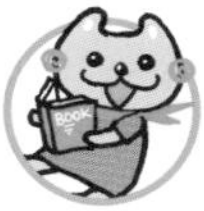

次ねらわれる項目 ▶ 川崎病

●原因不明の**血管に炎症が生じる**疾患で、**発熱**や発疹、口唇の紅潮、いちご舌などを伴う。合併症に冠状動脈の障害による心筋梗塞がある。

●急性期には手足の硬性浮腫、手掌足底または指趾先端の**紅斑**や、非化膿性の**頸部リンパ節腫脹**がみられる。回復期になると指先からの**膜様落屑**《まくようらくせつ》がみられる。

●免疫グロブリン療法の副作用：**アナフィラキシーショック**、無菌性髄膜炎、血小板減少

●投与中は異常の早期発見のため**心電図モニター**を確実に装着する。

●免疫グロブリン療法を受けた場合、予防接種は**6か月**を過ぎてから行う。

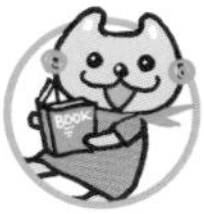

次ねらわれる項目 ▶ 虐待

●児童相談所での児童虐待の相談対応件数は、統計を取り始めて以来、増加している（令和4年度では約22万件）。増加の背景には、心理的虐待の相談対応件数の増加、警察等からの通告の増加がある。

●虐待相談の内容別にみると、心理的虐待が最も多く、次いで身体的虐待、ネグレクト、性的虐待となっている（令和3年度）。

●児童が同居している家庭における配偶者に対する暴力は、児童虐待にあたると定義されており、通告の対象になる。

●虐待の対応策としては、❶発生予防（子育て支援など）、❷早期発見・早期対応（児童相談所の強化など）、❸子どもの保護・支援、保護者支援（社会的扶養制度の拡充など）がとられている。

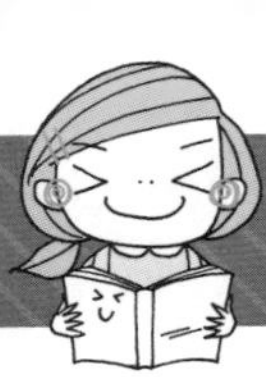

感染症

ここだけ覚える！

【主な感染症】 感染症法 P.232 予防接種法 P.233

★必□学校にて予防が必要な主な感染症（第2種）：

	特徴	予防接種	出席停止期間
インフルエンザ（H5N1・新型を除く）	平成28年からタミフル（一般名：オセルタミビルリン酸塩）のドライシロップ製剤が新生児・乳児へも保険適用となった	任意接種	発症した後（発熱の翌日を1日目として）5日を経過し、かつ、解熱した後2日（幼児は3日）を経過するまで
百日咳	レプリーゼが特有である	四種混合ワクチン	特有の咳が消失するまで、または5日間の適正な抗菌薬療法が終了するまで
麻疹《ましん》	●麻疹ウイルスによる ●コプリック斑がみられる（この時期が最も感染力が強い） ●有効な抗ウイルス薬はない（対症療法） ●合併症：脳炎、肺炎 ●入院中は陰圧室に隔離する➡空気感染力が高いため	MRワクチン（2回：1歳と小学校就学前1年以内）	解熱後3日を経過するまで
風疹《ふうしん》	淡紅色斑丘疹		発疹が消失するまで
水痘《すいとう》	水疱へと進行する紅斑	水痘ワクチン（2回）	すべての発疹が痂皮化するまで
流行性耳下腺炎（ムンプス、おたふくかぜ）	耳下腺の腫脹	任意接種（2回）	耳下腺、顎下腺または舌下腺の腫脹が発現した後5日を経過し、かつ、全身状態が良好になるまで
髄膜炎菌性髄膜炎	集団生活で感染のリスクが高まる	任意接種	病状により学校医等において感染の恐れがないと認めるまで

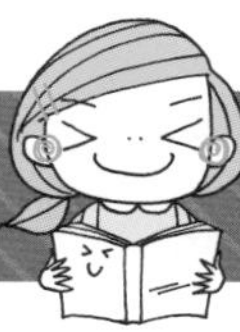

検査や処置を受ける子どもと家族への看護

ここだけ覚える!

【バイタルサインの測定】

必 □乳児のバイタルサインで最初に測定するもの：**呼吸**

★必 □呼吸・脈拍・血圧の基準値のめやす：

	呼吸（回/分）	脈拍（回/分）	血圧（mmHg）	
			収縮期	拡張期
乳児	30～40	**110～130**	80～90	60
幼児	20～30	90～110	90～100	60～65
学童	18～20	**80～100**	100～110	60～70

【採血】

□実施時の体位などについては**本人に選ばせる**。

【腰椎穿刺】

★□腰椎穿刺における乳児の体位と固定方法：

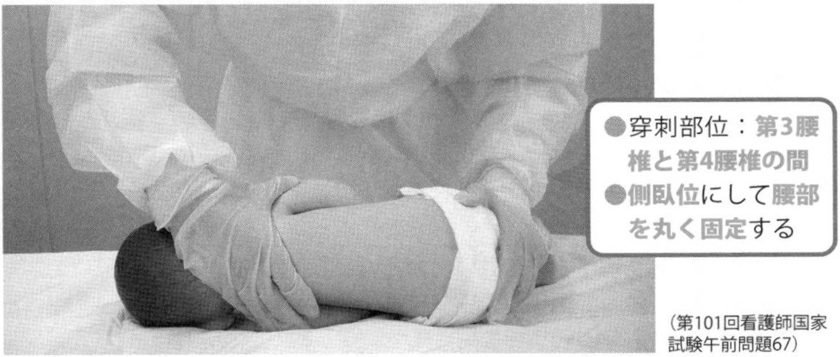

（第101回看護師国家試験午前問題67）

□終了後は**水平仰臥位**で安静にする。

【与薬】

★□乳児への散剤の与薬方法として、**少量の白湯で溶く**（**ミルク**や離乳食には混ぜない）。散剤は**そのまま口に入れる**ことは避ける。

小児保健医療福祉施策

低体重児（未熟児）のための施策	●低体重児の届出（母子保健法18条）：体重2,500g未満の乳児が出生したとき、保護者は速やかに市町村に届け出なければならない ●未熟児訪問指導（母子保健法19条）：体重2,500g未満で出生した乳児への訪問指導 ●未熟児養育医療（母子保健法20条）：体重2,000g以下の低体重児など入院して養育を受ける必要があると医師が認めた乳児への医療費助成
新生児訪問指導	●保健師・助産師などが家庭訪問し、母子の健康や育児に関する保健指導を行う（母子保健法11条） ●生後4か月までの乳児のいる家庭すべてを市町村が訪問する乳児家庭全戸訪問事業（児童福祉法6条）とあわせて実施できる
乳幼児健康診査	●満1歳6か月～2歳未満、満3歳～4歳未満の計2回、市町村は健康診査を行わなければならない（母子保健法12・13条）
小児慢性特定疾病対策	●16疾患群788疾病（令和3年11月1日時点）の小児慢性特定疾病に罹患している児童（18歳未満、継続の認定は20歳未満）へ、医療費の自己負担分の一部を助成
自立支援医療（育成医療）	●身体に障害のある児童（18歳未満）に対し、必要な医療について医療費の一部を助成
結核児童療育医療	●結核の児童（18歳未満）に対し、学習品、日用品を支給するとともに、指定療育機関における医療費の一部を助成
医療的ケア児への支援	●令和3（2021）年より医療的ケア児支援法が施行され、医療情報共有システムの運用や、医療的ケア児支援センターの設置などが取り組まれている
児童虐待防止対策	●児童虐待防止法と児童福祉法により、虐待が疑われる場合の通告が義務づけられている ●平成19（2007）年の改正では、地方公共団体に要保護児童対策地域協議会を設置することが努力義務化された ●令和元（2019）年の改正では、親権者や児童福祉施設の長等による体罰の禁止、児童相談所において一時保護等の介入と子育て相談等の支援を担当する職員を分ける、児童相談所に医師と保健師を配置する、といったことも定められた
VPD（ワクチンで予防できる病気）対策	●予防接種法により、公費負担（一部自己負担あり）の定期接種と、自己負担の任意接種に分けられている ●予防接種後副反応疑い報告制度、予防接種健康被害救済制度がある
学校保健	●学校保健には、保健教育と保健管理があり、保健管理では環境衛生、健康診断、健康相談、感染予防が含まれる ●健康診断は、毎学年1回、6月30日までに行わなければならない
特別支援教育	●特別支援学校：障害のある幼児児童の社会参加や自立に向けて必要な知識技能を授けることを目的としている ●特別支援学級：教育上特別な支援を必要とする児童生徒のための学級 ●通級：通常の学級に在籍しながら月1～週8単位時間、障害に応じた特別な指導を受けることができる

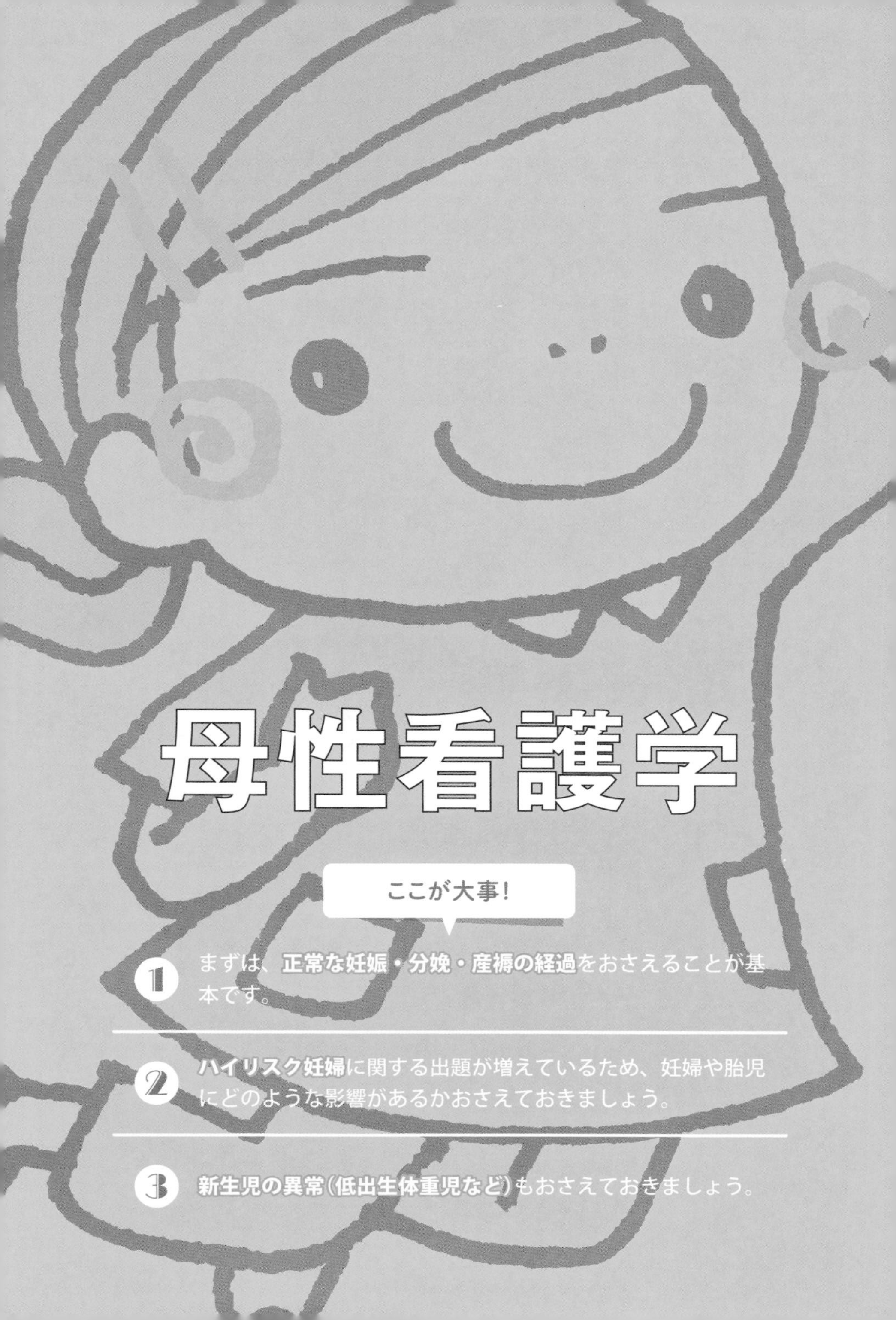

母性看護学

ここが大事！

1. まずは、**正常な妊娠・分娩・産褥の経過**をおさえることが基本です。

2. **ハイリスク妊婦**に関する出題が増えているため、妊婦や胎児にどのような影響があるかおさえておきましょう。

3. **新生児の異常（低出生体重児など）**もおさえておきましょう。

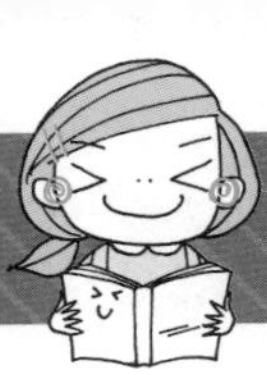

母性看護の基本

ここだけ覚える！

【性（セクシュアリティ）】

★□セクシュアリティの種類：

性別としての性	**男性・女性を区別**する性（性別にかかわる染色体は**性染色体**）
生殖の性	**種の保存**としての性
ジェンダー	**社会・文化的**な性
性役割としての性	男性役割、女性役割を示す性による**役割規定**
連帯性としての性	**人間関係の形成**

【性同一性障害（GID）/性別違和（GD）】

□**生物学的性と性の自己認識が一致しない**状態である。

□治療：精神療法、**ホルモン療法**、性別適合手術

□性同一性障害者の性別の取扱いの特例に関する法律（2004年施行）による戸籍上の性別を変更する条件：

- **18歳以上であること**
- 現に婚姻をしていないこと
- **現に未成年の子がいないこと**
- 生殖腺がないことまたは生殖腺の機能を永続的に欠く状態にあること＊
- その身体について他の性別にかかる身体の性器にかかる部分に近似する外観を備えていること
- 診断の結果ならびに治療の経過・結果その他の厚生労働省令で定める事項が記載された医師の診断書の提出

＊本要件を違憲とする最高裁の決定を受け、改正について議論されている（令和6年時点）。

【女性を中心としたケア（Women-centered care）】

□女性の健康へのアプローチとして、❶尊重、❷安全、❸ホリスティック、❹パートナーシップという4つの特徴をもっている。

□**全人的な女性**という視点を重視する。

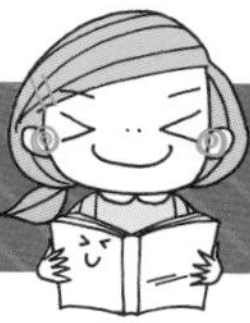

思春期・成熟期女性の健康課題

ここだけ覚える！

【不妊症】

- □不妊の定義：妊娠を望む健康な男女が避妊をしないで性交をしているにもかかわらず、一定期間（**1年間**）妊娠しないもの（日本産科婦人科学会）
- □不妊治療は**保険適用**である。
- □不妊原因の男女比➡男性：女性＝**1：1**
- □不妊症の主な原因：

卵管の疎通性障害	性感染症（**性器クラミジア感染症**など）による**骨盤内感染**
子宮形態異常	**子宮筋腫、子宮奇形**
造精機能障害	**精索静脈瘤、停留精巣、精巣発育不全**
受精障害	**卵子の機能低下、精子の受精能の低下**

- ★□不妊の原因となる性感染症：**淋菌《りんきん》感染症**、**性器クラミジア感染症**
- □**流行性耳下腺炎**は思春期以降に罹患すると男性不妊のリスクがある。
- □体外受精に要する費用の**公的な助成制度**がある。

【流産】

- □切迫流産の主な症状は、**性器出血**と**下腹部痛**である。
- □反復流産：自然流産を連続で**2**回以上繰り返した状態
- □習慣流産：自然流産を連続で**3**回以上繰り返した状態

【性感染症（STI）】

- □経口避妊薬の内服は予防に有効**ではない**（コンドームの正しい使用などで防ぐ）。
- □患者の**パートナー**も治療の対象である。

【性器クラミジア感染症】

- □**20～30**歳代で多い。女性が感染した場合、**無症状**のことが多い。

【子宮内膜症】

- □症状：**月経痛**、**過多月経**、**不妊**

【家族計画、受胎調節】

□経口避妊薬は**排卵**と着床を抑制するため、**女性**が主導で使用できる。

□低用量経口避妊薬の副作用：**月経前症候群（PMS）**の軽減

□低用量経口避妊薬は**2**日以上飲み忘れたときは内服を中止し、他の避妊法に切り替える。

□緊急避妊薬：性交から72時間以内にレボノルゲストレルを服用する。医師の処方が必要。

□コンドーム法は**10**%程度の失敗率がある。

□基礎体温法は月経周期が**規則的**な女性に用いる。

□子宮内避妊器具（IUD）は医師が挿入し、挿入後**数年間**効果がある。

【月経異常】

□体重減少性無月経が続くと骨吸収が**増加**し、骨粗鬆症のリスクが高まる。

次ねらわれる項目 ▶ リプロダクティブ・ヘルス／ライツ

●リプロダクティブ・ヘルス／ライツ（性と生殖に関する健康と権利）は、母性看護の基本となる概念である。1994年にカイロで行われた国際人口開発会議にて提唱された。女性が生涯にわたって身体的・精神的・社会的に良好な状態であることをリプロダクティブ・ヘルスといい、これを享受する権利をリプロダクティブ・ヘルス／ライツという。

次ねらわれる項目 ▶ 性分化疾患、LGBT

●性分化疾患は、卵巣・精巣や性器の発育が非典型的である状態をいう。合併症では、急性副腎不全、急性腎不全の早期発見が重要である。

●LGBTは、L＝レズビアン（女性同性愛者）、G＝ゲイ（男性同性愛者）、B＝バイセクシュアル（両性愛者）、T＝トランスジェンダー（出生時に社会・法律面で割り当てられた性別とは違う性別を生きる人）を指す。

●令和5（2023）年6月より、「性的指向及びジェンダーアイデンティティの多様性に関する国民の理解の増進に関する法律」が施行された。職場でのハラスメントの防止対策、無料相談窓口の設置、性別適合手術の保険適用（一定の施設基準を満たす施設で行われた場合に限る）などの取り組みが行われている。

更年期・老年期女性の健康課題

ここだけ覚える!

【更年期症状】 性腺ホルモン P.30

- 必 □**性ホルモン**(**卵巣機能の低下**)が関与する。
- □症状は**閉経前後**から始まる。
- ★ □症状：**異常発汗**、**イライラ**する、**寝つきが悪く**なる(**自律神経失調**が関与する)
- □自覚症状と他覚的所見が**一致しない**傾向がある。
- □更年期症状の出現には**社会的・心理的要因**が影響する。

【閉経】

- ★ □閉経は**卵巣機能**の低下によって月経が**永久に停止**することで、通常**12**か月以上月経がない場合、判定される。
- ★ 必 □日本の女性の平均閉経年齢：**50**歳
- □閉経後のエストロゲン産生に関与する部位：**副腎**、脂肪細胞
- ★ □閉経後に発症しやすいもの(**エストロゲン**の減少による)：**脂質異常症**、**骨粗鬆症**(**骨量の低下**)、**腟粘膜の萎縮**

【骨粗鬆症】 副腎皮質ステロイド薬 P.75

- □予防：**禁煙**、**有酸素運動**、**ビタミンD**の摂取
- □更年期の**ホルモン補充療法**によって発症のリスクが低下する。

【骨盤臓器脱】

- □**骨盤底筋群の筋力低下**によって生じる(エストロゲン減少の影響を受ける)。

【外陰炎、萎縮性腟炎】

- □エストロゲンの分泌低下により、**腟の自浄作用の低下**で生じる。
- ★ □萎縮性腟炎の症状：**血性**帯下《たいげ》、**黄色**帯下
- □萎縮性腟炎では**性交痛**がみられる。

妊娠期のポイント

ここだけ覚える!

【妊娠の経過】 性周期 P.57

必 □胎盤が完成する時期：16週ごろ

□血漿量が最も増える時期：32週ごろ

□ヒト絨毛性ゴナドトロピンは妊娠初期に分泌量が急増し、ピークを迎える。

□妊婦の健康診査の頻度：

妊娠初期〜23週	4週に1度
24〜35週	2週に1度
36週以降	1週に1度

□母体の循環血液量が最大になるのは妊娠32週ころである。

【胎児の発育】

□超音波ドップラー法で胎児心音が聴取される時期：12週ごろ

□胎児の呼吸様運動がみられる時期：20週ごろ

□胎位（胎児の縦軸と子宮の縦軸との関係）：

頭位	骨盤位	横位
胎児の頭が下を向き、子宮口のそばに位置する 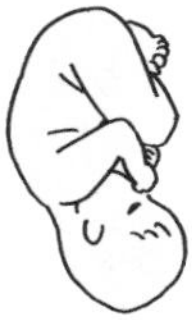	胎児の尻や足が下を向き、子宮口のそばに位置する。いわゆる逆子 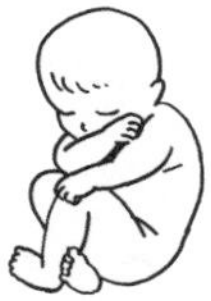	胎児長軸と子宮縦軸の方向が交差する 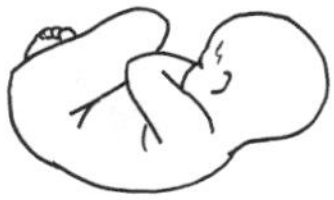

□胎位は約95%が頭位であり、妊娠30週ごろから胎位が固定する。

□レオポルド触診法で触診できる胎児部位（頭位の場合）：第1段法➡殿部、第2段法➡四肢・児背、第3・4段法➡頭部

必 □肺サーファクタントの分泌によって胎児の肺機能が成熟する時期：在胎34週ごろ

【胎児心拍数陣痛図】

□母体の腹壁に装着したトランスデューサで胎児心拍数、子宮収縮を観察する。

必 □正常な心拍数の範囲：110〜160bpm（1分間に2〜6回の周期をもつ）、一過性徐脈を認めない、2回以上/20分・15bpm以上15秒以上の

頻脈を認める

➡著しい徐脈の持続は胎児の心疾患の可能性がある。

□胎児心拍数陣痛図の読み方：

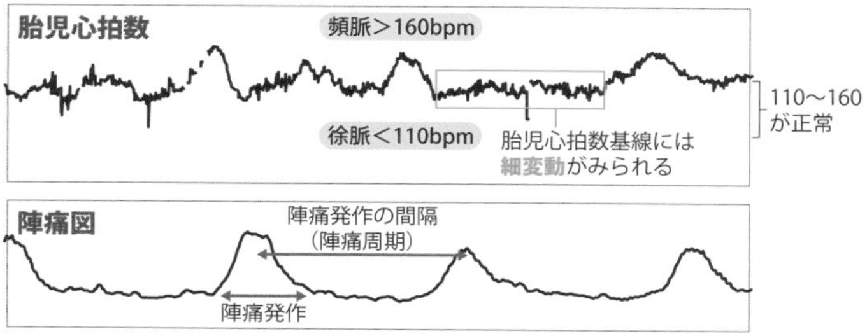

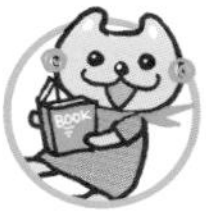

次ねらわれる項目 ▶ 胎児心拍数陣痛図の異常

- 母体の腹壁にトランスデューサを装着し、胎児心拍数と子宮収縮を測定する。測定は20〜30分間、持続的に記録する。
- 妊娠末期（一般に32週以降）に行うNST（ノンストレステスト）では、20分間に2回以上、15bpm以上15秒以上の一過性頻脈が認められれば、胎児状態が良好とされる。
- NST実施時は、仰臥位低血圧症候群の予防のため、半座位（**セミファウラー位**）とする。
- NSTでは**胎児の健康状態**を判定する。妊婦には事前に**排尿を済ませて**もらう。**胎動**を感じたら器械のボタンを押してもらうことで胎動による胎児心拍数の変化をみることができる。

頻脈

一過性頻脈（正常）

- 頻脈は、胎児心拍数基線から上向きの山

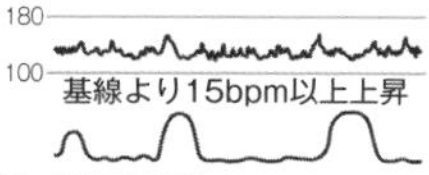

上段：胎児心拍数
下段：子宮収縮曲線

徐脈

- 徐脈は、胎児心拍数基線から下向きの山

早発一過性徐脈

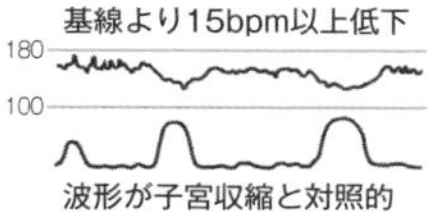

- 原因：児頭圧迫

変動一過性徐脈

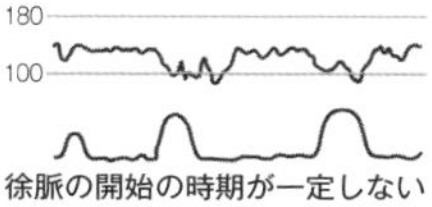

- 心拍数は100bpm以下まで低下するため、波形が鋭く、形がそれぞれ異なる
- 原因：臍帯圧迫

遅発一過性徐脈

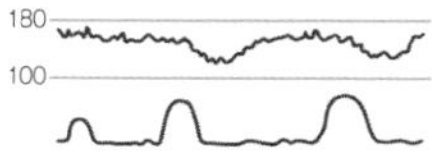

- 徐脈の開始が子宮収縮より少し遅れる
- 原因：子宮胎盤機能不全

遷延一過性徐脈

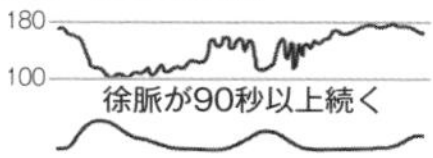

- 原因：胎盤の循環不全

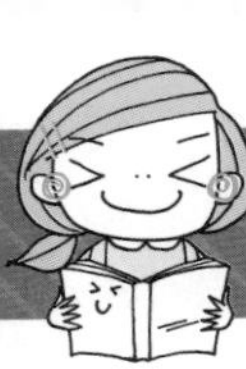

妊娠期の健康問題

ここだけ覚える！

【母体の要因と胎児への影響】

必★□妊娠中の母体の要因と胎児への影響：

妊娠初期の風疹の罹患	**先天性風疹症候群**（心奇形、白内障、難聴）
喫煙	**低出生体重児**
飲酒	**胎児性アルコール症候群**
ビタミンAの過剰摂取	**先天性奇形**
葉酸の摂取不足	**神経管閉鎖障害**（二分脊椎、無脳症）
多胎妊娠	**早産**、双胎間輸血症候群

妊娠糖尿病	**巨大児**
妊娠高血圧症候群	**胎児発育不全**
性器ヘルペス	**新生児ヘルペス症候群**
トキソプラズマ症	**先天性トキソプラズマ症**
性器クラミジア感染症	**新生児結膜炎**

【常位胎盤早期剥離】

□リスク因子：**妊娠高血圧症候群**など

□出血は**内**出血（陣痛に連動）で、胎盤付着部に激烈な痛みがある。

【前置胎盤】

□出血は**外**出血（陣痛発作時）で、痛みを伴わない場合が多い。

【出生前診断（検査）】

□**胎児異常**を理由に人工妊娠中絶はできない。

□羊水検査では**検査がもたらす母児への影響**を事前に説明する。

□羊水検査では、合併症として**流早産**のリスクがある。

【マイナートラブル】

★□主なマイナートラブルの予防：

便秘	**食物繊維の多い食品**や水分の摂取
つわり	胃酸分泌を増加させる食品の摂取防止、**補食**
下肢けいれん	**カルシウム・ビタミンB群**の摂取
腰痛	**硬めのマットレス**の使用
頻尿	夜間頻尿の場合は寝る前の水分摂取を控える
瘙痒感	保湿、冷罨法、医師による薬の処方

□妊娠中期から末期の便秘は**子宮による腸の圧迫**が影響している。

【胎児機能不全（NRFS）】 胎児心拍数陣痛図の異常 P.155

□胎児の状態が安心できず、呼吸・循環系に問題があるか、あるいは近い将来問題が生じうると判断される状態をいう。

□胎児機能不全と診断する胎児心拍パターン：基線細変動の消失、**遅発一過性徐脈**、高度変動一過性徐脈、高度徐脈の持続

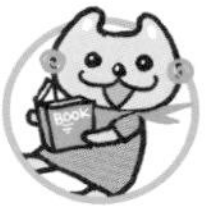

次ねらわれる項目 ▶ 妊娠高血圧症候群（HDP）

●妊娠時に高血圧を認めた場合を、妊娠高血圧症候群という。

●肥満妊婦や初産婦、母体の年齢が高い（40歳以上）場合に生じやすい。

●腎障害を伴う**妊娠高血圧腎症**や、合併症として溶血性貧血・肝酵素上昇・血小板減少を呈する**HELLP症候群**などがあり、重症化すると周産期死亡の原因となる。

●妊娠高血圧症候群の治療には、①安静、②食事療法（塩分のコントロール*）、③薬物療法（降圧薬）がある。

＊ただし、極端な塩分制限はしない。

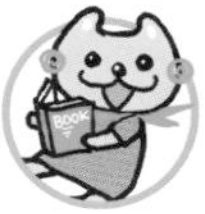

次ねらわれる項目 ▶ 妊娠糖尿病（GDM）

●妊娠中の糖代謝異常には2種類あり、1つは糖尿病と診断されていた女性が妊娠した場合（**糖尿病合併妊娠**）、もう1つは、妊娠中に耐糖機能低下が発症・あるいははじめて発見された場合である。

●妊娠中に耐糖機能低下が発症・あるいははじめて発見された場合で、通常の糖尿病の診断に当てはまる場合は**妊娠中の明らかな糖尿病**とされる。その診断基準に満たない場合でも、75gOGTTが高値の場合は**妊娠糖尿病**とされる。

●肥満や過剰な体重増加で発症しやすく、流早産・妊娠高血圧症候群の頻度が高くなる。

●食事療法で血糖コントロールができないときは、積極的に**インスリン療法**を行う。インスリンは胎盤を通過して胎児に移行することがなく、妊娠中でも使用可能である。一方、経口血糖降下薬は催奇形性が否定できないため禁忌である。

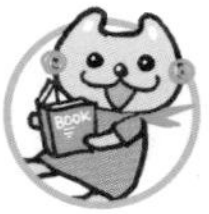

次ねらわれる項目 ▶ 不育症

●流産は全妊娠の10〜20%に起こるとされているが、2回以上の流産、死産、早期新生児死亡がある場合を不育症という。

●原因としては、夫婦どちらかの染色体異常、抗リン脂質抗体、子宮奇形、胎児染色体異常などが考えられる。

●検査としては、染色体検査、子宮形態検査、免疫学的検査、内分泌検査、凝固系検査がある。

●胎盤内に血栓ができやすく胎児への栄養が悪くなる抗リン脂質抗体症候群については、アスピリン、ヘパリンの単独あるいは併用療法を行う。

次ねらわれる項目 ▶ 出生前検査(診断)

●新生児のうち3〜4%には何らかの異常(染色体異常、遺伝疾患、先天性代謝異常、奇形など)があり、妊娠中に胎児の異常を検査し診断することを出生前検査(診断)という。医療保険の対象とはならず、全額自己負担となる。

●出生前検査では着床前の診断も技術的には可能となり､倫理的な問題が生じている。

●出生前検査の適応としては、母親が高年齢(35ないし40歳以上)、染色体異常児の出産歴がある、両親のいずれかが染色体異常の保因者である、遺伝病の家族歴がある、などが挙げられる。

出生前検査の種類

羊水検査	●穿刺針により羊水を吸引し、胎児由来の羊水細胞を分析する ●妊娠15週以降
絨毛検査	●子宮頸管から胎盤の絨毛を採取し細胞を分析する ●妊娠11〜14週
臍帯血検査	●臍帯血管を穿刺し胎児血を採取して分析する ●妊娠18週以降
母体血清マーカー検査	●クアドラプルテスト:母体血中のαフェトプロテイン(AFP)、ヒト絨毛性ゴナドトロピン(hCG)、エストリオール(uE_3)、インヒビテンを測定する ●妊娠15〜18週
NIPT(無侵襲的出生前遺伝学的検査)	●母体血中にある微量の胎児由来のDNAを分析する新型出生前検査 ●希望する妊婦のうち条件を満たす者が、十分な専門的遺伝カウンセリングを行ったうえで、NIPTを行う基幹施設および連携施設で受けることができる

[参考文献]
日本産婦人科学会，日本産婦人科医会 編：産婦人科診療ガイドライン 産科編2023.
日本産婦人科学会事務局，2023：85.

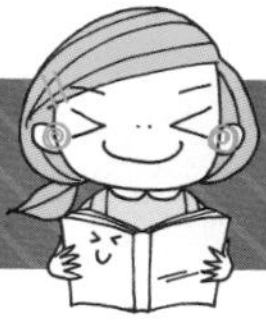

分娩期のポイント

ここだけ覚える！

【分娩の経過】

□分娩の3要素：❶娩出力《べんしゅつりょく》、❷産道、❸娩出物（胎児、付属物）

★必□分娩の区分：

流産	妊娠22週未満の期間の妊娠終了
早産	妊娠**22**週**0**日～妊娠**37**週未満の分娩
正期産	妊娠**37**週**0**日～妊娠**42**週未満の分娩
過期産	妊娠42週0日以降の分娩

必□最終月経の初日を0日としたときの分娩予定日：**280**日目

□破水の種類：

前期破水	分娩が始まる前の破水
早期破水	分娩開始後、子宮口全開大前の破水
適時破水	**子宮口全開大前後**の破水

□分娩開始：陣痛周期が**10**分以内、または1時間に6回以上になった時点

★必□分娩の経過：

<table>
<tr><td>分娩第1期（開口期）</td><td>分娩開始～子宮口全開大</td><td rowspan="3">分娩所要時間</td></tr>
<tr><td>分娩第2期（娩出期）</td><td>子宮口全開大～胎児の娩出</td></tr>
<tr><td>分娩第3期（後産期）</td><td>胎児の娩出～胎盤の娩出</td></tr>
<tr><td>分娩第4期</td><td colspan="2">胎盤の娩出～2時間経過</td></tr>
</table>

□排臨《はいりん》：**陣痛発作時、陰裂間に児頭が見え間欠時には見えなくなる**状態

□発露《はつろ》：**胎児先進部が陰裂間に常に見えている**状態

□分娩開始時、胎児の背中は母体の**右**または**左**側にある（頭位の第1回旋時）。

□骨盤入口部に児頭が進入する際、児の頤《おとがい》部が胸壁に近づくことで**屈曲**した状態となる（第**1**回旋）。

□頭位の胎児の顔は母体の**背**側を向いて娩出される。

□児の肩甲横径は、骨盤の**前後径**に一致する方向で娩出される。

□分娩時は胎児の**後頭部**が先進する。

□正常な分娩時の出血量：500mL以下（分娩第4期までの合計）

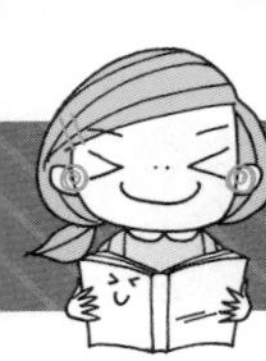

産褥期のポイント

ここだけ覚える！

【帝王切開術後】

□手術室で**出生児と対面**させる。

□術後**1**日目から初回歩行をする。

□初回授乳は**できるだけ早く**行う。

【愛着形成の支援】

□母子相互作用は**愛着行動**によって促進される。

【授乳の指導】

□母乳は初乳→移行乳（産後5〜14日間程度）→成乳と変化する。

必 □直接授乳の利点：**子宮収縮**促進、**乳管**開通、**母児愛着**形成

□授乳指導のポイント：

- 授乳後は顔を**横に向けて**寝かせる。
- 児がほしがるときは**いつでも授乳**してよい（自律授乳）。
- 児が適切に哺乳できる姿勢を取ることを**ラッチオン**という。
- 1日平均**18〜30**gの体重増加がない場合は母乳不足である。
- 授乳後は**排気**させる。

【子宮復古】

★ □後陣痛《こうじんつう》（不規則な子宮収縮）は産褥**2〜3**日目までみられる。

★ □子宮底の高さ（膝を**伸展**させて観察する）：

分娩直後	臍下2〜3横指
分娩後12時間	臍高（一時的に子宮が増大）
産褥1〜2日	臍下1〜2横指
3日	臍下3横指
4日	臍と恥骨結合上縁との中央
5日	**恥骨結合上縁上3横指**
10日	恥骨結合上縁

★ □悪露《おろ》の性状：

産褥1〜3日	赤色悪露
3日〜1・2週間	**褐色**悪露
2〜4週間	黄色→白色悪露

【産褥熱】

□定義：分娩後24時間以降、産褥**10**日以内に2日以上にわたり**38**℃以上の発熱をきたすもの

□症状：**発熱**、**下腹部痛**、子宮の圧迫、**悪露**の異常

【乳腺炎】

□症状：乳房の硬結、熱感、発赤など

□うっ滞性乳腺炎は産褥**1**週間以内、急性化膿性乳腺炎は産褥**2～3**週ごろに生じることが多い。

【産後精神障害】

★□マタニティブルーズと産後うつ病の特徴：

	発症時期	特徴
マタニティブルーズ	産後**3～10**日目 （2週間以内に消失）	●多くは**一過性**であり、**軽度の情動不安**がある ●日本における発症頻度は約**3**割 ●**ホルモンの変動**、育児への不安、環境の変化などの複合的要因によるとされる ●自己を**過小評価**する傾向がある
産後うつ病	産後**2～3**週間後 （2週間以上持続）	●**スクリーニング調査票**（エジンバラ産後うつ病調査票）がある

【死産、障害がある新生児を出産した親】

□外性器異常が疑われた新生児の親には、出生届は**性別保留**で提出できることを説明する。

□子どもを亡くした親へのかかわりのポイント：

●**悲しみの気持ちを受け止め**、理解していることを示す。
●子どもとの**お別れの機会**をつくる。
●精神的ストレスが身体に影響するので、安楽になるよう援助する。

次ねらわれる項目 ▶ プレコンセプションケア

●プレコンセプションケアは、女性やカップルに将来の妊娠のための健康管理を提供することを指す。妊娠前から健康状態を改善・増進することで、健全な妊娠・出産を増やし、**低出生体重児**などを減らすことを目的としている。

●実施は医療機関、教育機関、職域、地域などで、他の健康教育と共通する。日本では特に女性のやせの割合が多く、栄養状態の改善支援も重要である。

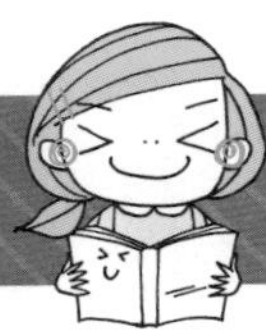

新生児期のポイント

ここだけ覚える！

【新生児の看護】

□新生児室の環境：

室温	**24〜26℃**（1〜2枚着物を着せた状態）
湿度	**50〜60%**（1〜2枚着物を着せた状態）
コット間の距離	**60**cm以上
照明	500ルクス以上

□正常新生児に対して出生後2時間以内に**抗菌薬の点眼**を実施する
➡新生児結膜炎の予防のため。

□新生児の周期性呼吸は**生理的なもの**である。

□新生児マス・スクリーニング検査は、生後**5**日前後の**血液**を**ろ紙**に染み込ませて検査する。平成26（2014）年からすべての都道府県・指定都市で**タンデムマス法**が導入された。

□新生児聴覚スクリーニング検査は、**生後1日以降**の**泣いていないとき**に行う。

□新生児の体重減少率（%）＝**（出生時の体重－現在の体重）÷出生時の体重**×100➡生後**3〜5**日目をピークに減少（10%を超えないようにする）

【アプガースコア】

★□アプガースコアの評価方法：

徴候	スコア		
	0	1	2
心拍数	欠如	100回/分未満	100回/分以上
呼吸	欠如	弱い啼泣	強い啼泣
筋緊張	だらりとしている（弛緩）	四肢をやや屈曲	四肢を屈曲
刺激への反応	無反応	やや動く	啼泣
皮膚色	チアノーゼ、蒼白	体幹はピンク色、四肢はチアノーゼ	全身ピンク色

※生後1分・5分で評価する。

合計点数	0〜3点	4〜7点（または4〜6点）	8〜10点
判定	重症仮死	軽症仮死	正常

※「産婦人科診療ガイドライン産科編2023」では0〜3点を第2度仮死、4〜6点を第1度仮死としている。

【低出生体重児】 新生児期の分類 P.164

★㊙□低出生体重児の基準：2,500g未満

□低出生体重児の特徴：

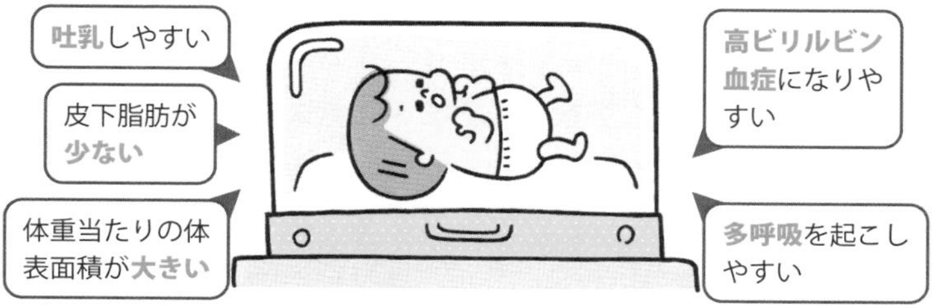

【新生児のケアと根拠】

□羊水の拭き取り：蒸散（体表の水分の蒸発）による熱の喪失防止

□インファントラジアントウォーマーの下で児を観察：輻射（周囲の物体に熱を放出して喪失する）の防止

□温めた寝衣・寝具を用いる：伝導（身体と接する物体へ熱が伝わる）による熱の喪失防止

□風が当たらない場所に児を配置：対流による熱の喪失の防止

【新生児一過性多呼吸（TTN）】

□肺胞液の吸収障害で生じるもので、酸素投与などを行えば通常2～3日で改善する。

★□症状：多呼吸（60回/分以上）、チアノーゼ、呻吟《しんぎん》、鼻翼呼吸など

【胎便吸引症候群（MAS）】

□分娩前に胎児が羊水中に排泄した胎便を吸引することで生じる。

□症状：頻呼吸、チアノーゼなど

【新生児一過性ビタミンK欠乏症】 ビタミン欠乏症 P.33

★□ビタミンKの不足により、出血が生じる疾患である（ビタミンKは母乳栄養で不足しやすい）。

□分類：❶早発型（生後24時間以内に発症）、❷古典型（生後24時間以降7日までに発症）、❸遅発型（生後14日以降6か月までに発症）

★□予防としてビタミンK_2を与薬する。

【黄疸】

□新生児は、胎内とは異なる肺呼吸に対応するために急激に赤血球が崩壊することや、肝臓におけるビリルビン処理能が未熟なことなどにより黄疸が生じ、生後4～5日でピークとなる。

□治療の必要がない生理的黄疸の範囲（総ビリルビン5～7mg/dL）を超える、または生後24時間以内に黄疸が出現した場合は異常として治療する。

次ねらわれる項目 ▶ 新生児期の分類

- 出生体重：出生体重が**2,500**g未満の児を低出生体重児と呼び、さらに**1,500**g未満の児を極低出生体重児と呼ぶ。
- 在胎（妊娠）週数：在胎週数が**37**週0日～ 42週未満（41週6日）の児を正期産児、在胎週数が22週～ 37週未満の児を早産児、**42**週以上を過期産児と呼ぶ。
- 身長と体重が在胎週数にふさわしい新生児をAFD（appropriate-for-dates）児、在胎週数のわりに体重が軽い児をLFD（light-for-dates）児と呼ぶ。

次ねらわれる項目 ▶ 呼吸窮迫症候群（RDS）

- 肺サーファクタントの分泌不全（欠乏）によって生じる。妊娠35週未満の早産児に多くみられる。
- 症状は呼気時の呻吟、チアノーゼ、多呼吸、陥没呼吸である。
- 重症の場合、治療には肺サーファクタントの気管内投与を行う。

次ねらわれる項目 ▶ 新生児蘇生

- 新生児蘇生は「JRC蘇生ガイドライン2020」に基づいて行う。
- 出生直後の新生児で、**❶早産児**、**❷弱い呼吸・啼泣**、**❸筋緊張の低下**のいずれか1つでも当てはまる場合は蘇生のステップに入る。
- 皮膚乾燥と皮膚刺激、保温、気道確保などの初期処置後、自発呼吸がないか心拍が100/分未満の場合は、人工呼吸を開始し、SpO_2モニターを装着する。
- 有効な人工呼吸を30秒以上実施しても心拍が60/分未満の場合は、胸骨圧迫と人工呼吸を**3：1**の割合で行う。このとき、酸素投与も推奨されている。それでも心拍が60/分未満の場合はアドレナリンの投与を検討する。
- 蘇生後は注意深く呼吸観察を継続する。新生児集中治療室（NICU）に移動し、持続的な治療を行う。

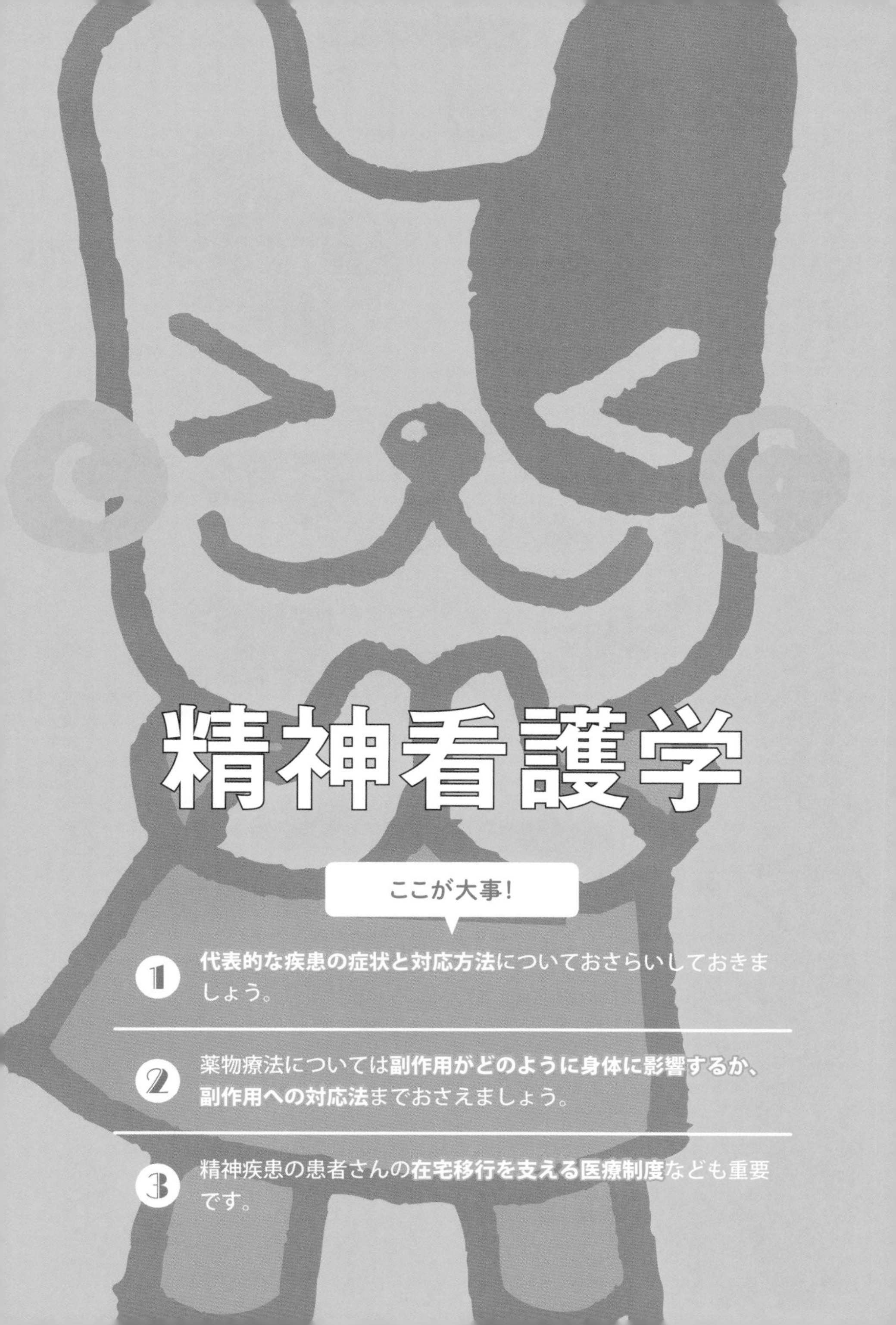

精神看護学

ここが大事!

1. **代表的な疾患の症状と対応方法**についておさらいしておきましょう。

---

2. 薬物療法については**副作用がどのように身体に影響するか、副作用への対応法**までおさえましょう。

---

3. 精神疾患の患者さんの**在宅移行を支える医療制度**なども重要です。

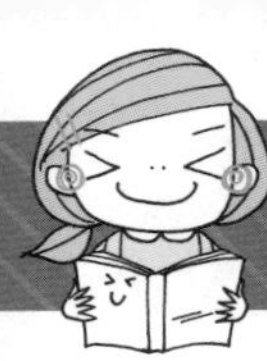

精神看護の基本

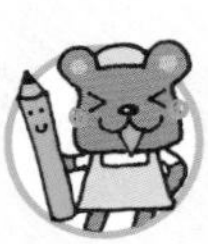

ここだけ覚える!

【防衛機制】

□フロイトが提唱する現実原則に従って機能し、防衛機制をはたらかせるもの：**自我**

★□国試によく出る防衛機制：

合理化	**都合のよい現実を取り上げて自己の欲求などを正当化する** 例：食事制限を守れない患者が「食べすぎたのは友人が夕食に誘ったからだ」と考える
反動形成	**真の感情を抑圧して正反対の態度をとる** 例：嫌いな人に対して必要以上に丁寧に接する 飲酒したい欲求を抑圧した人が、酩酊状態の人の行動を必要以上に非難する
置き換え	**怒りの感情を直接相手にぶつけず物や他の人にあたる** 例：野球部の練習を無断で休んで監督に叱られ、帰宅後、夕食時に「おかずがまずい」と母親に大声で文句を言う 不満を職場の上司ではなく後輩にぶつける
退行	**より低次の発達段階に逆戻りする**
昇華	**破壊的衝動をスポーツや文化的な活動に向ける**
同一化	他人の考えやよい面を模倣する
取り入れ	他者の特性を自己に取り入れようとする
抑圧	不安な感情が意識に上らないようにする
知性化	欲求を思考して説明しようとする 例：難病患者が**自分の病気について学ぶことで不安を解消しようとする**
否認	現実を知覚しながら、認めようとしない

【転移感情】

□医療者に対して強い怒りを頻回にぶつける患者に対して、医療者が抱くことがある感情：**陰性感情**

[マークのみかた] ★…過去に3回以上出題された内容 必…必修問題で出題された内容

【危機(クライシス)】 疾病・障害の受容 P.80

□**対処機制が乏しい**場合に起こりやすい。

□成熟の危機：個人の成長に伴いだれもが遭遇する各時期における特有の危機(例：**就職**、**定年退職**など)

□状況的な危機：予測のつかない事態による危機(例：**交通事故**など)

【リエゾン精神看護】 コンサルテーション P.178

□**身体疾患と精神的問題を併せもつ患者・家族**を対象として、全人的ケアを行う。

□リエゾンナースの仕事には**コンサルテーション**や関係部署の調整などの他に、**直接ケア**も含む。

【精神障害の予防活動】

★□精神保健活動における予防活動の例：

一次予防	企業内でのメンタルヘルス講座の開催、地域の子育てサークルへの支援、地域の住民を対象としたストレスマネジメントの講演会・啓発活動、精神障害に対する**健康教育**(依存症などに対しては学童期から有効)、アルコールや薬物等の**入手経路の制限**
二次予防	**学校を長期間欠席している児童への家庭訪問**、**会社の健康診断でうつ傾向があると判定された人への面接の実施**、職場でのうつ病患者の早期発見
三次予防	休職中の**うつ病患者への復職支援**(リワーク支援)、精神科デイケアでの生活技能訓練(SST)、精神科病院での統合失調症患者への作業療法、精神疾患患者への再燃を予防するための教育、**長期入院患者への自発性低下予防のためのリハビリテーション**

【精神障害者のリカバリ(回復)】 ストレングスモデル P.128

□リカバリ(回復)とは、**医学的な回復(疾患が治癒した状態)ではなく**、精神症状や症状の有無にかかわらず、患者の**主体的な選択を支援**し、患者が**自分らしく人生を生きていくプロセス**を指す。

□**ストレングスモデル**が適用される。

□リカバリの過程は**試行錯誤**や、**仲間などと協力し合う**ことを含む。

【共同意思決定(SDM：shared decision making)】

□患者とその家族や医療者が**患者にとって望ましい治療**を探り、**お互いが納得する**治療を選択する。

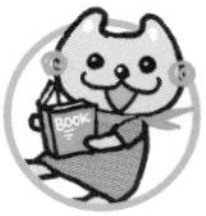

次ねらわれる項目 ▶ **レジリエンス**

●ストレスに打ち勝ち、適応する精神的な回復力のことをいう。

●レジリエンスは7つの要素(洞察、独立性、関係性、イニシアチブ、創造性、ユーモア、モラル)によりストレスへの耐性が強くなるといわれている。

精神疾患・障害の特徴と看護

ここだけ覚える！

【思考の障害】

□思考の障害：**妄想**、**連合弛緩**、強迫思考など

【神経伝達物質】 神経細胞と神経組織 P.41

★□精神疾患と関係する神経伝達物質：

うつ病	**セロトニン**
統合失調症	**ドパミン**
アルツハイマー型認知症	**アセチルコリン**

□セロトニンは交感神経を刺激し、心拍数増加、**血圧上昇**等を生じさせる。

【統合失調症】

□陰性症状：**感情鈍麻**、思考の貧困、意欲の欠如など

□幻聴については**詳しく尋ねることはしない**が、**気のせいだなどと患者の発言を否定することもしない**。

□患者が興奮しているときには**近づかない**。

□**患者の気持ちを受け止める声かけ**（例：「～がつらいのですね」）をしながら、情報収集する。

□精神疾患患者の家族の感情表出（EE）は、**統合失調症の再発**と関係があり、高EEの家族ほど再発率が高い。

【気分（感情）障害】 修正型電気けいれん療法 P.170

必□典型的なうつ病の症状：**興味と喜びの喪失**

必□抑うつ状態でみられる症状：**無気力**

必□うつ病では**自分を責める感情**が強くなる。

□**罪業**妄想の例：「自分は重大な過ちでみなに迷惑をかけてしまいました。死んでおわびします」

□不安が強いうつ病患者への対応の例：**病気の治療とともに不安は軽減する可能性があることを伝える**

□自殺念慮を訴える患者が**自殺する日を決めている**場合、自殺が切迫している状態であるといえる。

【アルコール依存症】

★□離脱症状：**手指の振戦**（**振戦せん妄**）、**幻視**、幻聴、発汗、見当識障害

□治療には**アルコホーリクス・アノニマス®（AA）**や**断酒会**などセルフヘルプグループへの参加が有効である。

□断酒会では**同じ悩みや障害をもつ人が集まり**、共感的なやりとりによって自己洞察を深める。

【てんかん】

□脳の神経細胞の**発作性電気的興奮**によって生じる。

★□診断・治療には**脳波**検査が有効である。

□突然意識を失い、全身の筋肉が強直して倒れる発作を、**強直間代発作（大発作）**という。典型的なてんかんけいれん発作である。

□てんかん発作時は、**発作の起こった状況や継続時間**、誘因を観察する。

□てんかん発作時に**口に物を入れる**と窒息の危険がある。

□症候性てんかんは**脳内病変**を伴う。

【パーソナリティ障害群】

□主なパーソナリティ障害の特徴：

回避性	不適切感や自信のなさで、緊張や不安が持続し、ネガティブな評価を避けようとして社会的活動に制止がかかる
反社会性	社会的規範・規則・責務に対して無責任で、他人の権利を無視し侵害しても罪悪感がない
境界性	情緒不安定さに伴い、同一性の拡散がある。手首自傷や家庭内暴力など、自己像の混乱がある
妄想性	他人の言葉や行動に不信・敵意・ばかにしているといった猜疑心をもちやすい

【主な薬物療法】

必□抗うつ薬は目的とする効果が安定して発現するまでに**時間がかかる**。

□選択的セロトニン再取り込み阻害薬（SSRI）：**パニック障害**にも有効

★□国試に出た薬物の副作用：

抗精神病薬 （例：ハロペリドール）	**悪性症候群**（急激な**発熱**、発汗、筋固縮、意識障害）、巨大結腸症、頻脈、アカシジア（静座不能）
非定型抗精神病薬 （例：オランザピン）	**耐糖能の異常**（**高血糖**になるため血糖値の観察が重要）
抗うつ薬	●**セロトニン症候群**がみられる ●投与直後は**起立性低血圧**（**体動時のふらつき**）に注意する ●服薬をやめるときは**徐々に**減薬する ●三環系抗うつ薬：**抗コリン作用**が強い（口渇、**尿閉**、便秘など） ●**SSRI**：嘔気・嘔吐、下痢
抗認知症薬	コリンエステラーゼ阻害薬（アルツハイマー型認知症に適応）：食欲不振、悪心・嘔吐、下痢
抗てんかん薬	複視、眼振、イライラ、行動逸脱など
炭酸リチウム	口渇、手足の振戦、下痢など

【心的外傷後ストレス障害（PTSD）】 災害看護 P.192

必 □災害・虐待・暴行などの**外傷的出来事**に遭い、再体験症状、回避・精神麻痺症状、過覚醒症状が、**1か月以上**持続する。

【心理・社会的療法】

★ □国試に出た心理・社会的療法のポイント：

個人精神療法	治療者と患者の1対1の関係で行う
集団精神療法	●**薬物依存症**などで効果が期待できる ●入院集団療法でリーダーは、患者の**非言語的サインに注目**し、**沈黙も意味があると受け止める**
家族療法	患者の家族の抱える問題を理解・支援することでその機能を高める
家族心理教育	感情表出（EE）に基づく方法で、家族と協働してストレスを軽減させる
認知行動療法	**物事のとらえ方のゆがみ**が修正される
生活技能訓練（SST）	**退院支援プログラム**の1つである

【修正型電気けいれん療法】

□重度の**うつ病**などで適応となる。

□**手術室**にて**全身麻酔下**で行い、**けいれん**が起こらないように筋弛緩薬を投与する。

□副作用に**記憶障害（健忘）**が生じることがある。

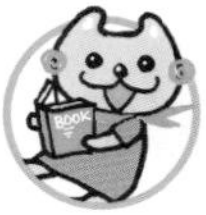

次ねらわれる項目 ▶ 水中毒

●水の多飲の結果おちいる病態が**水中毒**である。腎臓の処理能力の範囲を超えた水分摂取によって電解質、特にナトリウムが希釈され、**低ナトリウム血症**となる。

●特徴として、意識がもうろうとする、怒りっぽくなる、**日内の体重差**が大きいなどがある。深刻な場合はけいれん発作や意識障害を起こし、生命の危険もある。

●精神疾患の患者に多い。発症のメカニズムは不明であるが、不安や妄想などの精神疾患の症状から飲水が習慣化して多飲となる、抗精神病薬の副作用である口渇により飲水が習慣化し強迫的に飲水してしまう、抗精神病薬などの長期使用により口渇中枢に関係する機能が障害されるなどの誘因が指摘されている。

●治療は飲水の制限が中心だが、重症の場合には輸液による補正が必要となる。

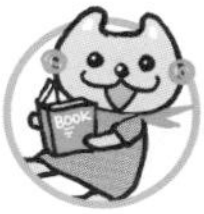

次ねらわれる項目 ▶

発達障害

- 平成17（2005）年に施行された発達障害者支援法では、発達障害を定義するとともに、支援の対象として位置づけた。
- 発達障害の早期発見・早期支援のために、都道府県知事は発達障害者支援センターを設置することができる。

主な発達障害

限局性学習症	●知的発達の遅れや視力・聴力などによらず、特定の学習や学業的技能で困難があり、教育的介入があっても改善せずにそれが6か月以上持続している（以前は学習障害［LD］とされていた） 〈例〉 • 読字不全（失読症）：文字を見ても言葉として読み取れない • 書字表出不全：文字や文章が正確に書けない • 算数不全：基本的算数能力に困難がある
自閉スペクトラム症	●社会的コミュニケーションの欠如（**非言語的コミュニケーション**も含む）や、同一性への固執、限局された行動の反復などが特徴である ●同一性への固執は、**習慣へのこだわり**としてもみられる ●従来、自閉性障害としてレット障害、小児期崩壊性障害、アスペルガー障害などとともに広汎性発達障害にまとめられていた。DSM-5では自閉スペクトラム症という幅のある概念となり、従来の診断名は使用されなくなった
注意欠如多動症（ADHD）	●課題や活動に必要なものをしばしば失くしてしまう、集中したり注意を払ったりすることができないなどが**6か月**以上持続している（不注意） ●極度に落ち着きがなく、じっとしていられなかったり、順番を待てなかったりといったことが**6か月**以上持続している（多動-衝動性） ●音声チックなどのチック症群（本人の意思と関係なく、突発的・反復的に発声やまばたき、咳払いなどをする）はADHDの症状**ではない**
トゥレット症	●**チック**（**突発的で反復性の運動または発声**）は運動性と音声の両方が生じ、1年以上強く持続する。汚言の乱用を伴うことがある ●男子に多く、**小児期**から**青年期**に発症する

［参考文献］
日本精神神経学会日本語版用語監修，高橋三郎，大野裕 監訳，染矢俊幸，神庭重信，尾崎紀夫 他 訳：DSM-5-TR™ 精神疾患の診断・統計マニュアル．医学書院，東京，2023.

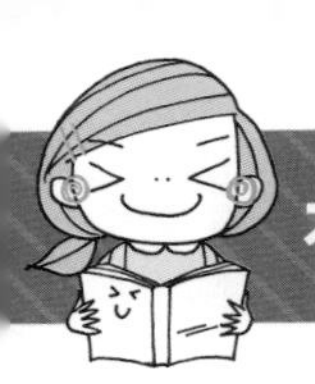

社会資源の活用とケアマネジメント

ここだけ覚える！

【就労移行支援】

□就労移行支援は、**一般就労等を希望**し、知識・能力の向上、実習、職場探し等を通じ、適性に合った職場への就労等が見込まれる障害者を対象とする（65歳未満の者）。

【就労継続支援A型・B型】

□就労継続支援の対象者：

就労継続支援A型（雇用型）	企業等に就労することが困難で、雇用契約に基づく継続的な就労が可能な者（利用開始時65歳未満の者）
就労継続支援B型（非雇用型）	就労移行支援事業等を利用したが一般企業等の雇用に結びつかない者や、一定年齢に達している者などであって、就労の機会等を通じ、生産活動にかかる知識・能力の向上や維持が期待される者

【精神科デイケア】 精神科患者の退院支援 P.176

★□目的：**社会生活機能**の回復、**対人関係能力**の向上、**個別の社会復帰目標**の設定

【精神保健福祉センター】

□役割：**市町村への精神保健業務の技術指導**

【ソーシャルサポート】

□セルフヘルプグループは、**共通の問題を抱える当事者や家族**が、気持ちを分かち合うなど自主的に行う活動である。

□ピアサポーターは、**自身の精神障害の経験を活かして同様の体験をしている人を支援**する。活動により**ピアサポーター自身の回復**も促進される。

【精神障害者保健福祉手帳】 精神保健福祉法 P.214

★□「精神保健法」から「**精神保健及び精神障害者福祉に関する法律**（**精神保健福祉法**）」への改正時に創設された。手帳には**顔写真**を貼付し、**2**年ごとの更新がある。**公共交通機関の割引**、**所得税・住民税の控除**、生活福祉資金の貸付などが受けられる（知的障害は、精神保健福祉法の精神障害の定義に含まれているが、交付されるのは**療育手帳**である）。

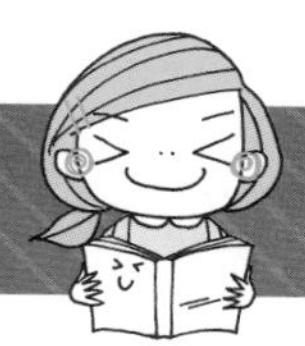

入院患者の基本的な処遇

ここだけ覚える!

【入院形態】 精神保健福祉法 P.214　精神保健指定医 P.174

★□精神保健及び精神障害者福祉に関する法律に基づく入院形態の要件：

<table>
<tr><th></th><th>患者本人の同意</th><th>精神保健指定医の診察</th><th>その他</th></tr>
<tr><td>任意入院</td><td>必要</td><td>必要なし</td><td>書面による本人意思の確認</td></tr>
<tr><td>医療保護入院</td><td rowspan="4">得られない</td><td rowspan="2">1人の診察*</td><td>家族等の同意が必要***</td></tr>
<tr><td>応急入院**</td><td>医療・保護の依頼があるが家族等の同意が得られない</td></tr>
<tr><td>措置入院</td><td>2人以上の診察結果の一致</td><td>自傷他害の恐れがある</td></tr>
<tr><td>緊急措置入院**</td><td>1人の診察</td><td>自傷他害の恐れが著しく、急を要する</td></tr>
</table>

＊特定医師でも可。特定医師は医籍登録後4年以上、精神科での臨床経験2年以上の、申請して認定された特定病院の医師。指定医が不在の場合、特定医師の診察で12時間に限った任意入院患者の退院制限、医療保護入院、応急入院ができる。
＊＊72時間に限る。
＊＊＊家族等がいない、または意思表示を行わない場合は、市町村長の同意が必要。

□平成25(2013)年の改正により従来の**保護者制度が廃止**された。家族等とは配偶者、親権者、扶養義務者、後見人または保佐人(DV・虐待の加害者を除く。該当者がいない場合等は、市町村長が同意の判断を行う)を指す。

【精神医療審査会】

★□精神科病院に医療保護入院中の患者やその家族等から、都道府県知事に対し**退院請求**があった場合、**入院継続の適否**について判定する。

【通信・面会】

□原則として**自由に行われる**必要がある。通信・面会は**基本的に自由**であることを、文書または口頭により、**患者・保護者に伝える**。

□具体的な制限：

信書	●信書の発受に関する制限は**できない** ●家族等からの信書が患者の治療効果を妨げることが考えられる場合➡あらかじめ家族等と連絡をとり信書を差し控えさせる。または主治医を通して連絡をとる ●刃物、薬物等の異物が同封されていると判断される受信信書➡患者に開封させて異物を取り出してもらい、患者に当該受信信書を渡した場合は当該措置をとった旨を診療録に記載する

電話	●制限を行った場合➡その理由を診療録に記載し、適切な時点で**制限をした旨・理由を患者・保護者に知らせる** ●電話機は、患者が自由に利用できるような場所に設置し、閉鎖病棟内にも公衆電話等を設置する。また、都道府県精神保健福祉主管部局、地方法務局人権擁護主管部局等の電話番号を、見やすいところに掲げる(これらの電話は**制限できない**)
面会	●医療または保護のうえで合理的な理由がある場合に**制限されることがある** ●制限を行った場合➡その理由を診療録に記載し、適切な時点で**制限をした旨・理由を患者・保護者に知らせる** ●入院後は患者の病状に応じできる限り早期に患者に面会の機会を与え、入院直後一定期間一律に面会を禁止する措置はとらない ●面会する場合、患者が立ち会いなく面会できるようにする。患者または面会者の希望のある場合、もしくは医療または保護のため特に必要がある場合には病院の職員が立ち会う

□行動制限を受ける患者への対応：原則として**2**名以上のスタッフで対応

【隔離】

□患者の症状からみて、本人または周囲の者に危険が及ぶ可能性が著しく高く、隔離以外の方法ではその危険を回避することが著しく困難であると判断される場合に、その危険を最小限に減らし、患者本人の医療または保護を図ることを目的として行われる。

□**精神保健指定医**(12時間を超えない隔離は**医師**)が必要と認める場合に実施する。

□隔離の遵守事項：

隔離の環境	●隔離を行っている閉鎖的環境の部屋にさらに患者を入室させない ●すでに患者が入室している部屋に隔離のために他の患者を入室させない
隔離の告知・記録(身体拘束も同様とする)	●当該患者に対して**隔離を行う理由**を知らせるよう努める ●隔離を行った旨・理由、隔離を開始した日時・解除した日時を**診療録**に記載する
医療・保護の確保	隔離中は、定期的な会話等による注意深い臨床的観察と適切な医療・保護を確保する
衛生の確保	隔離中は、洗面、入浴、掃除等、患者・部屋の衛生の確保に配慮する
医師の診察	医師は原則として少なくとも**毎日1回**診察を行う

＊精神保健及び精神障害者福祉に関する法律(精神保健福祉法)による

【行動制限最小化委員会】

□**行動制限最小化委員会**：病院が設置し、病院内審査機能（セルフレビュー）を持ち、隔離や身体拘束の最小化・最適化に向けて（特にこれらが長期化している）患者について検討を行う。診療報酬上、設置しなくてはならない。

【身体拘束】

□身体拘束は制限の程度が強く、二次的な身体的障害を生じる可能性もあるため、代替方法が見いだされるまでの間のやむを得ない処置として行われる行動の制限であり、**できる限り早期に他の方法に切り替える**。基本的には指定医が必要を認める場合に行う。

□やむを得ない場合として、**切迫性**・**非代替性**・**一時性**のすべてを満たす必要がある（身体拘束の例外三原則）。

□身体拘束中は原則として**常時の臨床的観察**を行い、医師は**頻回に診察**する。

□看護師は早期の解除をめざすための看護計画を立てる。

【精神保健指定医】

□**厚生労働大臣**が指定する。

【医療保護入院者の退院促進】

□すべての医療保護入院者に対し、早期の治療・退院を支援するため、1人以上の**退院後生活環境相談員**＊の選任が義務づけられている。

□**医療保護入院者退院支援委員会**の設置が義務づけられている。

＊退院後生活環境相談員になれるのは、①精神保健福祉士、②保健師等（保健師、看護師、准看護師、作業療法士、社会福祉士）で精神障害者に関する業務の経験がある、もしくは、③上記職種以外で精神障害者の退院支援に関する実務について3年以上の経験があり厚生労働大臣が定める研修を修了した者。

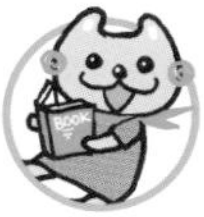

次ねらわれる項目 ▶ 公認心理師

- 「公認心理師法」に規定される。
- 公認心理師の名称を用いて、保健医療、福祉、教育などの分野で心理に関する支援を要する患者の観察・相談・知識の普及のための教育を行う（名称独占）。
- 主務大臣は文部科学大臣と厚生労働大臣である。
- 業務上知り得た他人の秘密を口外してはならないという守秘義務が課せられる。

狙われる項目 ▶ 精神保健福祉相談員

- 「精神保健及び精神障害者福祉に関する法律(精神保健福祉法)」に規定される。
- 都道府県知事または市町村長の任命を受けて、保健所や精神保健福祉センター等において、精神保健・精神障害者の福祉に関する相談に応じ、精神障害者やその家族等を訪問して、必要な指導や援助を行う。

狙われる項目 ▶ 精神科患者の退院支援

- 退院に向けて、患者の服薬・症状・日常生活の自己管理能力を確認し、再発防止教育の強化を図る。
- 退院後、患者が安心して地域生活を送るためには、さまざまな専門職・施設・サービスなどを組み合わせることが必要である。そのネットワークを組織し、調整し、維持していくことを**精神科ケアマネジメント**という。

精神科退院後の主な社会資源

種類	特徴
精神科訪問看護	自宅等に訪問し、服薬確認などの再発予防と、社会復帰に向けての指導を主治医の指示のもとで行う。
精神科デイケア	社会参加、再発防止、就労などを目的に、医師の指示のもとに手工芸、音楽プログラム、生活技能訓練(SST)などを行う日中の通所施設のことをいう。
精神科ナイトケア	昼間働いている人や夜間に不安のある人などが利用し、精神科デイケア同様にさまざまなグループ活動を行う夜間の通所施設のことをいう。
精神障害者居宅介護等事業(ホームヘルプ)	自宅等にホームヘルパーを派遣して、食事や身体の清潔など、日常生活を営むのに必要な援助を行う。
短期入所(ショートステイ)	施設に短期間入所してもらい、入浴・排泄・食事などの援助を行う。
共同生活援助(グループホーム)	共同生活住居に入居してもらい、入浴・排泄・食事・調理・洗濯・掃除などの援助や、生活に関する相談・助言、医療機関や就労先との連絡などを行う。

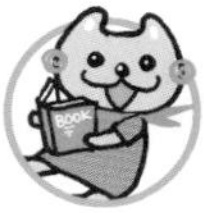

次ねらわれる項目 ▶ 成年後見制度

- 精神障害者など判断能力の不十分な**成人**が、不利益を被らず社会生活を送ることができるよう保護・支援する制度である。
- 本人の判断能力の程度によって、①**補助**、②**保佐**、③**後見**があり、この3つを法定後見制度という。
- 本人が十分な判断能力を有するときに、あらかじめ任意後見人や、将来委任する内容を契約（任意後見契約）で決めておく制度を、**任意後見制度**という。
- 従来、成年被後見人や被保佐人は、**欠格条項**により公務員、医師、弁護士などになることができなかったが、2019年に200近くの法律が改正され、欠格条項が見直された。

	後見	保佐	補助
対象者	通常の状態で判断能力が欠けている人	判断能力が著しく不十分な人	判断能力が不十分な人
申し立てをすることができる人	●本人、配偶者、四親等内の親族、検察官など ●市町村長*1など		
成年後見人等（成年後見人・保佐人・補助人）の同意が必要な行為	—	「民法」13条1項所定の行為*2、3、4	申し立ての範囲内で家庭裁判所が審判で定める「特定の法律行為」（「民法」13条1項所定の行為の一部*1、2、4）
取り消しが可能な行為	日常生活に関する行為以外の行為	同上*2、3、4	同上*2、4
成年後見人等に与えられる代理権の範囲	**財産**に関するすべての法律行為	申し立ての範囲内で家庭裁判所が審判で定める「特定の法律行為」*1	

＊1　本人以外の者の請求により、保佐人に代理権を与える審判をする場合、本人の同意が必要になる。補助開始の審判や補助人に同意権・代理権を与える審判をする場合も同じ。
＊2　「民法」13条1項では、借金、訴訟行為、相続の承認・放棄、新築・改築・増築などの行為が挙げられている。
＊3　家庭裁判所の審判により、「民法」13条1項所定の行為以外についても、同意権・取消権の範囲を広げることができる。
＊4　日常生活に関する行為は除かれる。

次ねらわれる項目 ▶ トラウマインフォームド・ケア（TIC）

- 暴力、虐待、家族の機能不全・隔離などといった体験（逆境体験）を18歳以前に経ていると、その体験がトラウマとなり、攻撃性を高めたり、心身の疾患を生じたりすることが多い。
- トラウマインフォームド・ケア（TIC）は、トラウマ（心的外傷）とその影響を理解したかかわり・ケアをいう。
- 患者の現在の行動をトラウマの観点から理解するアプローチであり、トラウマ記憶を掘り起こすものではない。
- **サイコロジカルファーストエイド（PFA）**は、災害など危機的状況にある人々に対する心のケアであり、その活動原則は「**見る、聞く、つなぐ**」である。

［参考文献］
金吉晴，鈴木友理子 監訳，WHO 編：心理的応急処置（サイコロジカル・ファーストエイド：PFA）
https://www.mhlw.go.jp/content/000805675.pdf（2024/05/15アクセス）

次ねらわれる項目 ▶ 共同創造（コプロダクション）

- 共同創造（コプロダクション）とは、サービス提供者と利用者が対等な立場で協働して創りあげることをいう。たとえば、医療者と患者が対等かつ相互の立場を尊重しながら医療やケアを創っていくことが共同創造である。
- リカバリーカレッジという取り組みは、精神疾患の当事者と専門職がともに講座をもち、誰もが参加して学ぶことができる場を提供しており、共同創造の実践の場の1つであるといえる。

次ねらわれる項目 ▶ コンサルテーション

- コンサルテーションは、専門職が問題を解決するために他の専門職に**相談**して援助を受けることで、相談して援助を受ける側をコンサルティ、相談され援助を行う側をコンサルタントという。
- 特に、医療におけるコンサルテーションでは、患者の抱える問題解決のために相談し、助言や支援を得る。
- リエゾン精神看護にかかわるリエゾンナースは、一般診療科の看護師などから相談を受けて、助言や支援を行う役割が求められている。

在宅看護論／地域・在宅看護論

ここが大事！

1. 在宅療養者が受けられる**サービス内容とその制度**についておさえましょう。

---

2. **訪問看護師の仕事**のほか、**地域での暮らしや在宅療養を支える職種の役割**を勉強しておきましょう。

---

3. **病院から地域・在宅へ移行する際の連携**も大事です。

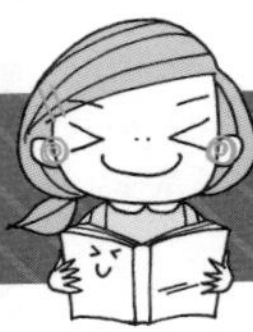

地域・在宅看護の基本

ここだけ覚える！

【地域・在宅看護の原則】

- □個々のライフスタイルと価値観を尊重する。
- □療養者の自己決定を尊重する。
- □訪問看護師は在宅療養者・家族に対して必要な情報や代替案を提供する。
- □訪問看護の機能：主治医や薬剤師との連携・調整、在宅看護における必要な機材の整備、症状の悪化防止
- 必 □地域・在宅看護にかかわる主な他職種と役割：

訪問介護員 （ホームヘルパー） 介護福祉士	●家事の援助、身体介護（入浴、排泄など） ●一定の条件を満たした介護福祉士等は、医行為として喀痰吸引と経管栄養ができる。
介護支援専門員 （ケアマネジャー）	居宅サービス計画の立案（要介護認定に必要な調査などを行う）

【在宅療養者の家族への看護】

- □介護負担感を訴える家族に対しては、家族が負担と思う介護状況を尋ねる。
- □家族の介護力をアセスメントするときは家族の生活状況を考慮する。
- □同居後に疲労を訴える家族に対しては、同居後に家族の生活がどのように変化したかを聞く。

【レスパイトケア】

- □目的：介護を行う家族の休息（リフレッシュ）を図る

【社会資源】 自助・互助・共助・公助からみた地域包括ケアシステム P.207

- □フォーマルサービス：介護保険制度などを利用した公的サービス
- □インフォーマルサービス：ボランティアや家族・親戚などによる支援（例：近隣住民による家事援助など）

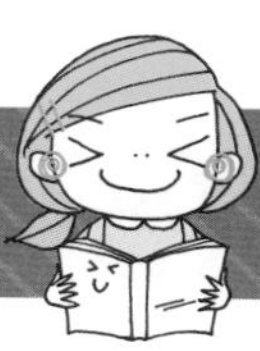

訪問看護のしくみ

ここだけ覚える！

【訪問看護ステーション】 介護保険制度 P.210 介護サービス P.211

★必 □管理者：**看護師**、保健師、助産師（介護保険では看護師、保健師）

★必 □従事者：**看護職**、**作業療法士**、**理学療法士**、**言語聴覚士**

★必 □常勤換算で**2.5**名以上の看護職員が必要である（勤務する看護師の臨床経験に**規定はない**）。

必 □訪問看護には**主治医の訪問看護指示書**が必要である。

□利用者が希望すれば**訪問看護の記録**を開示する。

必 □24時間体制は**義務づけられていない**。

□介護保険法に基づく訪問看護ステーションの開設には**都道府県知事の指定**が必要である。

必 □利用者の年齢制限は**ない**（介護保険では被保険者で介護認定を受ける必要がある）。

□初回訪問を行う際の訪問看護師の対応：療養者と**契約書を取り交わす**、**緊急時の連絡方法**を確認する、事前に情報提供書などから情報収集する

□訪問看護計画には**療養者の合意**が必要である。

【健康保険による訪問看護】

□**訪問看護師**が訪問看護計画を立案する。

□利用者の居宅等までの訪問看護師の交通費は、**利用者**の負担となる。

□精神科訪問看護は**医療保険**から給付される。

【介護保険による訪問看護】

□要介護状態区分に応じて**区分支給限度基準額**が定められている。

【特別訪問看護指示書による訪問看護】

□**急性増悪**や**終末期**の場合に交付される。

□**医療保険**の適応となる。

□月**1**回交付できる（有効期間は指示日から最長**14**日まで、気管カニューレの使用者と真皮を越える褥瘡の患者には月**2**回まで交付できる）。

□訪問頻度による制限はない。

□対象疾病には指定難病が含まれる。

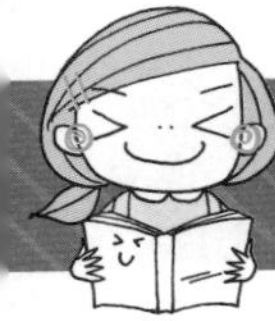

日常生活を支える看護

ここだけ覚える！

【転倒・転落の防止】 転倒・転落の起こりやすい状況と対策 P.97

★□転倒・転落の予防策：

- 玄関を**引き戸**にする。
- 廊下と部屋との**段差をなくす**。
- 廊下に物を**置かない**。
- 浴槽や階段に**滑り止めマット**を敷く。
- 浴槽に入るときに、**入浴台（バスボード）**を使用する。

【清潔】 清潔ケア P.107

□清潔ケアは**療養者の清潔習慣**を尊重しながら方法を検討する。

□入浴に関する援助：

- 入浴前後に**水分**摂取を促す。
- 浴室の換気は入浴**後**に行う。
- 入浴中は安全確保のため、**療養者のそばから離れない**。
- 入浴前は身体状態の観察を**看護師**が行う。

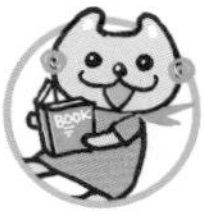

次ねらわれる項目 ▶ 在宅療養者の防災対策

- 訪問看護時には日ごろから災害発生への備えを指導する。

在宅療養者の防災対策への指導ポイント

- 家具や家電を固定しておく
- 非常用持ち出しセットを準備しておく（常備薬、お薬手帳、義歯、老眼鏡、補聴器など）
- 身分証は常に携帯しておく（緊急連絡先）
- 最大7日分の食料と衛生材料を備蓄する
- 避難場所の確認と、移動・移送する方法の確保
- 普段の介護者以外の家族でも医療処置ができるように準備する
- 人工呼吸器など電源が必要な医療機器を使用している場合、停電対策・電源確保

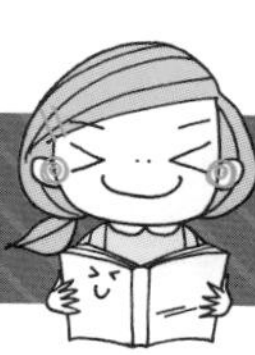

在宅療養者の病期・疾病に応じた看護

ここだけ覚える!

【終末期にある療養者】 症状マネジメント P.70 終末期にある患者の状態 P.121

□終末期の患者を担当している介護支援専門員に対し、訪問看護師が提供する情報で優先度が高いもの：**今後予想されるADL低下**

□疼痛管理で薬剤を臨時追加投与した場合は、**臨時追加薬を内服した日付と時刻を記録**する。

□終末期のがん患者の訪問看護は**医療**保険の対象である（厚生労働大臣が定める特定疾病等に含まれる）。

□**ADLが自立している**患者も在宅ケアの対象となる（苦痛の緩和などを行う）。

★□終末期にある患者を介護している家族への指導ポイント：

●**臨死期に起こる身体徴候**について説明しておく（咽頭部でよく聴かれる死前喘鳴、下顎呼吸、不規則な呼吸、尿量の減少、チアノーゼなど）。

●**夜間・休日を含めた連絡体制**があることを伝える。

●聴覚と触覚は比較的保たれることが多い。

【疥癬《かいせん》】

★□症状：ヒゼンダニによる腋窩・指間・腹部・陰部などの**赤い丘疹**など

□治療：イベルメクチンの内服、フェノトリンなどの塗布

➡**副腎皮質ステロイド**は悪化要因になるため使用しない。

□**角化型疥癬**：皮膚の角質層増殖が生じる。角質が落屑として剝がれ、そこに多数のヒゼンダニが含まれるため容易に（短時間でも）周囲に感染する。ノルウェー疥癬ともいう。施設では個室への転送が必要となる。

□療養者へのケアには**手袋**を用いるように指導する

➡直接接触による感染力が強いため。

【MRSA感染症】

★□MRSA（メチシリン耐性黄色ブドウ球菌）が検出された在宅療養者へは**手洗い**、**手指消毒**指導を徹底する（訪問看護師は**衛生学的手洗い**をする）。

□MRSAを保菌していても入浴できるが、**最後**に入浴するなど対策する。

【誤嚥性肺炎】

★□予防のポイント：**口腔ケア**を行う、嚥下体操を行う、（長期臥床している場合）就寝前の排痰ケアを行う

次ねらわれる項目 ▶ 小児の在宅療養者

- 重度の肢体不自由と重度の知的障害が重複した状態にある子どもを重症心身障害児という。これらの子どもには「**大島分類**」の定義による障害者福祉制度が適用されている。
- 医療技術の進歩とともに、従来の重症心身障害児の定義に含まれないものの、気管切開、人工呼吸、胃瘻《いろう》、中心静脈栄養など高度な医療が在宅で必要な子どもが増えてきた（医療的ケア児）。

在宅での医療ケアを必要とする子どもと支援の特徴

- 呼吸管理など医療依存度が高い
- 成長に伴い病態が変化していく
- 子ども本人とのコミュニケーションが難しい
- 24時間介助が必要な状態（1人にできない）
- 子どもの成長を促す支援の視点が必要

［出典］前田浩利：小児在宅医療の現状と問題点の共有.
https://www.mhlw.go.jp/file/06-Seisakujouhou-10800000-Iseikyoku/0000114482.pdf（2024/05/15アクセス）

次ねらわれる項目 ▶ アウトリーチ

- アウトリーチとは、援助者が支援を必要としている人にサービスを届けに出向くことで、一般には訪問によるケアを指す。
- 精神障害者の在宅移行におけるアウトリーチでは、医師、看護師、精神保健福祉士、相談支援専門員といった専門職のほか、対象者と同じ体験をしたことがある仲間（ピア）が経験を生かしてかかわることも有効とされている。これは**ピアサポート**と呼ばれ、ピアサポーターが対象と経験を語り合ったり、相談を受けたりして対象の回復をめざす。
- 精神障害にも対応した地域包括ケアシステムの構築を進めるうえでも、アウトリーチが注目されている。

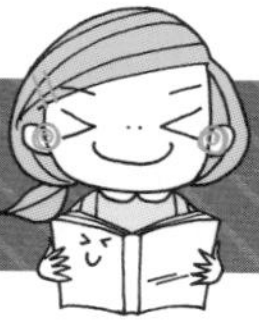

在宅における医療管理

ここだけ覚える！

【在宅酸素療法（HOT）】 呼吸管理 P.109 COPD P.10

★□在宅酸素療法の指導ポイント：

機器	●酸素流量は**自分で勝手に変更しない** ●火元から酸素源まで**2m以上上離す**（同居者の**禁煙・分煙**） ●酸素チューブは**生活環境に合わせて調整する**（家屋の構造に応じて**延長チューブ**を使う） ●動作時には**腹式呼吸**などを行う ●デマンドバルブの使用で酸素の消費を抑えられる
入浴	●酸素を吸入しながら**入浴や洗髪ができる**ことを伝える ●動悸がしたら**休息をとる** ●**短時間での入浴**がよい ●**発熱**時は入浴しない
調理	**直火を使わない調理方法**を選択する（**電磁調理器の使用**など。電磁器具使用時は鼻カニューラをつけたままでよい）
活動	●**安静に過ごす**必要はない ●運搬用のカートに入れて**1人で外出できる** ●上肢に加え下肢の筋力訓練も重要である ●毎日**体温**を測定する
停電時の対応	**携帯用酸素ボンベ**を準備する

【在宅人工呼吸療法】 呼吸管理 P.109

★□在宅人工呼吸療法の指導ポイント：

管理	●**バッグバルブマスク**の使用方法 ●**フィルター**の交換方法（めやすは2週間ごと） ●**痰の吸引**手技 ●**アラーム時**の対応（確認か所など） ●加温加湿器内の滅菌蒸留水の交換（**毎日**） ●非常用電源の使い方 ●低圧アラームの鳴る原因：エアリーク（回路やカフ換気量を確認する） ●災害時に向けた**個別支援マニュアル**を作成する

【胃瘻】 経腸栄養法 P.101

★□胃瘻管理の指導ポイント：

管理	●栄養剤の注入は**無菌操作で行う必要はない** ●栄養剤は開封後なるべく**早く使い切る** ●胃瘻造設後も**経口摂取**は可能である ●胃瘻カテーテルの交換は**1回/月**程度である
トラブルへの対応	●下痢が続く場合の確認内容：**注入速度**、**流動食の温度**(低いと下痢につながる)、**注入ボトルの洗浄方法**(細菌感染の有無)、栄養剤が体質に合っているか ●カテーテルの抜去時は**主治医やかかりつけの医療機関に連絡する**➡生理的反応で**瘻孔が閉鎖**してしまうため

【在宅中心静脈栄養法(HPN)】 中心静脈栄養法 P.101

□在宅中心静脈栄養法で用いられるカテーテルには、体外式カテーテルと皮下埋め込み式カテーテルがある。

□輸液の投与方法には、**24時間連続で投与**する方法と、**昼間や夜間に輸液を中断**する間欠投与がある。24時間連続投与の場合でも、**外出時に使える輸液ポンプ**があるため、活動に合わせて選択する。

★□在宅中心静脈栄養法の指導ポイント：

日常生活	●輸液の調剤は**薬局の薬剤師**に依頼できる ●**療養者本人が管理できる**場合もある ●輸液バッグ交換時は**手洗い**をする ●使用済の針は**医療従事者**などに返却する ●毎日**定刻に体温測定**する ●皮膚に異常がなければ抜針後、**入浴**は可能である。ポート部は強くこすらず、石けんを泡立ててやさしく洗う ●皮下埋め込み式の場合、針は**そのつど交換**する
トラブルへの対応	●トラブル防止のために**皮膚の観察**は家族もこまめに行う ●刺入部の発赤を認めた場合は**訪問看護師**に連絡する

【膀胱留置カテーテル】

□蓄尿バッグは膀胱の位置より**低く**保つ。

□カテーテルは、男性では下腹部に、女性では**大腿部**に固定する。

□外出前や入浴前は**蓄尿バッグ**にたまった尿を廃棄する。

㊙□成人男性に挿入する際は、**陰茎を頭側に向け**(体幹に対する頭側からの挿入角度は**80～90度**)、カテーテルを**下腹部**に固定する。

【褥瘡管理】 褥瘡の予防・処置 P.113

□在宅での褥瘡管理のポイント：圧迫の除去(**体圧分散寝具**の使用など)、栄養(高齢者では特に亜鉛の摂取)、スキンケア、失禁ケア、日中車椅子座位が多い患者では**ときどきおしりを浮かす**(**プッシュアップ**する)ように指導する、発赤部のマッサージと円座の使用は禁忌

医療機関との連携

ここだけ覚える！

【地域連携クリニカルパス】 クリニカルパス P.190

□医療機関から在宅まで**継続した医療**を提供するための診療計画である。
□診療報酬の**評価対象**である。
□記載内容は、診療内容や治療経過などを**診療計画**として明示する。
□記載内容は**多職種**の記載も含む。

【退院調整】

□退院調整は**入院時**から開始する。
□病棟看護師は**患者の希望**を聴取し、退院調整部署につなげる。
□訪問看護師は退院調整のために**医療処置の指導内容**を確認する。
□退院調整は**退院調整看護師**が中心となって行う。
□退院時に**退院サマリー**を在宅医療チームに伝達する。
□退院前の訪問指導は診療報酬の**評価対象**である。
□患者が退院するときの継続看護で病院の看護師が行うこと：在宅での**医療処置方法**の紹介、**介護保険制度**の説明、**福祉サービス**の情報提供

【多職種連携】

□**療養者が納得してケアを選択できる**ように支援することが大切である。
□在宅療養中の高齢者支援として専門職チームが活動する際には、**職種間での目標の統一**を図る。

【ケアマネジメント】

□実施過程は、❶対象者のニーズをアセスメントする→❷サービスの情報提供を行う→❸サービスを結びつける調整をする→❹対象者・家族に変化はないか、サービスがニーズに合っているかの確認（**モニタリング**）・修正・変更からなる。

次ねらわれる項目 ▶ ノーリフトケア

- 人力の代わりにリフトなどの機械やスライディングシートを使って移乗することで、介護者の腰痛などの負担を減らしながら、快適なケアを提供できる。
- 皮膚の損傷や、転落や転倒のリスクを抑える効果も期待できる。

国試に出た人名と特徴

人名		特徴
ナイチンゲール, F.	1820～1910	看護を定義した。著書に『看護覚え書』（1860）
リチャーズ, L.	1841～1930	アメリカで最初の有資格看護師
フロイト, S.	1856～1939	精神分析理論を創始し、心はイド・自我・超自我から成り立つとした
ゴールドマーク, J.C.	1877～1950	「ウィンスロー・ゴールドマーク報告書（ゴールドマークレポート）」（1923）をまとめた
シュナイダー, K.	1887～1967	統合失調症の一級症状と二級症状を定型化した
ピアジェ, J.	1896～1980	認知発達理論を提唱した
ヘンダーソン, V.	1897～1996	14項目の基本的看護の構成要素をまとめた。著書に『看護の基本となるもの』（1960）
ブラウン, E.L.	1898～1990	看護の社会における役割の拡大と専門職としての看護教育のあり方に関する改善案をまとめた「ブラウンレポート（これからの看護）」を発表
エリクソン, E.H.	1902～1994	漸成的発達理論を提唱した
セリエ, H.	1907～1982	ストレス理論を提唱した
ペプロウ, H.E.	1909～1999	「患者－看護師関係」について論じた。著書に『人間関係の看護論』（1952）
ロジャーズ, M.E.	1914～1994	「統一体としての人間の科学」を提唱した
オレム, D.E.	1914～2007	セルフケア理論を提唱。著書に『看護実践における基本概念』（1971）
レイニンガー, M.M.	1925～2012	著書に『文化ケアの多様性と普遍性―看護理論』（1991）
トラベルビー, J.	1926～1973	著書に『人間対人間の看護』（1971）
キューブラー・ロス, E.	1926～2004	死にゆく人の心理過程をまとめた
アギュララ, D.C.	1927～2002	問題解決型危機モデルを論じた。危機に直面した際には「現実的な知覚」「適切な社会支援」「適切な対処機制」によって均衡を取り戻せるとした
ロイ, S.C.	1939～	4つの適応様式をもつ適応システムをまとめた。著書に『看護概論-適応モデル』（1976）

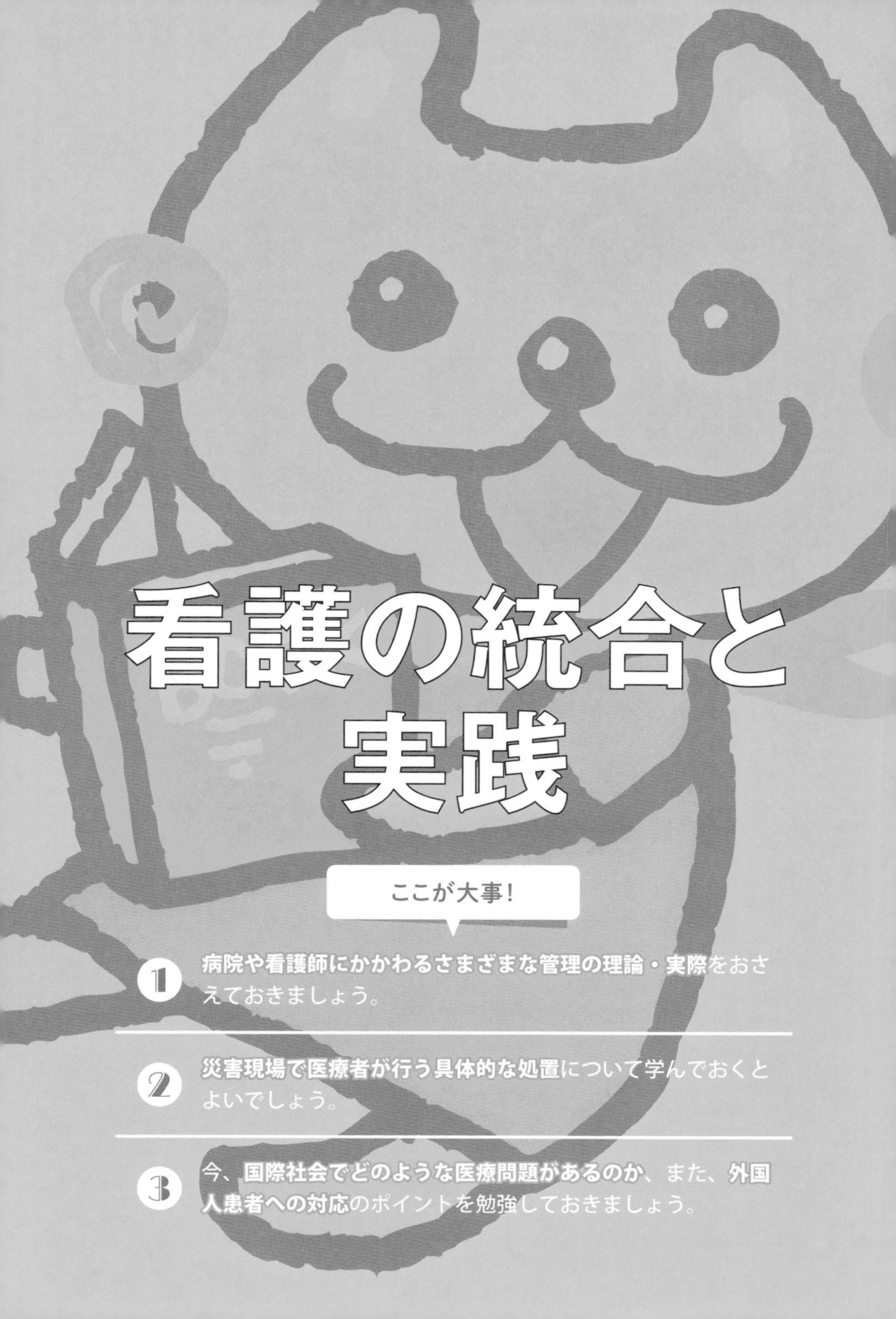

看護の統合と実践

ここが大事！

1. **病院や看護師にかかわるさまざまな管理の理論・実際**をおさえておきましょう。

2. **災害現場で医療者が行う具体的な処置**について学んでおくとよいでしょう。

3. 今、**国際社会でどのような医療問題があるのか**、また、**外国人患者への対応**のポイントを勉強しておきましょう。

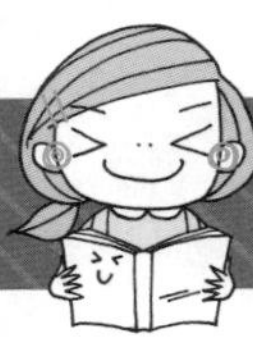

看護におけるマネジメント

ここだけ覚える！

【看護マネジメント】

□看護管理のプロセス：

分類	例
❶計画	病棟の目標をもとに看護活動の年間計画を立案する
❷指揮(指導)	看護職員の仕事への動機づけを行う
❸統制	病棟の1年間の業務評価に基づき看護活動の計画を**修正**する
❹組織化	褥瘡ケアの改善に取り組むための**担当チーム**を構成する

【看護の質と指標】

□看護サービスの質の評価の分類：

分類	例
❶ストラクチャー(構造)：看護サービス提供のためのしくみ	●看護手順の整備の有無 ●看護師の人員配置基準
❷プロセス(過程)：提供される看護サービス	●退院指導の実施
❸アウトカム(成果)：看護サービスの成果	●**患者の満足度** ●**褥瘡発生率**

【クリニカルパス】 地域連携クリニカルパス P.187

★必 □**標準**的な治療・ケアが**疾患**別に**時系列**で示されている、**医療チーム**で共有できる医療管理計画である。

□目的：医療の**標準化**

□予測できなかった現象(計画からの逸脱)を**バリアンス**と呼び、**入院中**に評価する。

【看護業務基準】

□目的：看護の**質の保証**、看護業務の**標準化**、**安全な看護**の提供

【個人情報の保護と管理、診療情報等の開示】 看護情報管理 P.82

□診療情報の取り扱い：**他院へのセカンドオピニオン**を希望する患者に診療情報を提供する。診療情報の提供は**口頭による説明**も可能である。

□診療情報を第三者に開示する際の個人情報の保護：死亡した患者の情報も対象、個人情報の利用目的を特定する、本人の同意が必要、ただし**法令に基づく保健所への届出**に関して本人の同意は**不要**である。

【看護提供システム】

★必□主な看護提供システム：

チームナーシング	**患者をいくつかのグループに分け、各グループを専属の看護師チームが受け持つ**
機能別看護	**内容別に分類した看護業務を複数の看護師が分担して実施する**
プライマリーナーシング	**1人の看護師が特定の患者を入院から退院まで継続的に担当する**
受け持ち方式	**1人の看護師が毎日異なる患者を受け持つ**

【手術時の安全対策：タイムアウト】

□**タイムアウト**：皮膚切開直前にスタッフ全員が手を止めた状態で、チェックリストに従い、「患者名」「予定手術部位・内容」などを口頭で確認する。

□タイムアウトで**患者誤認**を予防できる。

【医療事故】

□医療事故発生時の優先事項：❶応急処置を含む**患者の安全の確保**、❷事故にかかわる物品の保全、❸発生状況の記録、❹主治医や病棟管理者への**報告**

【インシデントレポート】 医療安全対策 P.94

★必□目的：**再発防止**（**事実の把握**、**原因の究明**、**事故防止対策の策定**）と医療安全文化の醸成

必□**当事者以外**が報告してよい。

□**異なる職種間**や**他の病棟**などで内容を共有する。

□**責任追及**のためには使用されない。

【診療報酬制度】

□医療費を決めるものが診療報酬の点数で、診療報酬は1点＝10円である。

□診療報酬の点数は**2**年に1回改定される。

□診療報酬の医療機関への支払い方法は、**出来高払い**と、包括評価部分と出来高評価部分が組み合わされた方法（DPO/PDPS）がある。

□医療機関が保険診療を行って診療報酬制度を使うためには、❶**厚生労働大臣**から保険医療機関の指定を受ける、❷保険診療を行うのが地方厚生局に登録された保険医であることが必要となる。

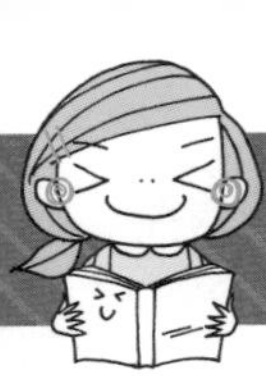

災害看護

ここだけ覚える!

【災害サイクルにおける看護】 PTSD P.170

★㊙□災害各期における看護の例：

急性期	災害発生直後〜1週間程度（**心理的ストレスが身体反応として強く出る**時期）	●**救命処置** ●**災害現場の安全の確保** ●精神障害者への対応：**服薬している薬剤を中断しないように支援する**
亜急性期	1・2週間〜1か月程度	●**廃用症候群**・**静脈血栓塞栓症**の予防 ●**感染症**や**食中毒対策**
慢性期	1か月〜3年	●**PTSDへの対応** ●**避難所内の感染予防**

□災害発生直後に避難所（体育館など）で生活を始めた高齢者には、**トイレに近い場所**を確保する。

□要配慮者：**高齢者**、障害者、乳幼児その他の特に配慮の必要な者*

＊要配慮者のうち、災害時に自ら避難することが困難で支援を要する者を避難行動要支援者という

【災害派遣医療チーム（DMAT）】

□**急性**期（48時間以内）に活動できる機動性をもったトレーニングを受けた医療チームであり、被災地域内での**傷病者の搬送**を行う。

□医師、看護師、業務調整員（医師・看護師以外の医療職、事務職員）で構成される。

【災害派遣精神医療チーム（DPAT）】

□災害時等の**精神保健医療**の需要増大に対応する医療チームである。おおむね発災から**48**時間以内に被災都道府県からの要請で出動する。

□精神科医、看護師、業務調整員等で構成され、被災地域の**精神科医療機関**と連携する。

□組織するのは**都道府県・政令指定都市**である。

【災害拠点病院】

□**都道府県**があらかじめ指定する。

□災害拠点病院の分類：❶基幹災害拠点病院（**都道府県**に1か所）、❷地域災害拠点病院（**二次医療圏**に1か所）

□24時間いつでも災害に対する緊急対応ができ、**被災地域内の傷病者の受け入れ・広域搬送**が可能な体制をもつ。

□重症傷病者の受け入れ・搬送を、ヘリコプターなどを使用して行うことができる。

□消防機関（緊急消防援助隊）と連携した**医療救護班**の派遣体制がある。

□ヘリコプターに同乗する医師を派遣できることに加え、これらをサポートする十分な医療設備や医療体制、情報収集システムとヘリポート、緊急車両など、**自己完結型の医療チームを派遣**できる。

【トリアージ】 一次救命処置 P.116

★必 □災害現場でのトリアージでは、**負傷者の治療順位**を決定する
➡**医療資源の効率的な配分**のため。

★必 □トリアージカテゴリー：

Ⅰ	赤	**最優先**（ただちに**医療処置**を行う）
Ⅱ	黄	**待機**（緊急治療は不要）
Ⅲ	緑	軽症（緊急搬送は不要）
0	黒	死亡、絶望的な重篤

□トリアージ担当者は**トリアージ**のみに専念する。

★必 □トリアージタッグ装着の優先順位：**右手→左手→右足→左足→頸部**

【START法】

□30秒程度で**歩行**→呼吸→循環→意識の順にみてトリアージする。

START法の流れ

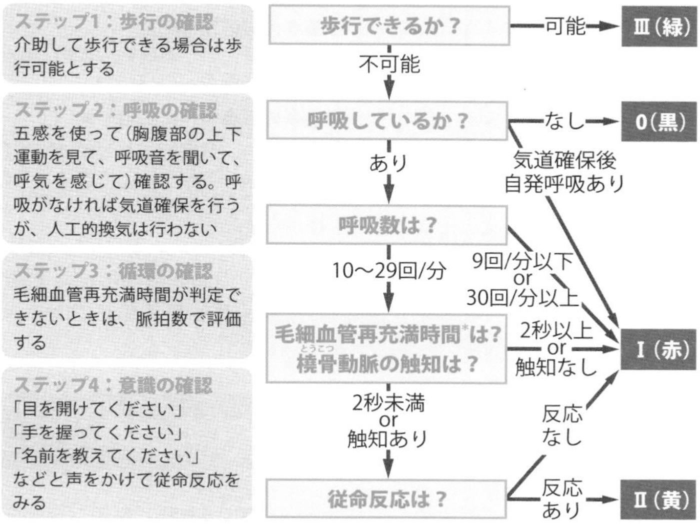

＊爪床を5秒間圧迫し、解除後に爪床の赤みが回復するまでの時間のこと。

★必 □治療の優先度が高い状態の例：**意識消失・顔面蒼白・骨盤から下腿に挫滅創**がある、自発呼吸はあるが**橈骨動脈は触知できない**、**気道熱傷**がある

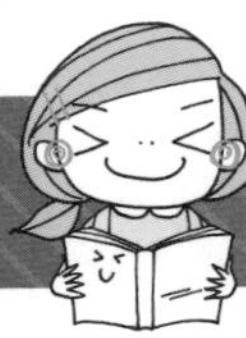

国際化と看護

ここだけ覚える！

【国家・地域間の健康格差】

□5歳未満児の死亡率が最も高い地域（2022年）：**サハラ以南のアフリカ**

□HIV陽性者が最も多い地域（2022年）：**東部および南部アフリカ**

□2015年の国連サミットで採択された、国際社会が抱えるヘルスケアを含む課題に対して、すべての国に適用される普遍的（ユニバーサル）な目標：**持続可能な開発目標（SDGs）**

【国際機関の役割】

★□主な国連機関と事業内容：

国連難民高等弁務官事務所（UNHCR）	難民に対する人道的保護
世界保健機関（WHO）	●**国際疾病分類（ICD）**の制定 ●**感染症などの撲滅事業の促進**（**20世紀中に天然痘を撲滅**した） ●**医学情報の総合調整** ●**保健分野における研究の促進、保健事業の技術的協力**
国際労働機関（ILO）	**労働者の健康保護の勧告**
国連開発計画（UNDP）	民主的統治、貧困削減などについて各国が知識・経験・資金を活用できるように支援

【政府開発援助（ODA）】

□政府開発援助（ODA）は政府または政府の実施機関によって**開発途上国**を支援する。日本では**国際協力機構（JICA）**が実施している。

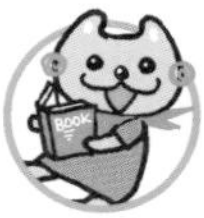

次ねらわれる項目 ▶ 文化を考慮した看護

- 外国人患者の場合、自国の文化に合わせた対応が必要である。
- 言葉については、患者の母国語や話せる言語・レベルを確認し、必要な通訳レベルを検討する。
- 宗教上の理由などで食べられないものがある場合、詳細を書面で確認し、どのように対応するか決める。

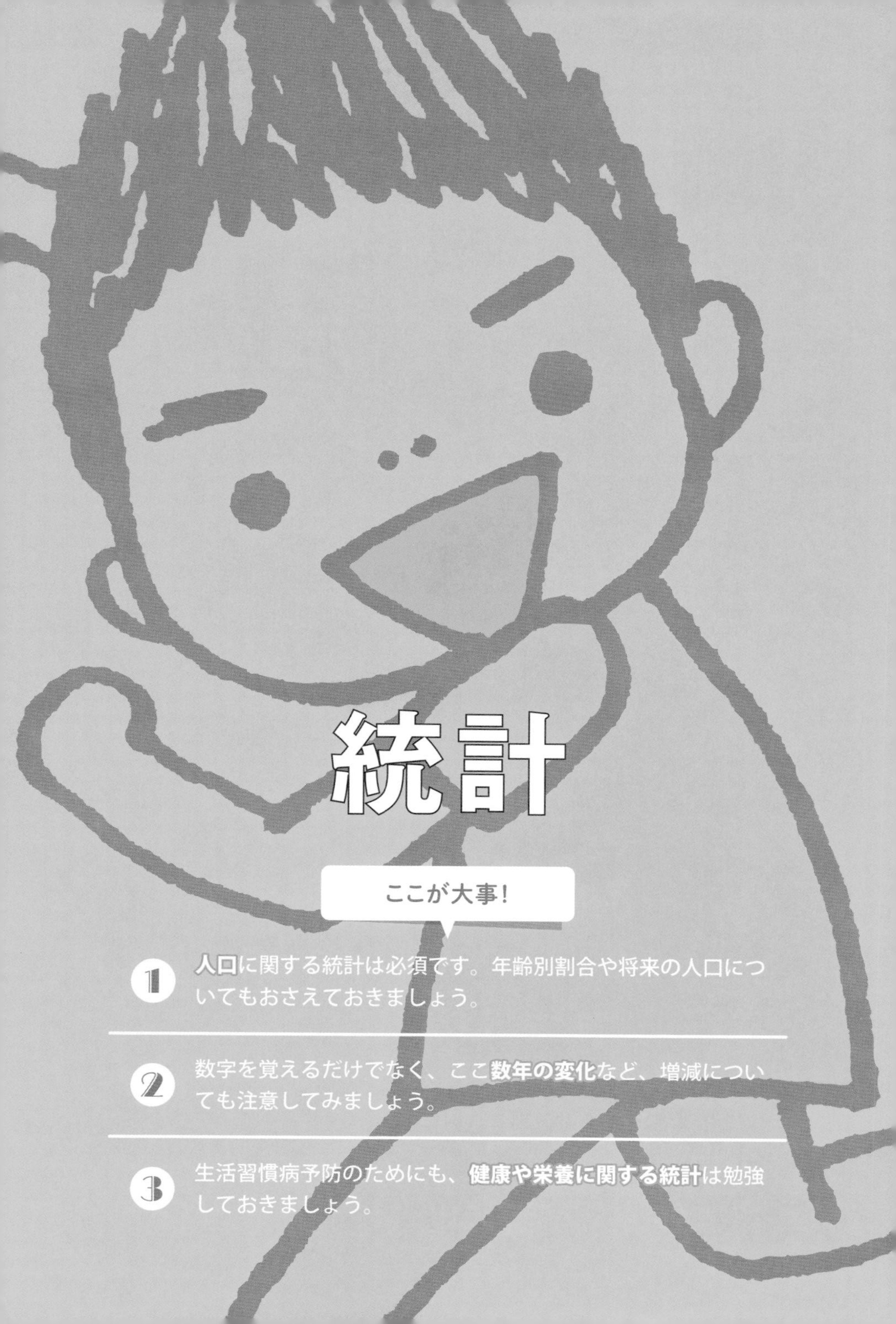

統計

ここが大事！

1. **人口**に関する統計は必須です。年齢別割合や将来の人口についてもおさえておきましょう。

---

2. 数字を覚えるだけでなく、ここ**数年の変化**など、増減についても注意してみましょう。

---

3. 生活習慣病予防のためにも、**健康や栄養に関する統計**は勉強しておきましょう。

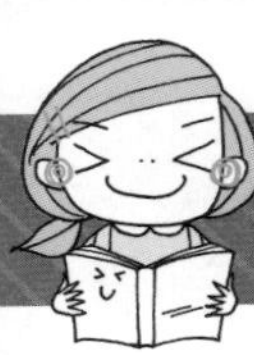

人口

ここだけ覚える!

【総人口】 ＊令和4年

㊙□総人口：**1億2,494万7,000**人（10月1日現在、令和4年人口推計）

【年齢別人口】 ＊令和4年

★㊙□年齢3区分別人口割合（令和4年人口推計）：

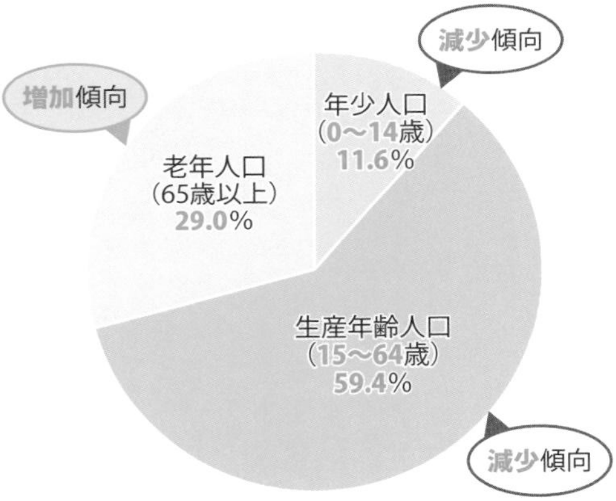

㊙□日本の人口ピラミッドは**2**つの膨らみをもち、年少人口がより少ない**つぼ**型である。

□年齢3区分別指数（%）（10月1日現在、令和4年人口推計）：

年少人口指数[*1]	老年人口指数[*2]	従属人口指数[*3]	老年化指数[*4]
19.5	48.8	**68.4**	**249.9**

＊1　年少人口指数＝年少人口÷生産年齢人口×100
＊2　老年人口指数＝**老年人口÷生産年齢人口×100**
＊3　従属人口指数＝（年少人口＋老年人口）÷生産年齢人口×100
＊4　老年化指数＝老年人口÷年少人口×100

□労働力人口の傾向：男性は**減少**し、女性は**増加**している（令和4年平均）。

㊙□2070年の推計人口（令和5年推計）：約**8,700**万人

[マークのみかた] ★…過去に3回以上出題された内容　㊙…必修問題で出題された内容

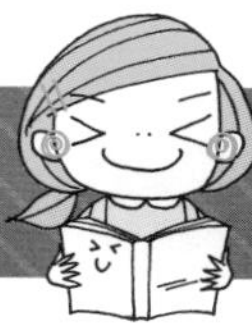

世帯数

ここだけ覚える！

【世帯数】＊令和4年

★必□世帯構造別の割合：

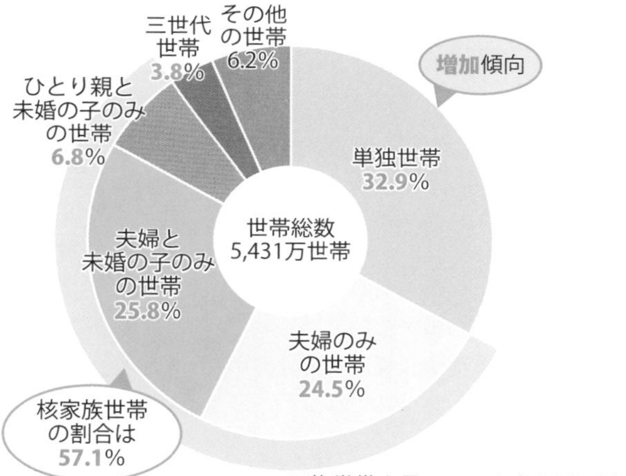

平均世帯人員：2.25人（減少傾向）

【高齢者のいる世帯】＊令和4年

★必□65歳以上の高齢者のいる世帯割合：

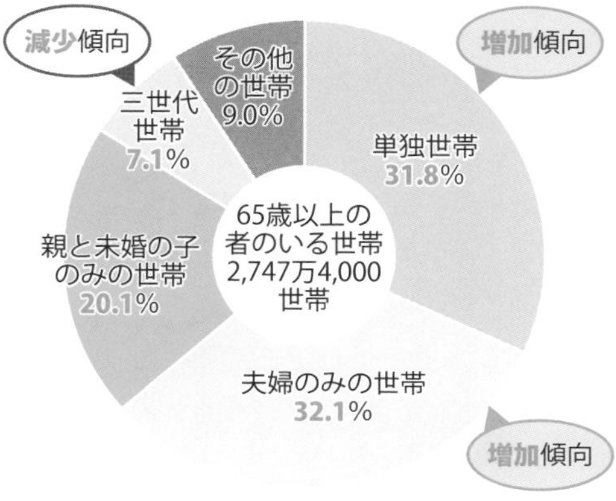

★必□65歳以上の高齢者のいる世帯の全体に占める割合：50.6%

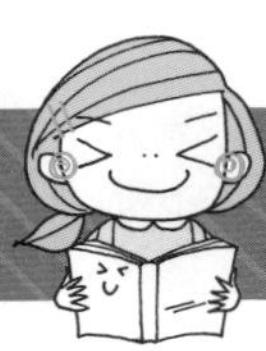

家族

ここだけ覚える!

【婚姻】

必 □平均初婚年齢(令和4年):男性31.1歳、女性**29.7**歳

必 □50歳時の未婚割合は**上昇し続けている**(令和2年時点で男性:28.25%、女性:17.81%)。

【介護】 *令和4年

□主な介護者:❶**同居**(**45.9**%)、❷別居の家族等(11.8%)、❸事業者(15.7%)

必 □同居の主な介護者の要介護者等との続柄:❶**配偶者**(**22.9**%)、❷子(16.2%)、❸子の配偶者(5.4%)

□同居の主な介護者の性別:❶**女**性(**68.9**%)、❷**男**性(**31.1**%)

□同居の主な介護者の年代:男性**60〜69**歳、女性70〜79歳が最多。

□同居の主な介護者の悩みやストレスの原因(令和4年調査、男女とも):❶**家族の病気や介護**、❷自分の病気や介護

□介護が必要となった主な原因:❶認知症、❷脳血管疾患(脳卒中)

【育児休業取得率】 *令和4年

□男性の育児休業取得率:**17.13**%、女性の育児休業取得率:80.2%

【所得の種類】 *令和4年

□1世帯当たりの平均所得金額の構成割合で多いもの:

全世帯	❶稼働所得、❷公的年金・恩給
高齢者世帯	❶**公的年金・恩給**、❷稼働所得

【最期を迎える場所】

□完治が見込めない病気の場合に最期を迎えたい場所(令和元年):❶**自宅**、❷病院・介護療養型医療施設、❸特別養護老人ホームなどの福祉施設

必 □死亡場所(令和4年):❶病院、❷自宅

【高齢者の虐待】 *令和3年度 虐待に関する法律 P.219

★ □養護者による虐待で多いもの:❶**身体的**虐待(67.3%)、❷**心理的**虐待(39.5%)、❸介護等放棄(19.2%)、❹経済的虐待(14.3%)

□養護者による被虐待者では女性が**75.6**%を占めている。**要介護認定者**、認知症高齢者の日常生活自立度判定基準**ランクⅡ**以上が多い。

□被虐待者からみた虐待者の続柄(同居)は**息子**、**夫**、**娘**の順に多い。

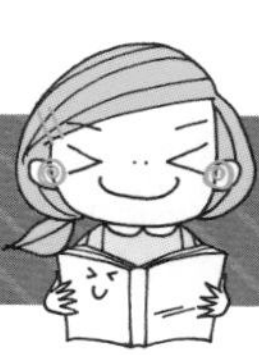

出生、平均寿命、母子保健

ここだけ覚える！

【出生】 ＊令和4年

必 □出生数：**77万759**人

★必 □合計特殊出生率：**1.26**

★ □合計特殊出生率の定義：**15～49歳までの女性の年齢別出生率の総和**

必 □母の年齢階級別出生率が最も高い年代：**30～34**歳

【平均寿命】 ＊令和4年

必 □平均寿命は**0**歳の平均余命である。

必 □平均寿命：男性**81.05**歳、女性**87.09**歳

【健康寿命】

□世界保健機関（WHO）が**「健康上の問題で日常生活が制限されることなく生活できる期間」**として平成12（2000）年に提唱した。

□**生活習慣病の予防**や、社会生活で必要な機能の維持・向上は健康寿命を伸ばす。

□令和元年の健康寿命は男性72.68年、女性75.38年で、女性のほうが**長い**。

□平均寿命と健康寿命との差は、介護が必要であるなど**日常生活に制限のある期間**である。

【母子保健】 ＊記載のないものは令和4年

□母子保健に関する主な統計：

統計	定義	数値（率）
死産	**妊娠満12週（第4月）以後**の死児の出産	全死産率19.3
早期新生児死亡	生後1週未満の死亡	0.6
新生児死亡	生後4週未満の死亡	0.8
乳児死亡	生後1年未満の死亡	1.8
周産期死亡	**妊娠満22週以後**の死産＋早期新生児死亡	**3.3**
妊産婦死亡	（**出産〈出生＋死産〉**の10万対でみる）	2.5（令和3年）

□**乳児死亡率**、新生児死亡率、早期新生児死亡率は、それぞれ**出生数**を母数として算出される。

□人工死産数は自然死産数よりも**多い**。

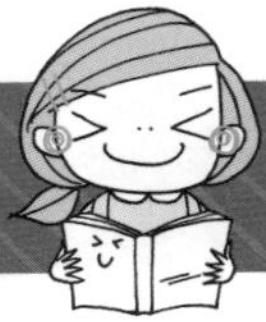

死亡、死因

ここだけ覚える!

【死亡】＊令和4年

㊙□死亡数：**156万9,050**人

【死因】

★㊙□死因の順位（令和4年）：

	疾患	死亡数（人）	構成割合（%）
第1位	**悪性新生物**	**38万5,797**	**24.6**
第2位	**心疾患**	23万2,964	14.8
第3位	老衰	17万9,529	11.4
第4位	脳血管疾患	10万7,481	6.9
第5位	肺炎	7万4,013	4.7
第6位	誤嚥性肺炎	5万6,069	3.6
第7位	不慮の事故	4万3,420	2.8
第8位	腎不全	3万739	2.0
第9位	アルツハイマー病	2万4,860	1.6
第10位	血管性及び詳細不明の認知症	2万4,360	1.6

★㊙□部位別の悪性新生物死亡数の順位（令和4年）：

	男性	女性
第1位	**肺**	大腸
第2位	大腸	肺
第3位	胃	膵

※肺　：気管、気管支及び肺
大腸：結腸と直腸S状結腸移行部及び直腸

★㊙□子どもの年齢別の死因第1位（令和4年）：

0～4歳	5～9歳	10～19歳
先天奇形、変形及び染色体異常	**悪性新生物〈腫瘍〉**	自殺

★□年齢階級別　不慮の事故による死亡原因第1位（令和3年人口動態統計）：

0、60～64歳	5～59歳	1～4、65～84歳	85歳以上
窒息	**交通事故**	**溺死及び溺水**	**転倒・転落・墜落**

※「その他」を除く

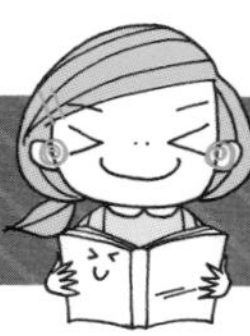

健康状態と受療状況

ここだけ覚える!

【肥満・やせ】

必 □肥満・やせの割合（令和元年）：

	男性	女性
肥満（BMI25以上）	33.0%	22.3%
肥満の最も多い年代	**40**歳代（39.7%）＊	60歳代（28.1%）
やせ（BMI18.5未満）	3.9%	11.5%
やせの最も多い年代	20歳代（6.7%）	**20**歳代（20.7%）

＊40歳代（39.7%）、50歳代（39.2%）、60歳代（35.4%）と40～60歳代で30%を超え、それぞれの差は小さい

必 □糖尿病の割合（平成28年）：

糖尿病が強く疑われる者	約**1,000**万人
糖尿病の可能性が否定できない者	約1,000万人

【食事】＊令和元年

□食塩摂取量（1人1日当たり平均）：男性➡**10.9**g、女性➡**9.3**g

必 □日本人の食事摂取基準（2020年版）では、**ナトリウム**の摂取量の減少をめざしている（18歳以上男性で7.5g/日未満、18歳以上女性で6.5g/日未満）。

必 □健康日本21（第三次）の食塩摂取量（1人1日当たり）の目標量（令和6年度）：**7**g

必 □日本人の食事摂取基準（2020年版）では、18～49歳女性（月経あり）の鉄摂取推奨量を**10.5**mg/日としている。

□朝食の欠食率の高い年代：30歳代（男性➡40歳代、女性➡30歳代）

【運動】＊令和元年

★必 □運動習慣のある者の割合：

	男性	女性
最も高い年代	**70歳以上**（42.7%）	**70歳以上**（35.9%）
最も低い年代	40～49歳（18.5%）	30～39歳（9.4%）

※総数では男性33.4%、女性25.1%

【喫煙】＊令和元年 喫煙 P.66

必 □喫煙習慣者の割合：男性➡**27.1**%、女性➡7.6%

【職業】＊令和3年

必□業務上疾病で最も多いもの：①**病原体による疾病**(69.4%)、②負傷に起因する疾病(24.0%)。内訳では新型コロナウイルスのり患(68.9%)、災害性腰痛(20.8%)

□業務上疾病発生状況：

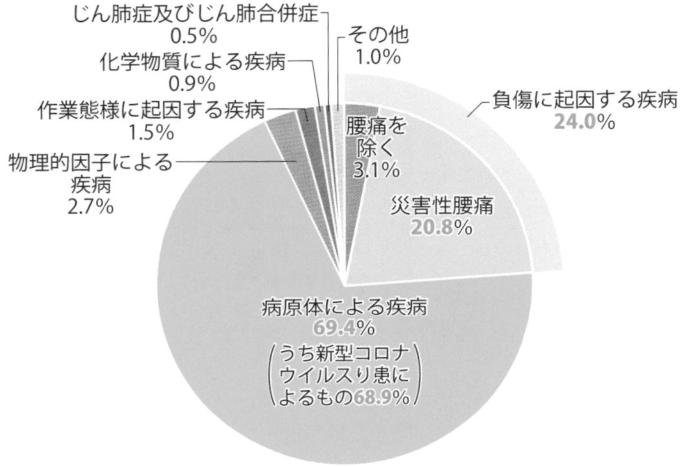

【有訴者】＊令和4年

必□有訴者率(人口千対)：**276.5**(女性＞男性)

必□症状別の有訴者率で高いもの：男女ともに**腰痛**

【通院者】＊令和4年

□通院者率(人口千対)：417.3(女性＞男性)

必□傷病別の通院者率で高いもの：男女ともに**高血圧症**

【受療率ほか】＊記載がないものは令和2年

□受療率は**推計患者数**を推計人口で除して人口10万対で表したものである。

□入院受療率が最も高い年代：男女ともに**90歳以上**

必□外来受療率が最も高い年代：男性は**80～84歳**、女性は**75～79歳**

必□外来受療率で最も多い傷病：**消化器系**の疾患(歯の疾患を含む)

□医療機関を受診している総患者数が最も多いもの：**高血圧疾患**

□病床区分別 平均在院日数(令和3年病院報告)：

全病床	27.5日	療養病床	131.1日
精神病床	**275.1**日	一般病床	**16.1**日
感染症病床	10.1日	介護療養病床	327.8日
結核病床	51.3日	介護療養病床を除く全病床	27.3日

＊令和2年患者調査では、病院 33.3日。

【性感染症（STD）】 ＊令和3年

必 □定点医療機関からの年間報告数で多いもの：❶**性器クラミジア感染症**、❷性器ヘルペスウイルス感染症、❸淋菌感染症、❹尖圭コンジローマ（梅毒は全数把握の対象感染症であるためここには含まれない）

【看護師の就業状況】 ＊令和4年末現在、衛生行政報告例

必 □看護師・准看護師の就業者数：**156万6,016**人（内看護師は131万1,687人）

□看護師の就業場所（実人数）：❶病院（67.8％）、❷**診療所**（13.7％）、❸介護保険施設等（7.7％）、❹**訪問看護ステーション**（5.4％）

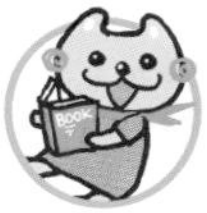

次ねらわれる項目 ▶ 家族に関する主な統計

- 令和4（2022）年は約**50万5,000**組が結婚し、前年よりも約3,800組増加した。離婚件数は約**18万**組で、前年より約5,000組減少した。結婚5年未満で離婚した割合が31.7％、10年以上で離婚した割合は48.4％である。
- 令和4（2022）年の男性の育児休業取得率は10年連続で上昇し、過去最高の17.13％であったが、政府の目標は「2025年までに男性の育休取得率30％」であり、達成は厳しいと考えられる。
- 共働き世帯と専業主婦世帯数の比較では、共働き世帯が専業主婦世帯の**2**倍以上となった。

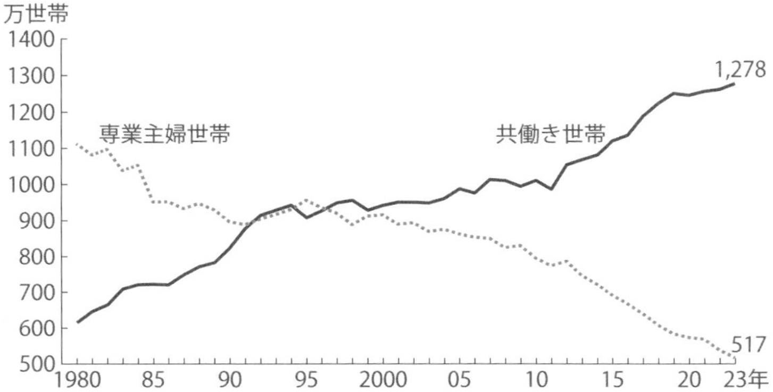

資料：総務省統計局「労働力調査特別調査」「労働力調査（詳細集計）」

次ねらわれる項目

高齢者の住宅と生活環境に関する調査（平成30年度）

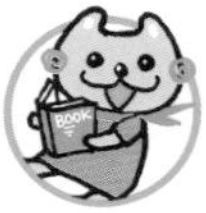

- 高齢者がいる世帯で賃貸住宅に住んでいる世帯の割合は全体で11.3%であった。賃貸住宅に住んでいる世帯の状況では単身世帯26.9%、夫婦のみの世帯10.3%が多い。
- 身体が虚弱化したときに住みたい住居は、現住居（28.7%）、現住居を改修（27.4%）、特別養護老人ホーム（18.5%）、サービス付き高齢者向け住宅（14.3%）である。
- いきがい（喜びや楽しみ）を感じている高齢者の割合：

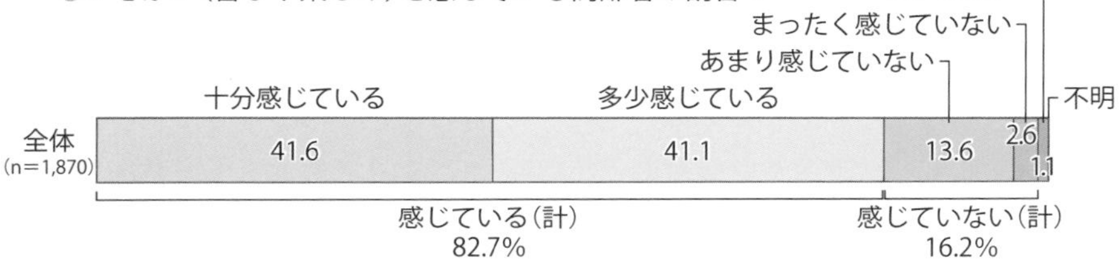

- 完治の見込みのない病気の場合に最期を迎えたい場所：

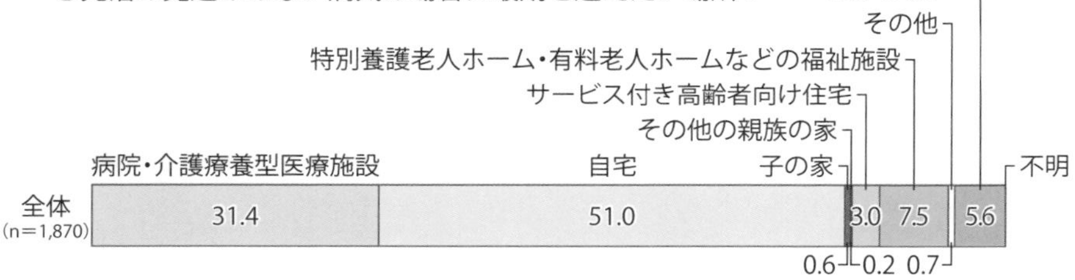

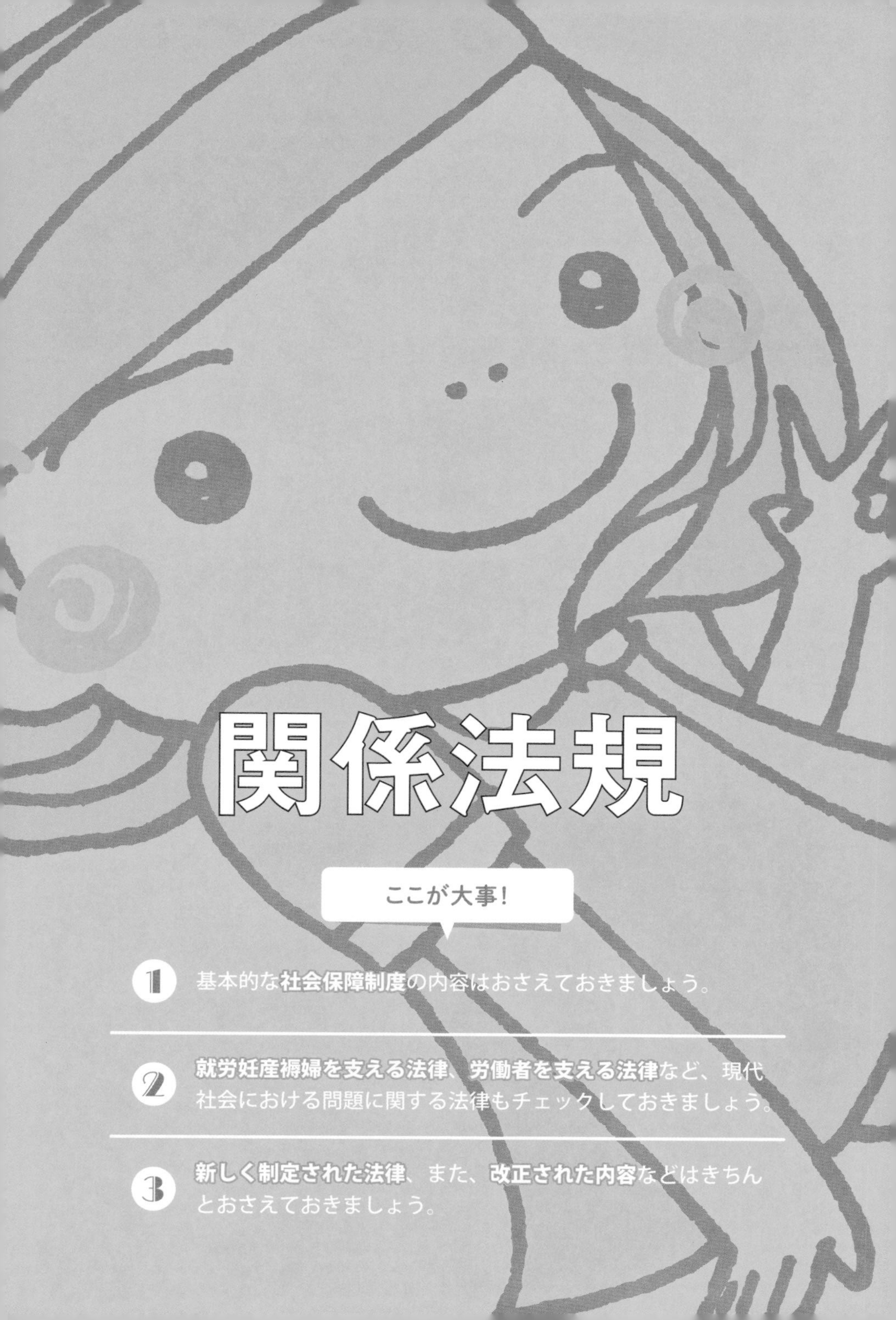

関係法規

ここが大事！

1. 基本的な**社会保障制度**の内容はおさえておきましょう。

2. **就労妊産褥婦を支える法律**、**労働者を支える法律**など、現代社会における問題に関する法律もチェックしておきましょう。

3. **新しく制定された法律**、また、**改正された内容**などはきちんとおさえておきましょう。

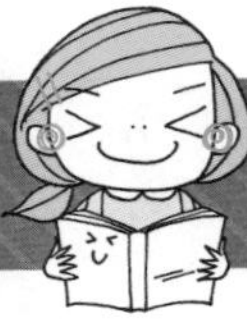

社会保障制度の基本

ここだけ覚える!

【社会保障の理念】 ノーマライゼーション P.81

★□日本国憲法第25条：

❶すべて国民は、健康で文化的な最低限度の生活を営む権利を有する（**生存権**）。

❷国は、すべての生活部面について、社会福祉、社会保障、**公衆衛生の向上**・増進に努めなければならない。

【社会保障給付費】

□令和2（2020）年度の社会保障給付費：約132.2兆円（国民1人当たり約104.8万円）

□社会保障給付費の内訳：❶**年金**（**42.1**%）、❷医療（**32.3**%）、❸福祉その他（**25.6**%）

□日本の社会保障給付費は**増加**傾向にある。

【社会保険制度の種類】

必□医療保険には**皆保険**制度、年金保険には**皆年金**制度が適用されている。

★必□社会保険制度と根拠法：

医療保険	P.209参照
年金保険	**国民年金法**、**厚生年金保険法**など
雇用保険（失業給付、**教育訓練給付**、**育児休業給付**など）	**雇用保険法**
労働者災害補償保険（業務上の事由や**通勤**による傷病等に対する**療養給付**、休業給付、介護給付、障害給付、遺族給付など）	**労働者災害補償保険法**
介護保険	介護保険法

□医療保険適用者の約**2**割が国民健康保険に加入している。

□健康保険の種類が違っても、1つのサービスに対する診療報酬の点数は**同じ**である。

□公的年金制度は、これまで職域部分は「厚生年金」と「共済年金」に分かれていたが、平成27（2015）年10月から厚生年金に統一された。

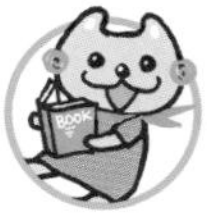

次ねらわれる項目 ▶ 地域包括ケアシステム

- 団塊の世代が75歳以上となる**2025**年を目途に、重度の要介護状態となっても住み慣れた地域で自分らしい暮らしを人生の最期まで続けることができるよう、住まい・生活支援・医療・介護・予防が一体的に提供されるためのシステムである。
- 今後、認知症高齢者の増加が見込まれることから、認知症高齢者の地域での生活を支えるためにも、地域包括ケアシステムの構築が重要となる。
- 高齢化の進展状況には大きな地域差が生じているため、保険者である市町村や都道府県が、地域の自主性や主体性に基づき、地域の特性に応じてつくり上げていくことが必要である。
- 地域包括ケアシステムは、おおむね**30分以内に必要なサービスが提供される日常生活圏域**（具体的には中学校区）を単位として想定されている。

地域包括ケアシステムの5つの構成要素

❶	医療・看護
❷	介護・リハビリテーション
❸	保健・福祉
❹	介護予防・生活支援
❺	すまいとすまい方

＊全体の基礎として「本人の選択と本人・家族の心構え」がある。

自助・互助・共助・公助＊からみた地域包括ケアシステム

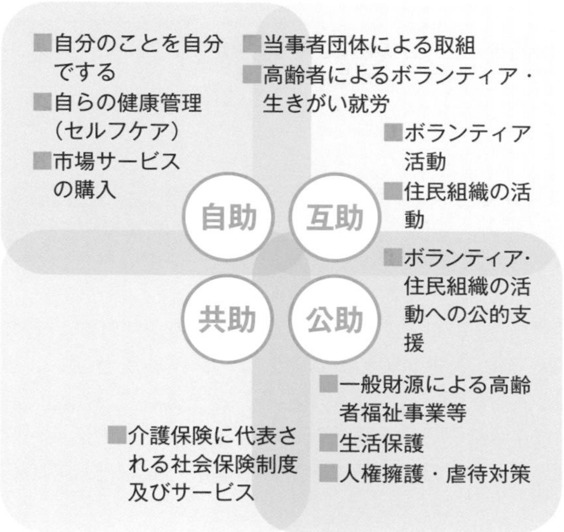

＊公助：税による国の負担、共助：介護保険など被保険者の負担、自助：自分のことは自分でする（市場サービスの購入も含む）、互助：相互に支え合う意味だが共助のように制度的な費用負担はなく自発的なもの。

●地域包括ケア実現に向けた中核的な機関として**市町村**が設置しているのが、**地域包括支援センター**である（**介護保険法**に基づく）。地域包括支援センターには、保健師（または地域ケア経験のある看護師）、主任介護支援専門員、社会福祉士の3つの専門職種、またはそれに準じる者を置く。

地域包括支援センターの設置と運営体制

運営主体	市町村、在宅介護支援センターの運営法人（社会福祉法人、医療法人等）その他の市町村から委託を受けた法人
エリア	市町村ごとに担当エリアを設定。小規模市町村の場合、共同設置も可能
職員体制	保健師（または地域ケアに経験のある看護師）、主任介護支援専門員（主任ケアマネジャー）、社会福祉士の3つの専門職種またはこれらに準ずる者（65歳以上の高齢者3,000〜6,000人ごとに、各1人の専門職種を配置。令和6年4月より配置基準が緩和され、柔軟な運用が可能になった）

＊地域包括支援センター設置運営は、市町村が事務局となり、地域のサービス事業者、関係団体、被保険者の代表などにより構成される「地域包括支援センター運営協議会」が関与する

地域包括支援センターの基本機能

総合相談支援	住民の各種相談を幅広く受け付け、制度横断的な支援を実施する
権利擁護	成年後見制度の活用促進、**高齢者虐待**への対応、悪質商法などの消費者被害対応など
包括的・継続的ケアマネジメント支援	地域ケア会議等を通じた自立支援型ケアマネジメントの支援、ケアマネジャーへの日常的個別指導・相談など
介護予防ケアマネジメント	要支援・要介護状態になる可能性がある住民に対する介護予防ケアプランの作成など

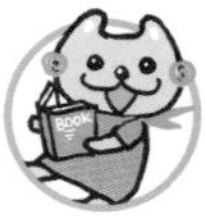

次ねらわれる項目 ▶ 社会保障・税番号制度（マイナンバー制度）

●マイナンバー（外国人を含む、日本に住民票を有するすべての人が1人1つもつ12桁の番号）は、社会保障、税、災害対策の分野で効率的に情報を管理し、複数の機関が保有する個人の情報が同一人の情報であることを確認するために活用される。平成28（2016）年1月から行政手続きなどでマイナンバーの活用が開始された。令和3（2021）年から一部の医療機関・薬局で健康保険証としての利用が開始された。

●マイナンバー制度の導入の目的は、❶公平・公正な社会の実現、❷国民の利便性の向上、❸行政の効率化である。

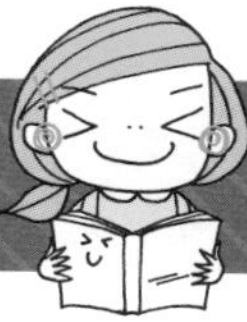

医療保険制度

ここだけ覚える！

【医療保険の種類】

★必 □各医療保険の根拠法・保険者：

種類		根拠法	保険者
職域保険（被用者保険）	**健康保険**	健康保険法	各健康保険組合、全国健康保険協会
	共済保険	各共済組合法	各共済組合
	船員保険	船員保険法	全国健康保険協会
地域保険（国民健康保険）		国民健康保険法	**市町村および都道府県、国民健康保険組合**
後期高齢者医療制度		**高齢者の医療の確保に関する法律**	後期高齢者医療広域連合

【医療保険の内容】

★必 □医療保険の保険給付の内容：

現物給付	療養の給付（対象：治療、処置、手術など）、**高額療養費（年齢制限**はない）、入院時食事療養費、入院時生活療養費
現金給付	**傷病手当金、出産手当金**、出産育児一時金、埋葬料

必 □給付の対象：**疾病の診察**

★必 □給付の対象外：**健康診断、正常分娩**、予防接種、美容整形

【国民健康保険】

★ □一般被保険者本人の自己負担割合：**3**割

【後期高齢者医療制度（高齢者の医療の確保に関する法律）】

□75歳以上の者の自己負担：**1**割（所得に応じて**2**～**3**割）

□後期高齢者医療制度の財源の公費負担は約**5**割である。

□医療給付の内容は**国民健康保険**と同じである。

【国民医療費】

必 □国民医療費（令和2年度）：**42兆9,665億**円（1人あたり34万600円）

必 □国民医療費に含まれる費用：医科診療・歯科診療医療費、薬局調剤医療費、**入院時食事**・生活医療費、訪問看護医療費、療養費等

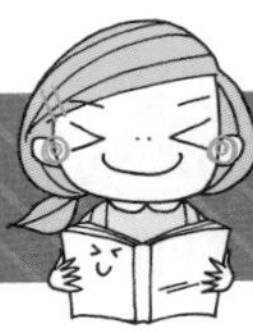

介護保険制度

ここだけ覚える！

【保険者、被保険者】

□保険者：市町村（特別区を含む）

★必□第1号被保険者：65歳以上の者

★必□第2号被保険者：40歳以上65歳未満の医療保険加入者

□第1号被保険者と、第2号被保険者で特定疾病による要介護・要支援認定を受けた者には、介護保険被保険者証が交付される。

□介護保険法で定める16の特定疾病：

❶末期がん、❷関節リウマチ、❸筋萎縮性側索硬化症、❹後縦靱帯骨化症、❺骨折を伴う骨粗鬆症、❻初老期の認知症、❼パーキンソン病関連疾患、❽脊髄小脳変性症、❾脊柱管狭窄症、❿早老症、⓫多系統萎縮症、⓬糖尿病性神経障害、糖尿病性腎症および糖尿病性網膜症、⓭脳血管疾患、⓮閉塞性動脈硬化症、⓯慢性閉塞性肺疾患、⓰両側の膝関節または股関節に著しい変形を伴う変形性関節症

【要介護・要支援の認定】

★必□要介護認定の申請先：市町村（認定を受けるには申請が必要である）

必□要介護状態の区分の審査判定業務を行う機関：介護認定審査会

必□認定の区分の数：7（要支援1・2、要介護1～5）

【保険給付と利用者負担】

★必□原則的な利用者負担割合：1割（所得に応じて2～3割負担）

□予防給付の対象：要支援1、要支援2

【認知症対応型共同生活介護（グループホーム）】

★□5～9人程度の生活単位を基本とし（ユニットケア）、利用者は食事や入浴等の日常生活上の支援や機能訓練を受ける。家族・知人が来訪できる。

□光熱費は自己負担である。

□看護職員の配置は義務づけられていない。

【地域包括支援センター】

★必□地域住民の保健医療の向上および福祉の増進を支援することを目的として市町村に設置された。

□地域包括支援センターの基本機能：総合相談支援、権利擁護（高齢者虐待の相談・防止）、包括的・継続的ケアマネジメント支援、介護予防ケアマネジメント

【介護サービス】 訪問看護ステーション P.181

★□主な介護サービスの種類：

	予防給付	介護給付
都道府県が指定・監督	**介護予防サービス** ●訪問サービス：介護予防訪問入浴介護など ●通所サービス ●短期入所サービス ●その他：介護予防特定施設入居者生活介護など	**居宅サービス** ●訪問サービス：訪問入浴介護など ●通所サービス：通所介護など ●短期入所サービス：短期入所生活介護など ●その他：**福祉用具貸与**など **施設サービス** ●**介護医療院** ●介護老人福祉施設 ●介護老人保健施設
市町村が指定・監督	**介護予防支援** **地域密着型介護予防サービス**	**居宅介護支援** **地域密着型サービス** ●**定期巡回・随時対応型訪問介護看護** ●**小規模多機能型居宅介護** ●**看護小規模多機能型居宅介護** ●**夜間対応型訪問介護** ●**認知症対応型共同生活介護（グループホーム）**など
その他	住宅改修	住宅改修

【介護保険施設】

★必□介護老人保健施設と介護老人福祉施設の特徴：

	介護老人保健施設	介護老人福祉施設（特別養護老人ホーム）
根拠法	**介護保険法**	介護保険法・老人福祉法
内容	入所する**要介護者**に対し、施設サービス計画に基づいて、**自宅での生活に向け**、**看護・医学的管理の下**における**介護**、**機能訓練その他必要な医療**、**日常生活上の世話**を行うことを目的とする施設	入所する**要介護者**に対し、施設サービス計画に基づいて、入浴・排泄・食事等の介護その他の日常生活上の世話、機能訓練、健康管理、療養上の世話を行うことを目的とする施設
主な人員基準（100人当たり）	●医師**1**人（**常勤**） ●看護職員**9**人、介護職員**25**人（総数で看護職員を**2/7**程度確保） ●理学療法士、作業療法士または言語聴覚士**1**人 ●介護支援専門員1人　ほか	●医師**1**人（**非常勤**可） ●看護職員**3**人 ●介護職員31人 ●介護支援専門員1人 ほか

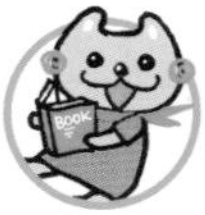

次ねらわれる項目 ▶ 地域支援事業

- 地域支援事業は平成18（2006）年に創設され、❶必須事業（介護予防事業、包括的支援事業［**地域包括支援センター**の設立］）、❷任意事業が定められた。
- 平成24（2012）年に要支援者・二次予防事業の利用を対象とする介護予防・日常生活支援総合事業が創設された。
- 平成26（2014）年に地域包括ケアシステム構築に向けた地域支援事業の充実のため、❶在宅医療・介護連携の推進、❷認知症施策の推進、❸地域ケア会議の推進、❹生活支援サービスの充実・強化を目的に再編された。
- 全国一律の予防給付から訪問介護、通所介護を市町村が取り組む地域支援事業に移行させ、多様化させた。

地域支援事業の全体像

介護給付（要介護1〜5）		改正前と同様
介護予防給付 （要支援1〜2）		●訪問看護、福祉用具等は改正前と同様 ●訪問介護、通所介護は介護予防・日常生活支援総合事業に移行
地域支援事業	介護予防・日常生活支援総合事業（要支援1〜2、それ以外の者） ❶❷ 多様化	❶介護予防・生活支援サービス事業 ●訪問型サービス ●通所型サービス ●**生活支援サービス**（**配食**、見守りサービス等） ●介護予防支援事業（ケアマネジメント） ❷一般介護予防事業
	包括的支援事業 ❷〜❹ 充実	❶**地域包括支援センターの運営** ●介護予防ケアマネジメント ●総合相談支援業務 ●**権利擁護業務** ●ケアマネジメント支援 ●地域ケア会議の充実 ❷在宅医療・介護連携推進事業 ❸認知症総合支援事業 ●認知症初期集中支援事業（**認知症初期集中支援チーム**） ●認知症地域支援・ケア向上事業　等 ❹生活支援体制整備事業 ●コーディネーターの配置 ●協議体の設置　等
	任意事業	●介護給付費適正化事業 ●家族介護支援事業 ●その他の事業（成年後見制度利用支援事業など）

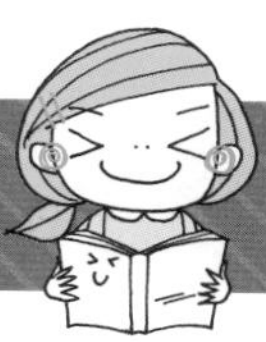

生活保護法

ここだけ覚える!

【扶助の種類と内容】

★□扶助の種類と例：

①生活扶助	食費、被服費、**光熱費**など日常生活に必要な費用
②**教育**扶助	義務教育を受けるために必要な学用品費
③**住宅**扶助	**家賃**、設備補修費
④**医療**扶助	**通院医療費**など医療サービスの費用（原則として現物給付）
⑤介護扶助	介護サービスの費用
⑥**出産**扶助	**出産時の衛生材料費**など出産にかかわる費用
⑦生業扶助	就労に必要な技能の修得等にかかる費用
⑧**葬祭**扶助	葬祭費用

□生活困窮者に対して保護を行い、扶助率は**地域や世帯によって異なる。**

□保護を決定する機関：**福祉事務所**（**居住地**を申請する）

□保護施設：❶救護施設、❷**更生**施設、❸医療保護施設、❹**授産**施設、❺宿所提供施設

□平成26（2014）年の改正ポイント：就労による自立の促進、健康・生活面等に着目した支援、不正・不適正受給対策の強化、医療扶助の適正化（ジェネリック医薬品の使用の促進など）

□生活保護を受給することになった事由（令和3年度累計）：❶貯金等の減少・喪失（44.1%）、❷傷病による（19.2%）。

□令和2（2020）年に医療扶助を受けている入院患者で最も多いもの：**精神・行動の障害**

【福祉事務所】

□都道府県・市［特別区を含む］は設置義務づけ、町村は任意設置とされている。

□業務は、❶生活保護、❷児童福祉（例：**助産施設への入所手続き**など）、❸母子及び父子並びに寡婦福祉、❹老人福祉、❺障害者福祉（身体・知的障害など）についての福祉行政を行う。都道府県福祉事務所では、従来の福祉六法から三法（生活保護法、児童福祉法、母子及び父子並びに寡婦福祉法）を所管する。

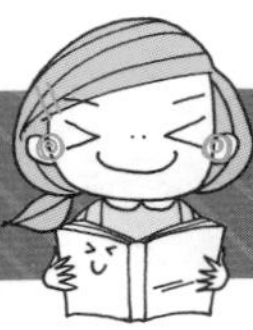

障害者(児)に関する法や施策

ここだけ覚える!

【障害者基本法】

必 □目的：障害者の**自立・社会経済活動への参加の支援**

★ □障害者の定義：**身体**障害、**知的**障害、**精神**障害(**発達**障害を含む)その他の心身の機能の障害がある者で、障害・社会的障壁により継続的に日常生活・社会生活に相当な制限を受ける状態にある者

□公共的施設の**バリアフリー化**の計画的推進を図ることとされている。

【身体障害者福祉法】

★ □身体障害の範囲：❶視覚障害、❷聴覚または平衡機能の障害、❸音声機能、言語機能または咀嚼機能の障害、❹**肢体不自由**、❺**心臓・腎臓・呼吸器の機能の障害等で永続し、日常生活が著しい制限を受けるもの**

□**身体障害者手帳**について定めている。

【精神保健及び精神障害者福祉に関する法律(精神保健福祉法)】

精神障害者保健福祉手帳 P.172　入院形態 P.173

□目的：精神障害者の**福祉の増進**、国民の**精神保健の向上**

必 □**精神保健福祉センター**について定めている。

【発達障害者支援法】 発達障害 P.171

□発達障害の定義：**自閉症**、**アスペルガー症候群**その他の**広汎性発達障害**、**学習障害**、**注意欠陥多動性障害**その他これに類する**脳機能の障害**で、その症状が通常低年齢で発現するもの(原文より)

【こころのバリアフリー宣言】

□目的：精神疾患への偏見をなくすための**正しい理解の促進**

□8つの指針：❶精神疾患を自分の問題として考えていますか(関心)、❷無理しないで、心も身体も(予防)など

【自殺対策基本法】

□政府は、**自殺総合対策大綱**を定めなければならない。

□都道府県は、**自殺対策計画の策定**が義務づけられている。

□**自殺対策強化月間**を設けることを定めている。

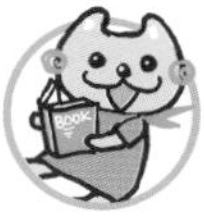

次ねらわれる項目 ▶ 障害者総合支援法

●平成25（2013）年4月1日から、「障害者自立支援法」が「障害者**総合**支援法（障害者の日常生活及び社会生活を総合的に支援するための法律）」となった。

障害者総合支援法：令和4（2022）年の改正の主なポイント（一部を除き令和6［2024］年施行）

1. 障害者等の地域生活の支援体制の充実 ●共同生活援助（グループホーム）の支援内容として、ひとり暮らし等を希望する者に対する支援や退居後の相談等が含まれることを、法律上明確化する ●都道府県および市町村が実施する精神保健に関する相談支援について、精神障害者のほか精神保健に課題を抱える者も対象にできるようにし、心身の状態に応じた適切な支援の包括的な確保を旨とすることを明確化する　など
2. 障害者の就労支援および障害者雇用の質の向上の推進 就労アセスメント（就労系サービスの利用意向がある障害者との協同による、就労ニーズの把握や能力・適性の評価および就労開始後の配慮事項等の整理）の手法を活用した「就労選択支援」を創設する　など
3. 精神障害者の希望やニーズに応じた支援体制の整備 市町村長同意による医療保護入院者を中心に、本人の希望のもと、入院者の体験や気持ちをていねいに聴くとともに、必要な情報提供を行う「入院者訪問支援事業」を創設する　など
4. 難病患者等に対する適切な医療の充実および療養生活支援の強化 各種療養生活支援の円滑な利用およびデータ登録の促進を図るため、「登録者証」の発行を行うほか、難病相談支援センターと福祉・就労に関する支援を行う者の連携を推進するなど、難病患者の療養生活支援や小児慢性特定疾病児童等自立支援事業を強化する　など
5. 障害福祉サービス・難病等についてのデータベースに関する規定の整備

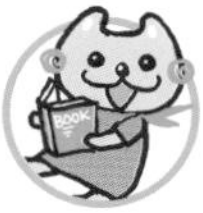

次ねらわれる項目 ▶ 障害者雇用促進法

●障害者の雇用義務などに基づいて雇用を促進し、均等な雇用機会と待遇の確保などを通じて障害者の職業の安定を図ることを目的とする。

●現在の民間企業の法定雇用率は2.5%で、従業員を40人以上雇用している事業主は、障害者を1人以上雇用しなければならない。なお、令和8（2026）年4月より法定雇用率は2.7%に引き上げられる予定である。

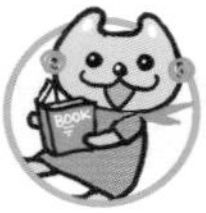

次ねらわれる項目 ▶ 障害者差別解消法

- 平成28(2016)年4月から、障害を理由とした差別解消に向けて、「障害を理由とする差別の解消の推進に関する法律(障害者差別解消法)」が施行された。
- 「不当な差別的取扱いの禁止」とは、役所や企業などの事業者が、障害のある人に対して、正当な理由がない、障害を理由とした差別の禁止をいう。
- 「合理的配慮の提供」とは、役所や企業などの事業者に対して、障害のある人から、社会のなかにあるバリアを取り除くために何らかの対応を必要としているとの意思が伝えられたときに、負担が重すぎない範囲で対応すること(事業者に対しては、対応に努めること)をいう。令和6(2024)年4月より義務化された。

差別を解消するための具体的な措置

不当な差別的取扱いの禁止
国・地方公共団体等
民間事業者
⇒ 法的義務

合理的配慮の提供
国・地方公共団体等
民間事業者
⇒ 法的義務

具体的な対応

❶政府全体の方針として、差別の解消の推進に関する基本方針を策定
❷
- 国・地方公共団体等➡当該機関における取り組みに関する対応要領を策定(※地方の策定は努力義務)
- 事業者➡主務大臣が事業分野別の対応指針(ガイドライン)を策定

実効性の確保　主務大臣による事業者に対する報告徴収、助言、指導、勧告

次ねらわれる項目 ▶ 精神保健福祉法(令和4年改正)

令和4(2022)年の改正ポイント

❶医療保護入院の入院期間の法定化
❷精神科病院での虐待の通報制度の新設
❸入院者訪問支援事業の新設
❹地域生活への移行の促進

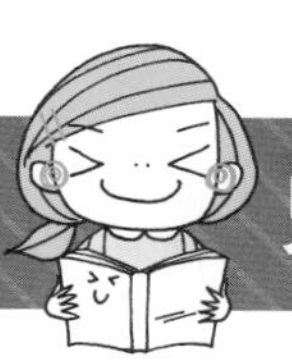

児童に関する法や施策

ここだけ覚える！

【児童福祉法】

□対象年齢：**18**歳未満

□児童の権利を守るため、児童福祉法の制定を受けて**児童憲章**が制定された。

□児童憲章の前文で、児童は、❶人として**尊ばれる**、❷社会の一員として重んぜられる、❸**よい環境**の中で育てられるとされている。

【養育支援訪問事業】

□乳児家庭全戸訪問事業（こんにちは赤ちゃん事業）などにより、養育支援が特に必要であると判断した家庭に対し、保健師・助産師・保育士等がその居宅を訪問し、養育に関する指導・助言などを行う。

【児童相談所】

□**都道府県**（政令指定都市を含む）に設置が義務づけられている。

□**児童福祉司**の配置が義務づけられている。

★□主な業務：市町村援助（市町村による児童家庭相談への対応について市町村相互間の連絡調整等必要な援助）、**相談**（家庭等の養育環境の調査や専門的診断を踏まえた子どもや家族に対する援助決定）、**一時保護**、措置（在宅指導、児童福祉施設入所措置、里親委託等）など

□相談の種類：養護相談、**障害**相談、非行相談、育成相談など

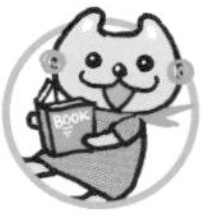

次ねらわれる項目 ▶ 母子及び父子並びに寡婦福祉法

● 母子家庭等・寡婦*に対し、その生活の安定と向上のために必要な措置を講じ、母子家庭等・寡婦の福祉を図ることを目的とする法律である。

● 平成26（2014）年の改正時に、法律名が「母子及び父子並びに寡婦福祉法」と改称されている。

● 平成26年改正の主なポイント：❶ひとり親家庭への支援体制の充実、❷ひとり親家庭への支援施策・周知の強化、❸**父子家庭への支援の拡大**、❹児童扶養手当と公的年金等との併給制限の見直し

＊寡婦：一般に夫と死別あるいは離婚して再婚していない女性。税制や公的年金制度の場合は、所得など条件が異なるので注意する。

次ねらわれる項目 ▶ 小児慢性特定疾病対策

- 「児童福祉法」に基づき実施されている制度で、**医療費の自己負担分の一部が助成**される。平成27（2015）年1月より新制度となっている。
- 給付対象：次の❶❷を満たす児童等
  - ❶18歳未満の児童（ただし18歳到達時点において本事業の対象となっており、かつ、18歳到達後も引き続き治療が必要であると認められる場合は、**20**歳未満の者も対象とする）
  - ❷対象疾病に罹患し、保険診療による治療を受けている者で、当該疾病の状態が国の定める認定基準に該当する者

旧制度と新制度の比較（令和5年1月現在）

項目	旧制度	新制度（平成27年1月～）
対象疾病	11疾患群514疾患	**16**疾患群788疾病（令和3年11月）
医療費負担割合	原則3割	一律**2**割
食事療養費	自己負担なし	自己負担あり（1/2）
自己負担限度額	生計中心者の所得税に応じて算定した額（外来・入院の区別あり）	**医療保険単位の世帯の市町村民税に応じて算定した額**（外来・入院の区別なし）
医療を受ける医療機関	契約医療機関	指定医療機関
医療意見書を作成する医師	規定なし	指定医

高齢者に関する法や施策

ここだけ覚える！

【老人福祉法】

必 □老人福祉施設：老人デイサービスセンター、老人短期入所施設、養護老人ホーム、特別養護老人ホーム、軽費老人ホーム、**老人福祉センター**、老人介護支援センター

□老人福祉計画は**市町村**と**都道府県**が策定する。

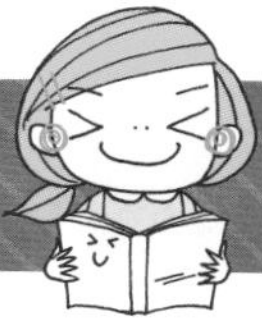

虐待や暴力に関する法や施策

ここだけ覚える!

【配偶者からの暴力の防止及び被害者の保護等に関する法律(DV防止法)】

□暴力の定義：配偶者からの身体に対する暴力(身体に対する不法な攻撃であって生命・身体に危害を及ぼすもの)またはこれに準ずる**心身に有害な影響を及ぼす言動**

□被害者の定義：配偶者からの暴力を受けた者(**婚姻の届出をしていない**場合や離婚後も含む)

□**裁判所**は保護命令を出すことができる(被害者への**接近禁止命令**、退去命令)。

□**配偶者暴力相談支援センター**は被害者を保護する。

□加害者の矯正は法の目的に**含まれない**。

【虐待に関する法律】 小児の虐待 P.145　高齢者の虐待 P.198

★□主な虐待の種類：❶身体的虐待、❷性的虐待、❸ネグレクト(**養育放棄**)、❹心理的虐待 、❺経済的虐待(児童虐待の防止等に関する法律に❺はない)

★□虐待や暴力に関する発見者の通報先：

児童虐待防止法	市町村、**福祉事務所、児童相談所**
高齢者虐待防止法	**市町村**、地域包括支援センター
障害者虐待防止法	●養護者・障害者福祉施設従事者等による障害者虐待→市町村 ●使用者による障害者虐待→市町村、都道府県
DV防止法	**警察署、配偶者暴力相談支援センター**
精神保健福祉法	精神科病院の業務従事者による虐待→都道府県

【犯罪被害者等基本法】

□目的：**犯罪被害者等の権利利益の保護**を図ること

【心神喪失等の状態で重大な他害行為を行った者の医療及び観察等に関する法律(医療観察法)】

□重大な他害行為の定義：❶**殺人**、❷放火、❸強盗、❹強制性交等、❺強制わいせつ、❻傷害(❶〜❺は未遂を含む)

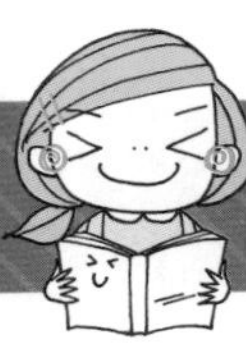

労働に関する法や施策

ここだけ覚える！

【労働基準法】

★必□主な規定内容：

労働契約	●労働条件の明示：使用者は、労働契約の締結に際し、労働者に対して**賃金、労働時間その他の労働条件を明示**しなければならない
労働時間、休憩	●休憩時間を除く1週間の労働時間：**40**時間を超えない ●休憩時間：労働時間が6時間以上➡45分以上、8時間以上➡1時間以上 ●時間外・休日の労働：労使協定をし、行政官庁に届け出た場合、労働時間の延長、休日労働ができる（原則1か月45時間、1年間360時間。第36条に定められていることから36協定といわれる）
年少者	●満18歳未満の者の午後10時～午前5時までの就業禁止
女性	●**生理休暇**

★必□就労している妊産褥婦に適用される措置と根拠法令：

妊娠中	労働基準法	●**産前産後**の休業（原則、産前6週間、産後8週間。対象者から請求がなくても使用者は**産後6週間**の就業禁止を処遇しなければならない） ●**危険有害業務**の制限 ●**時間外労働**の制限
	男女雇用機会均等法	**時差通勤**
出産後	労働基準法	育児時間：**生後満1年に達しない生児**を育てる**女**性は、休憩時間のほか、**1日2回**少なくとも**30分**ずつ育児時間を請求できる
	育児・介護休業法	**労働時間の短縮**

【雇用の分野における男女の均等な機会及び待遇の確保等に関する法律（男女雇用機会均等法）】

必□男女の**均等な雇用機会**・待遇の確保を図るとともに、女性労働者の就業に関して、妊娠中および出産後の健康の確保を図る等の措置について定めている。

□**妊婦健康診査**等の受診のための時間の確保や、通勤ラッシュを避ける**時差通勤**を事業主に申請できる。

【労働安全衛生法】

□目的：**職場における労働者の安全と健康**の確保、**快適な職場環境**の形成の促進

必 □事業者に労働者に対する**医師による健康診断の実施**を定める。

【育児休業、介護休業等育児又は家族介護を行う労働者の福祉に関する法律（育児・介護休業法）】

□小学校就学の始期に達するまでの子を養育する労働者が請求した場合の**時間外労働の制限**、勤務時間の短縮を定めている。

【ワーク・ライフ・バランス】

□仕事と生活の調和（ワーク・ライフ・バランス）憲章は、平成**19（2007）**年に策定された。

□ワーク・ライフ・バランスがめざす社会：❶就労による経済的自立が可能な社会、❷健康で豊かな生活のための時間が確保できる社会、❸多様な働き方・生き方が選択できる社会

【健康診断】

□健康診断の種類：

一般健康診断 （**労働安全衛生法**、 労働安全衛生規則）	❶雇入時 ❷定期 ❸特定業務従事者	❹海外派遣労働者 ❺給食従業員検便
特殊健康診断 （**労働安全衛生法**、 じん肺法）	❶粉じん作業（じん肺法） ❷高圧室内業務と潜水業務（高気圧作業安全衛生規則） ❸**放射線業務**（電離放射線障害防止規則） ❹特定化学物質の製造・取扱業務（特定化学物質障害予防規則）	❺鉛業務（鉛中毒予防規則） ❻四アルキル鉛等業務（四アルキル鉛中毒予防規則） ❼有機溶剤業務（有機溶剤中毒予防規則） ❽石綿等業務（石綿障害予防規則）

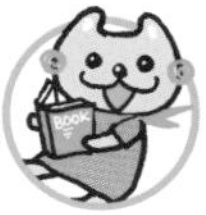

次ねらわれる項目 ▶ **ストレスチェック制度**

●平成26（2014）年に「労働安全衛生法」が改正されたときに創設された制度で、平成27（2015）年12月から施行された。労働者がメンタルヘルス不調になることを、定期的なストレスの状況の調査（ストレスチェック）などによって防ぐことを目的としている。

●常時 50 人以上の労働者（パートタイム労働者、派遣先の派遣労働者も含む）を使用する事業場には、ストレスチェック制度の実施義務がある。

次ねらわれる項目 ▶ トータル・ヘルスプロモーション・プラン（THP）

- 「労働安全衛生法」に基づき、働く人を対象に心と体の両面からトータルな健康づくりを推進するため、「事業場における労働者の健康保持増進のための指針（THP指針）」が定められている。
- 労働安全衛生法では、健康診断・長時間労働者への面接指導・ストレスチェックの実施等を**事業者の義務**として定めており、トータル・ヘルスプロモーション・プラン（THP）を含む保健指導・健康教育・健康相談等への取り組みが**努力義務**とされている。
- 産業構造の変化や高齢化の進展、働き方の変化を考慮して、随時改正が行われている。

令和3（2021）年改正のポイント

- 事業者と医療保険者が連携した健康保持増進対策の推進（コラボヘルスの推進）
- 健康診断の結果を医療保険者に提供し、連携した健康づくりの推進
- マイナポータルの労働者の自己健康管理への活用

令和5（2023）年改正のポイント

- 健康増進に関心をもたない労働者への働きかけや、労働者の高年齢化を見据えて若年期からの運動の習慣化を図るなどの視点を明確化（フレイルやロコモティブシンドロームの予防）
- 「高年齢労働者の安全と健康確保のためのガイドライン（エイジフレンドリーガイドライン）」に基づいた対応を重視
- 身体機能セルフチェック、フレイルチェック、ロコモ度テスト
- 定期健康診断結果等の労働者の健康状態が客観的に把握できる情報を医療保険者と共有して労働者の健康状態の改善や保持増進に積極的に活用することの重要性を強調
- 健康測定や運動指導の内容などの電磁的な方法での保存管理（デジタル化）

次ねらわれる項目 ▶ 職業性疾病の予防

職業性疾病の種類と例

物理的な作業環境によるもの	高気圧障害、職業性難聴、振動障害（**白ろう病**）など
化学的な作業環境によるもの	じん肺、**中皮腫**、有毒ガス中毒、有機溶剤中毒、重金属中毒など
作業方法など作業条件によるもの	頸肩腕障害、腰痛、情報機器（VDT）作業による**視力障害**など

情報機器（VDT）作業における作業環境・作業管理のポイント

照明・採光	●ディスプレイ画面上の照度は500ルクス以下 ●書類・キーボード上の照度は300ルクス以上 ●ディスプレイ画面の明るさと書類・キーボード面の明るさの差はなるべく小さくする
作業時間	1日4時間以上、データや文章の入力、受注・予約・照会等の業務を行う者は、一連続作業時間が**1時間**を超えないようにし、次の連続作業時間までの間に**10〜15分**の作業休止時間を設ける。また、一連続作業時間内において1〜2回程度の小休止を設ける

次ねらわれる項目 ▶ 女性の職業生活における活躍の推進に関する法律

●女性の職業生活における活躍の推進に関する法律（女性活躍推進法）は、平成28（2016）年4月1日に施行された。主な目的は働く場面で活躍したいという希望をもつすべての女性がその個性と能力を十分に発揮できる社会を実現することである。令和4（2022）年より、常時101人以上の労働者を雇用する事業主は次のことが義務づけられている。

1. 自社の女性の活躍状況の把握、課題分析
2. 女性の活躍推進に向けた数値目標、取組内容などを盛り込んだ行動計画の策定
3. 策定した行動計画の社内周知、外部公表
4. 一般事業主行動計画策定、変更届の都道府県労働局雇用均等室への届出
5. 自社の女性の活躍に関する情報の公表

●一般事業主行動計画の策定・届出を行った企業のうち、女性の活躍推進に関する取組の実施状況等が優良な企業は、厚生労働大臣の認定を受けることができる（えるぼし認定・プラチナえるぼし認定）。

次ねらわれる項目 ▶ 成年年齢の変更

●民法改正により、令和4（2022）年4月より成年年齢が20歳から**18**歳となった。成年年齢には「一人で有効な契約をすることができる年齢」「父母の親権に服さなくなる年齢」という意味がある。

●具体的に、①ローンを組む・クレジットカードを作るなどが親の同意がなくても契約できる、②資格試験への合格を経て公認会計士・司法書士・医師免許などの国家資格を取得できる、③性同一性障害者が性別の取扱いの変更審判を受けられるなどが18歳から可能になった。また、女性の結婚可能年齢が引き上げられ男女とも**18**歳となった。なお、飲酒、喫煙などは20歳からのままである。

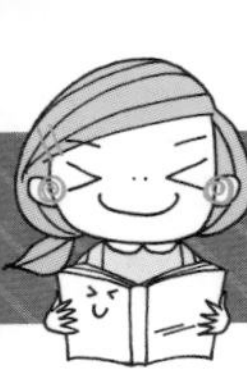

地域保健

ここだけ覚える!

【地域保健法】

□主な規定内容：**保健所**（設置主体は**都道府県**、政令指定都市など）、**市町村保健センター**、**地域保健対策にかかる人材確保の支援に関する計画**

【保健所】

必□保健所の事業：

❶地域保健に関する思想の普及・向上
❷人口動態統計その他地域保健にかかる統計
❸栄養の改善、食品衛生
❹**住宅、水道、下水道、廃棄物の処理、清掃その他の環境の衛生**
❺医事、薬事
❻保健師に関する事項
❼公共医療事業の向上・増進
❽母性・乳幼児・老人の保健
❾歯科保健
❿精神保健
⓫治療方法が確立していない疾病その他の特殊の疾病により長期に療養を必要とする者の保健
⓬**エイズ、結核、性病、伝染病その他の疾病の予防**
⓭衛生上の試験・検査
⓮**その他地域住民の健康の保持・増進**

【市町村保健センター】

必□**地域住民**のために、**健康相談**、**保健指導**、健康診査など、地域保健に関する事業を行うための施設である。

【健康日本21（第三次）】

□令和6（2024）年度より開始された健康日本21（第三次）では、51項目の目標が設定されている。

□基本的方向：

❶健康寿命の延伸・健康格差の縮小
❷個人の行動と健康状態の改善
❸社会環境の質の向上
❹ライフコースアプローチを踏まえた健康づくり

【健康増進法】

□主な規定内容：**国民健康・栄養調査**の実施、**販売に供する食品**の誇大広告の禁止、利用者が多い施設の**受動喫煙の防止**など

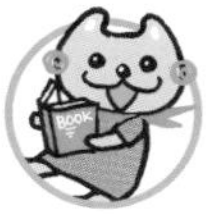

次ねらわれる項目 ▶ 健康日本21（第三次）

主要な生活習慣病の発症予防と重症化予防に関する項目と目標

項目		目標
がん	❶がんの年齢調整罹患率の減少	減少（令和10年度）
	❷がんの年齢調整死亡率の減少	減少（令和10年度）
	❸がん検診の受診率の向上	60%（令和10年度）
循環器疾患	❶脳血管疾患・心疾患の年齢調整死亡率の減少	減少（令和10年度）
	❷高血圧の改善	ベースライン値から5mmHgの低下（令和14年度）
	❸脂質（LDLコレステロール）高値の者の減少	ベースライン値から25%の減少（令和14年度）
	❹メタボリックシンドロームの該当者および予備軍の減少	第4期医療費適正化計画に合わせて設定
	❺特定健康診査の実施率の向上	第4期医療費適正化計画に合わせて設定
	❻特定保健指導の実施率の向上	第4期医療費適正化計画に合わせて設定
糖尿病	❶糖尿病の合併症（糖尿病腎症）の減少	1万2,000人（令和14年度）
	❷治療継続者の増加	75%（令和14年度）
	❸血糖コントロール不良者の減少	1.0%（令和14年度）
	❹糖尿病有病者の増加の抑制	1,350万人（令和14年度）
COPD	COPDの死亡率の減少	10（令和14年度）

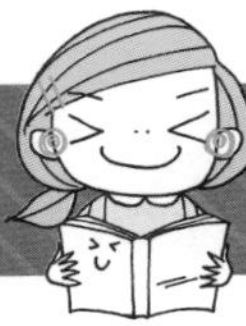

母子保健

ここだけ覚える!

【母子保健法】

★□主な規定内容：

母子保健の向上	●妊娠・出産・育児に関する保健指導および相談 ●**新生児の訪問指導** ●**幼児の健康診査** ●**母子健康手帳の交付** ●市町村長への妊娠の届出 ●妊産婦の訪問指導等 ●産後ケア事業 ●低体重児の届出 ●**未熟児養育医療**　など
母子保健施設	●こども家庭センター（設置の努力義務は児童福祉法により定められている）

【母体保護法】

★□不妊手術・**人工妊娠中絶**、**受胎調節の実地指導**について定めている。

□人工妊娠中絶の条件：❶妊娠の継続または分娩が身体的または経済的理由により**母体の健康を著しく害する恐れ**のあるもの、❷暴行もしくは脅迫によって、または抵抗もしくは拒絶することができない間に**姦淫されて妊娠**したもの

□人工妊娠中絶の可能な時期：妊娠**22**週未満

【健やか親子21（第2次）】

□3つの基盤課題：

基盤課題	指標
基盤課題A **「切れ目ない妊産婦・乳幼児への保健対策」**	**妊娠・出産について満足している者の割合**、妊産婦死亡率、乳幼児健康診査の受診率など
基盤課題B **「学童期・思春期から成人期に向けた保健対策」**	**10代の喫煙率**、**10代の自殺死亡率**、スクールカウンセラーを配置する小学校・中学校の割合など
基盤課題C **「こどもの健やかな成長を見守り育む地域づくり」**	妊娠中に仕事を続けることに対して職場から配慮をされたと思う就労妊婦の割合、マタニティマークを知っている国民の割合など

□2つの重点課題：重点課題①「育てにくさを感じる親に寄り添う支援」、重点課題②「妊娠期からの児童虐待防止対策」

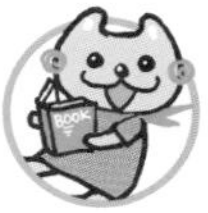

次ねらわれる項目 ▶ 次世代育成支援、少子化対策

●平成2（1990）年に合計特殊出生率が1.57になったことを契機に、少子化対策が進められている。

少子化対策の変遷

平成6（1994）年	「今後の子育て支援のための施策の基本的方向について（エンゼルプラン）」の策定
平成11（1999）年	エンゼルプランの見直し➡「重点的に推進すべき少子化対策の具体的実施計画について（新エンゼルプラン）」の策定
平成15（2003）年 〜 平成16（2004）年	●「少子化社会対策基本法」の制定➡「少子化社会対策大綱」の策定➡施策の実施計画として「子ども・子育て応援プラン」の策定（平成17〜21年度まで実施） ●「次世代育成支援対策推進法」の制定
平成24（2012）年	「子ども・子育て支援法」の制定
平成27（2015）年	「子ども・子育て支援新制度」の本格施行
令和元（2019）年	「子ども・子育て支援法」の改正➡3〜5歳のすべての子ども、住民税非課税世帯の0〜2歳の子どもの幼稚園等の費用の無償化
令和5（2023）年	「こども家庭庁」が発足、「こども未来戦略」が閣議決定

こども未来戦略「加速化プラン」において実施する具体的な施策

1. ライフステージを通じた子育てに係る経済的支援の強化や若い世代の所得向上に向けた取り組み	●児童手当の抜本的拡充 ●出産等の経済的負担の軽減 ●医療費等の負担軽減 ●高等教育費の負担軽減 ●個人の主体的なリ・スキリングへの直接支援 ●いわゆる「年収の壁（106万円／130万円）」への対応 ●子育て世帯に対する住宅支援の強化
2. すべてのこども・子育て世帯を対象とする支援の拡充	●妊娠期からの切れ目ない支援の拡充 ●幼児教育・保育の質の向上 ●すべての子育て家庭を対象とした保育の拡充 ●新・放課後子ども総合プランの着実な実施 ●多様な支援ニーズへの対応
3. 共働き・共育ての推進	●男性育休の取得促進 ●育児期を通じた柔軟な働き方の推進 ●多様な働き方と子育ての両立支援
4. こども・子育てにやさしい社会づくりのための意識改革	

「こども未来戦略」（令和5年12月22日閣議決定）を参考に作成

次ねらわれる項目

母子健康手帳

●母子をめぐる状況の変化などを鑑み、令和5（2023）年度から新様式の母子健康手帳となった。

主な改正内容

●こども家庭センターの相談欄の新設
●デジタル化の推進（母子健康手帳情報支援サイト）
●父親が記入する欄の増加

次ねらわれる項目

こども家庭庁の発足

●令和5（2023）年4月に、子どもが自立した個人としてひとしく健やかに成長することができる社会の実現に向けて、子どもと家庭の福祉の増進・保健の向上等の支援、子どもの権利利益の擁護を目的として、**こども家庭庁**が創設された。

●子ども・子育て支援新制度などを推進していた内閣府の「子ども・子育て本部」は、こども家庭庁に移管された。

●こども基本法は、児童の権利に関する条約等の精神にのっとり、すべてのこどもが、将来にわたって幸福な生活を送ることができる社会の実現をめざし、こども政策を総合的に推進することを目的として、令和5（2023）年4月に施行された。こども施策の基本理念のほか、こども大綱の策定やこども等の意見の反映などを定めている。

次ねらわれる項目

災害対策基本法

●内閣府の中央防災会議では**災害基本計画**を、都道府県や市町村では地域防災計画を作成する。

●災害予防として、防災教育・訓練、物資や資材の備蓄、避難所の指定、**避難行動要支援者名簿**の作成を行う。

●令和3（2021）年5月に災害対策基本法が改正され、避難情報の「避難勧告」と「避難指示（緊急）」が「**避難指示**」に一本化された。大雨など災害発生のリスクが高い状況で、市町村から警戒レベル4「避難指示」が発令された場合は、危険な場所から必ず速やかに避難する。

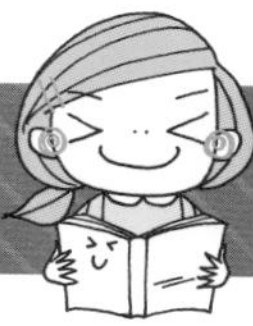

学校保健

ここだけ覚える！

【学校保健安全法】 出席停止期間 P.146

□規定内容：

健康相談等	**学校医**は健康相談を実施する（学校には**学校医**を置かなければいけない）
健康診断	●就学時健康診断：**就学4か月前**の児童に対して**市町村教育委員会**が行う ●定期健康診断：毎年、学校が行う ●その他：臨時健康診断、職員の健康診断
感染症の予防	●**校長**は感染症に罹患した児童生徒の出席を停止させることができる ●学校の設置者は、学校の**休業**を行うことができる

□小中学校の児童生徒の定期健康診断の検査項目：❶身長、体重、座高、❷栄養状態、❸脊柱・胸郭、四肢、骨・関節の疾病・異常、❹**視力**、聴力、❺眼の疾病・異常、❻耳鼻咽喉頭疾患・皮膚疾患、❼歯・口腔の疾患・異常、❽結核、❾心臓の疾患・異常、❿**尿**、⓫その他の疾患・異常

【健康増進法】

□**特定給食施設における栄養管理**について定める。

【異常被患率】

□令和4（2022）年度の学童期において最も多いのは「**裸眼視力1.0未満**」である（37.88％）。

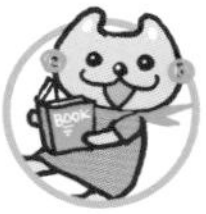

次ねらわれる項目 ▶ 学校保健計画

●学校保健計画を作成するのは保健主事である。

●学校保健計画の内容は主に次の3つからなる。

❶保健管理：健康観察、健康相談、健康診断、感染症の予防など

❷保健教育：体育科・保健体育科の保健指導など

❸組織活動：家庭・地域社会との連携、学校保健委員会など

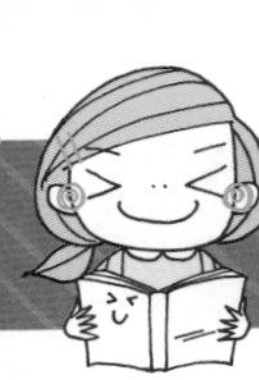

その他の保健活動に関する法や施策

ここだけ覚える!

【がん対策基本法】 がんの病態・治療 P.60

□基本的施策：❶がんの予防・早期発見の推進、❷**がん医療の均てん化の促進等**、❸研究の推進等、❹がん患者の就労等、❺がんに関する教育の推進

□平成28（2016）年改正の主なポイント：

見直し期間の改正	がん対策推進基本計画・都道府県がん対策推進計画の見直し期間を「少なくとも6年ごと」（以前は5年ごと）に改正
基本的施策の拡充	❶がんの原因となる恐れのある感染症、性別・年齢等にかかる特定のがん・その予防等に関する啓発等 ❷がんの早期発見の推進 ❸緩和ケアのうち医療として提供されるものに携わる専門性を有する医療従事者の育成 ❹がん患者の療養生活の質の維持向上にかかる規定の改正 ●がん患者の状況に応じて**緩和ケアが診断時から適切に提供される**ようにすること　など ❺**がん登録等の取り組みの推進** ❻研究の推進等にかかる規定の改正 ❼がん患者の雇用の継続等 ❽がん患者における学習と治療との両立 ❾民間団体の活動に対する支援 ❿**学校等でのがんに関する教育の推進**

【難病の患者に対する医療等に関する法律（難病法）】

□難病とは、**発病の機構が明らかでなく**、**治療方法が確立していない**、希少な疾病であって、長期の療養を必要とするものと規定される。

□国が行う内容：難病の**治療方法に関する調査および研究の推進**、難病に関する**施策の総合的な推進のための基本的な方針の策定**

□難病のうち、患者の置かれている状況からみて良質かつ適切な医療の確保を図る必要性が高いもので、以下の要件のすべてを満たし厚生労働大臣が指定したものを指定難病という（**公費助成の対象**）。

❶患者数が本邦において一定の人数に達しないこと

❷客観的な診断基準（またはそれに準ずるもの）が確立していること

□指定難病は令和6（2024）年4月現在、**341**疾病指定されている。

□指定難病の例：**再生不良性貧血**

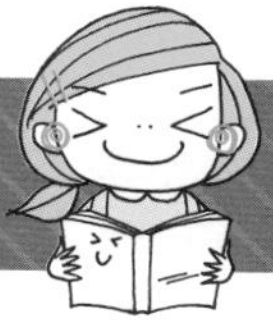

公衆衛生

ここだけ覚える!

【医療に関する規定】 インフォームド・コンセント P.81

★必 □公衆衛生や医療に関する概念の根拠：

プライマリヘルスケア	アルマ・アタ宣言
健康の定義	WHO憲章
ヘルスプロモーション	オタワ憲章
臨床研究の倫理指針（インフォームド・コンセントなど）	ヘルシンキ宣言
患者の権利章典（良質な医療を受ける権利）	リスボン宣言
医師の倫理	ジュネーブ宣言
研究目的の医療行為を行う際の10原則	ニュルンベルク綱領

【世界保健機関（WHO）の健康の定義】

必 □健康とは**肉体的、精神的および社会的に完全に良好な状態**であり、単に**疾病または病弱の存在しないことではない**。

必 □最高基準の健康を享有することは、**万人の有する基本的権利**である。

【プライマリヘルスケア】

□アルマ・アタ宣言では、健康は**人々の権利**と提唱された（「**すべての人々に健康を**」）。**住民**の主体的参加、自己決定権の保障をベースに健康を達成するために、住民のニーズを重視し、地域資源の活用などを行う。

【ヘルスプロモーション】

□新しい健康観に基づく21世紀の健康戦略で、**人々が自らの健康とその決定要因をコントロール**し、改善することができるようにするプロセスである。

【予防医学】

□ハイリスクアプローチは費用対効果が**高い**。

□一次予防を担うのがポピュレーションアプローチで、**二次予防**を担うのがハイリスクアプローチである。

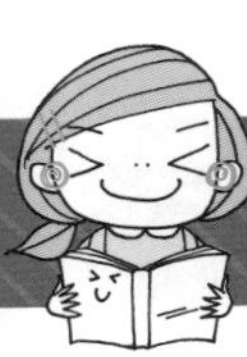

感染症対策

ここだけ覚える！

【感染症の予防及び感染症の患者に対する医療に関する法律（感染症法）】 出席停止期間 P.146

★ □感染症の分類：

分類	特徴	感染症	対応
1類	感染力、罹患した場合の重篤性等に基づく総合的な観点からみた危険性がきわめて高い	**エボラ出血熱**、クリミア・コンゴ出血熱、痘瘡、南米出血熱、ペスト、マールブルグ病、ラッサ熱	原則入院、交通・就業制限、全数把握、ただちに届け出
2類	感染力、罹患した場合の重篤性等に基づく総合的な観点からみた危険性が高い	急性灰白髄炎（ポリオ）、**結核**、ジフテリア、**重症急性呼吸器症候群（SARS）**、鳥インフルエンザ（H5N1、H7N9）、**中東呼吸器症候群（MERS）**	原則入院、就業制限、全数把握、**ただちに**届け出
3類	感染力、罹患した場合の重篤性等に基づく総合的な観点からみた危険性は高くないが、特定の職業への就業によって感染症の集団発生を起こしうる	**コレラ**、**細菌性赤痢**、**腸管出血性大腸菌感染症**、腸チフス、パラチフス	就業制限、全数把握、**ただちに**届け出
4類	動物またはその死体、飲食物、衣類、寝具その他の物件を介して人に感染し、国民の健康に影響を与える恐れのある感染症（人から人への伝染はない）	黄熱、オウム病、Q熱、狂犬病、重症熱性血小板減少症候群（SFTS）、ジカウイルス感染症、**A型・E型肝炎**など	全数把握、**ただちに**届け出

（感染症法のつづき）

5類	国が感染症発生動向調査を行い、その結果等に基づいて必要な情報を国民や医療関係者等に提供・公開していくことによって、発生・拡大を防止すべき感染症	●全数把握感染症：ウイルス性肝炎（E型肝炎およびA型肝炎を除く）、クロイツフェルト・ヤコブ病、**後天性免疫不全症候群**、侵襲性髄膜炎菌感染症、先天性風疹症候群、**梅毒**、破傷風、風疹、麻疹など ●定点把握感染症：インフルエンザ（鳥インフルエンザ、新型インフルエンザ等感染症を除く）、新型コロナウイルス感染症など	●全数把握：侵襲性髄膜炎菌感染症、麻疹、風疹はただちに届け出、その他の感染症は**7日以内**に届け出 ●定点把握（指定した医療機関が患者の発生について届け出）：多くは週単位で届け出

【予防接種法】 主な感染症 P.146

★㊙□定期予防接種の対象疾患：

A類疾病	百日咳、ポリオ（急性灰白髄炎）、**風疹**、**麻疹**、破傷風、ジフテリア、日本脳炎、**結核**、水痘、Hib（ヘモフィルス・インフルエンザb型菌）感染症、肺炎球菌感染症（小児）、ヒトパピローマウイルス（HPV）感染症、B型肝炎、ロタウイルス
B類疾病	インフルエンザ（季節性）、肺炎球菌感染症（高齢者）など

□定期予防接種のうち、生ワクチンが使用されるのは**結核（BCG）**、麻疹、風疹、水痘、ロタウイルスである。

□成人の風疹の予防接種では、**接種後2か月**は避妊する（現在妊娠している者・可能性がある者は接種できない）。**パートナーも予防接種を受ける**ことで感染を防ぐ。

□予防接種は感染症の成立過程における**宿主の感受性**に影響を与える。

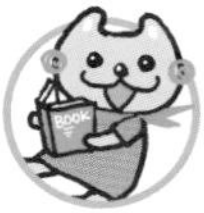

次ねらわれる項目 ▶ 薬剤耐性（AMR）

●抗菌薬の不適切な使用（長期使用など）によって、有効な抗菌作用をもっていた抗菌薬に対して、細菌が抵抗性を強くすることを薬剤耐性という。日本では1980年代以降、病院内を中心に新たな**薬剤耐性菌**が増加した。世界的には、多剤耐性・超多剤耐性結核（抗酸菌）、薬剤耐性マラリアなどが拡大している。

●日本で多いのはMRSAやペニシリン耐性肺炎球菌などのグラム陽性菌における薬剤耐性である。

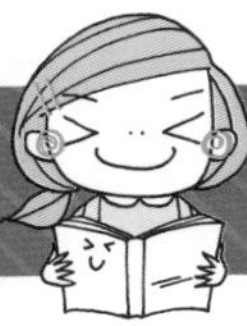

生活環境対策

ここだけ覚える!

【地球環境】

★必□主な原因物質と健康への影響：

アスベスト（**発がん因子**）	**じん肺**、**中皮腫**（悪性胸膜中皮腫等を含む）、**肺癌**
オゾンホール	**紫外線障害**、皮膚癌
光化学オキシダント	**粘膜刺激**
カドミウム	**イタイイタイ病**
有機水銀	**水俣病**

必□光化学オキシダントの原因物質：**窒素酸化物**、揮発性有機化合物

□光化学オキシダントが発生すると**注意報が発令**される。

□**微小粒子状物質**には環境基準が定められている（PM2.5など）。

【生活環境】

★□生活環境を規定している法律と主な内容：

環境基本法	●公害の定義　●環境基本計画 ●環境基準（**大気の汚染**、水質の汚濁、土壌の汚染、騒音）
水質汚濁防止法	●工場などの排水基準
水道法	●上水道
食品衛生法	●**食品等事業者**　●残留農薬の規制 ●食品添加物の規制　●ポジティブリスト制度の導入
食品安全基本法	●食品安全委員会の設置
廃棄物の処理及び清掃に関する法律	●家庭ごみ
悪臭防止法	●悪臭の規制地域・規制基準
建築基準法	●住宅用の建築材料
学校保健安全法	●学校環境衛生基準

【水質汚染】

必□**レジオネラ肺炎**は循環式浴槽の水質汚染によって発生する。

【大気汚染】

必□大気汚染物質の二酸化硫黄（SO_2）は**酸性雨**の原因物質である。

必□SO_2に**発がん性**はなく、**呼吸器障害**を引き起こす。

【食品衛生】

必□牛海綿状脳症（BSE）に対する食品安全対策の目的：**クロイツフェルト・ヤコブ病の予防**（対策のため牛の食肉処理の際に**脊髄**等の除去・焼却が法令上義務化されている）

★必□主な食中毒のポイント：

種類		原因菌	主な原因食	特徴など
細菌	感染型	カンピロバクター	鶏肉	症状：下痢、血便
		サルモネラ属菌	**食肉**、**卵**の生食	●潜伏期間：6～72時間 ●中心温度75℃以上1分以上で死滅する
		腸管出血性大腸菌	肉、飲料水	症状：腹痛、下痢、**溶血性尿毒症症候群**
		腸炎ビブリオ	生鮮魚介類	潜伏期間：**12時間**前後
	毒素型	黄色ブドウ球菌	加工食品	●**加熱**での予防は難しい ●常在菌であり、**傷口に存在する**
		ボツリヌス菌	ビン詰・缶詰などの保存食品、はちみつ	●土壌や水底の上に分布する嫌気性の菌で、芽胞を形成する ●症状：**呼吸筋麻痺**など
ウイルス		ノロウイルス	二枚貝	●潜伏期間：**1～2日** ●**冬季**に多くみられる

【住環境】

★必□シックハウス症候群の原因：**ホルムアルデヒド**（**揮発性有機化合物**）

➡新しい家具の購入、壁紙の張り替え、防蟻剤の使用などが誘因となる。

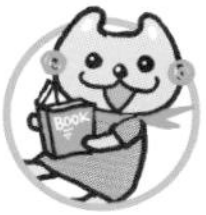

次ねらわれる項目 ▶ 非アルコール性脂肪性肝炎（NASH）

●非アルコール性脂肪性肝炎（NASH）は、アルコールによらない肝臓の炎症と脂肪肝を認めるもので、**肝硬変**へ進行しやすく、発がん率も高いとされる。

●過食や運動不足、**肥満**などが原因と考えられ、減量による治療が行われる。

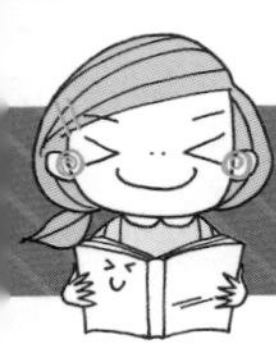

保健師助産師看護師法

ここだけ覚える！

【免許】

必 □看護師免許を付与するのは**厚生労働大臣**である。

★ 必 □欠格事由（相対的欠格事由）：❶**罰金以上の刑に処せられた者**、❷業務に関し犯罪または不正の行為があった者、❸**心身の障害により業務を適正に行うことができない者**として厚生労働省令で定めるもの、❹**麻薬、大麻またはあへんの中毒者**

□上記のいずれかに該当する等があった場合の処分：❶戒告、❷3年以内の**業務停止**、❸免許の取り消し

□看護師籍の登録事項に変更があった場合、**30**日以内に厚生労働大臣に申請する。

必 □看護師の業務従事者届の届出の間隔：**2**年

必 □看護師の業務従事者届の届出先：就業地の**都道府県知事**

□看護師は**名称独占**、業務独占である。

【業務】

必 □看護師が行うことができない行為：**薬剤の処方**、**診断書の交付**など

必 □医師の指示がある場合、**静脈内注射**、**末梢静脈路の確保**、**人工呼吸器の設定の変更**などは行うことができる。

【義務】

★ 必 □**守秘義務**（**秘密の保持**）が定められている。

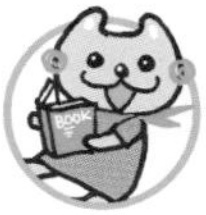

次ねらわれる項目 ▶ 特定行為に係る看護師の研修制度

- 在宅医療等の推進のために、医師または歯科医師の判断を待たずに、手順書により、一定の**診療の補助**（例：脱水時の点滴など）を行う看護師を養成するために創設された。「**保健師助産師看護師法**」に基づく。
- 特定行為は、実践的な理解力・思考力・判断力、高度かつ専門的な知識・技能が特に必要とされる38行為が定められている。
- 研修は**厚生労働大臣**が指定する研修機関で実施する。受講資格に実務経験の規定は**ない**（約3～5年以上の実務経験を有することが想定されている）。

診療の補助行為実施の流れ

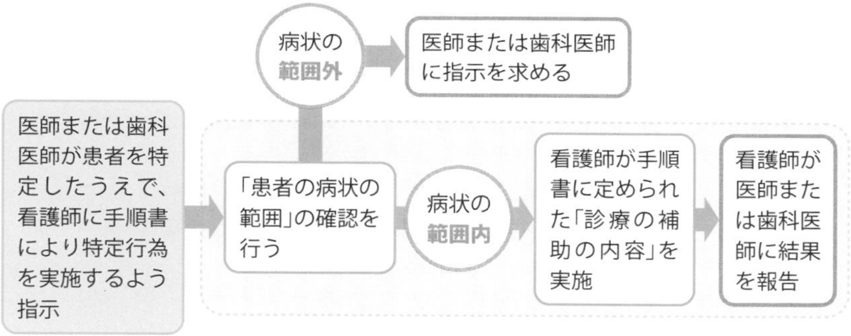

特定行為の例

- 経口用気管チューブまたは経鼻用気管チューブの位置の調整
- 侵襲的陽圧換気の設定の変更
- 非侵襲的陽圧換気の設定の変更
- 人工呼吸管理がなされている者に対する鎮静薬の投与量の調整
- 人工呼吸器からの離脱
- 気管カニューレの交換
- 一時的ペースメーカの操作・管理
- 一時的ペースメーカリードの抜去
- 経皮的心肺補助装置の操作・管理
- 大動脈内バルーンパンピングからの離脱を行うときの補助の頻度の調整
- 心嚢ドレーンの抜去
- 低圧胸腔内持続吸引器の吸引圧の設定・変更
- 胸腔ドレーンの抜去
- 腹腔ドレーンの抜去（腹腔内に留置された穿刺針の抜針を含む）
- 胃瘻カテーテル・腸瘻カテーテル・胃瘻ボタンの交換
- 膀胱瘻カテーテルの交換
- 中心静脈カテーテルの抜去
- 末梢留置型中心静脈注射用カテーテルの挿入
- 褥瘡・慢性創傷の治療における血流のない壊死組織の除去
- 創傷に対する陰圧閉鎖療法
- 創部ドレーンの抜去
- 直接動脈穿刺法による採血
- 橈骨動脈ラインの確保
- 急性血液浄化療法における血液透析器・血液透析濾過器の操作・管理
- 持続点滴中の高カロリー輸液の投与量の調整
- 脱水症状に対する輸液による補正
- 感染徴候がある者に対する薬剤の臨時の投与
- インスリンの投与量の調整
- 硬膜外カテーテルによる鎮痛剤の投与、投与量の調整
- 持続点滴中のカテコラミンの投与量の調整
- 持続点滴中のナトリウム・カリウム・クロールの投与量の調整
- 持続点滴中の降圧薬の投与量の調整
- 持続点滴中の糖質輸液・電解質輸液の投与量の調整
- 持続点滴中の利尿薬の投与量の調整
- 抗けいれん薬の臨時の投与
- 抗精神病薬の臨時の投与
- 抗不安薬の臨時の投与
- 抗がん薬その他の薬剤が血管外に漏出したときのステロイド薬の局所注射・投与量の調整

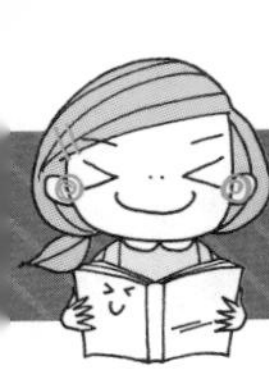

看護師等の人材確保の促進に関する法律

ここだけ覚える!

【規定内容】

★必 □看護師等の人材確保促進のための基本方針（令和5年10月）：

❶ 看護師等の就業の動向	❺ 看護師等の就業の促進
❷ 看護師等の養成	❻ 新興感染症や災害等への対応に係る看護師等の確保
❸ 病院等に勤務する看護師等の処遇の改善	❼ その他看護師等の確保の促進
❹ 研修等による看護師等の**資質の向上**	

□看護師が**研修を受けるなど自ら進んでその能力の開発・向上を図る努力義務**を定める。

★□**ナースセンターの指定**について定める。**全国**に1つ（厚生労働大臣が指定する中央ナースセンター）、**各都道府県**に1つ（**都道府県知事**が指定する都道府県ナースセンター）がある。

□**看護師等就業協力員の委嘱**について定める。

□離職等の届出：病院等を離職した場合、従事しなくなった場合、**免許取得後ただちに就業しない場合**などにおいて、住所、氏名などの情報を都道府県ナースセンターに届け出るよう努める。

【都道府県ナースセンター】

□**看護師の人材確保**を目的とする。

★□**無料で職業紹介**を行う。

□**訪問看護師養成講習会**を開催する。

次ねらわれる項目 ▶ 栄養士法

栄養士法に規定されている栄養士、管理栄養士の特徴

	栄養士	管理栄養士
業務	主に健康な人を対象とする	疾病をもつ人、高齢で食事摂取困難な人、健康な人などそれぞれに合わせて専門的知識・技術をもって栄養指導、給食管理、栄養管理を行う
資格	名称独占	名称独占
免許付与者	都道府県知事	厚生労働大臣

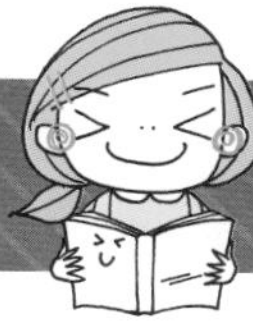

医療法

ここだけ覚える！

【規定内容】

□**医療提供の理念、病院・診療所等の医療を提供する場所**、その**管理**のあり方を定めている。

★必□医療施設の種類：

種類	入院・入所者数
病院	**20**人以上
診療所	**19**人以下
助産所	**9**人以下

□主な病床種別の入院患者数に対する看護職員の人員配置基準：

一般病床	患者**3**人に1人
療養病床	患者**4**人に1人
結核病床	患者**4**人に1人
感染症病床	患者**3**人に1人

★必□病院の種類：

種類	主な能力	病床数	承認者
地域医療支援病院	**地域の医療従事者の資質の向上を図るための研修を行わせる**能力	200床以上	**都道府県知事**
特定機能病院	高度の医療を提供する能力、**高度の医療技術の開発・評価を行う能力**、高度の医療に関する研修を行う能力	**400**床以上	**厚生労働大臣**

□医療機関に**医療安全管理者の配置**を義務づけ（特定機能病院では専任）

□病院の医療安全管理体制：**医療安全管理のための指針**を整備

□都道府県等に**医療安全支援センター**を設置するよう定めている。

□**1床当たりの床面積**（一般病床で6.4m^2/床以上）が規定されている。

【医療計画】

□医療計画は、地域の実情に応じた医療提供体制の確保のため、**都道府県**によって定められる。少なくとも**6**年ごとに見直される。

★□医療計画の**5**疾病**6**事業：

5疾病	**がん**、**脳卒中**、**心筋梗塞等の心血管疾患**、糖尿病、精神疾患
6事業	救急医療、**災害時における医療**、へき地の医療、周産期医療、小児救急医療を含む小児医療、新興感染症発生・まん延時の医療

□医療計画には、**在宅医療**、**基準病床数**、医療従事者（医師を除く）の確保、医療の安全の確保、地域医療構想、外来医療の提供体制の確保などが含まれる。

索引

看《かん》護《ご》師《し》国《こく》試《し》2025 ここだけ覚《おぼ》える！

2017年 9 月20日　第 1 版第 1 刷発行
2018年 7 月 2 日　第 2 版第 1 刷発行
2019年 7 月 3 日　第 3 版第 1 刷発行
2020年 6 月24日　第 4 版第 1 刷発行
2021年 6 月23日　第 5 版第 1 刷発行
2022年 6 月25日　第 6 版第 1 刷発行
2023年 6 月25日　第 7 版第 1 刷発行
2024年 6 月25日　第 8 版第 1 刷発行

編　集　看《かん》護《ご》師《し》国《こっ》家《か》試《し》験《けん》対《たい》策《さく》プロジェクト
発行者　有賀　洋文
発行所　株式会社 照林社
〒 112 - 0002
東京都文京区小石川 2 丁目 3 - 23
電　話　03 - 3815 - 4921（編集）
03 - 5689 - 7377（営業）
https://www.shorinsha.co.jp/
印刷所　大日本印刷株式会社

検印省略（定価はカバーに表示してあります）
ISBN978-4-7965-2754-5